A - Z

DER HUNDE-KRANKHEITEN

Symptome • Diagnosen • Ursachen

Behandlung

Dick Lane
BSc FRAgS FRCVS
& Neil Ewart

KYNOS VERLAG

© Ringpress Books Ltd., Lydney,
Gloucestershire GL15 6YD

Übersetzung: Dr. med. vet. Anna Laukner
Redaktion: Dr. Dieter Fleig

© KYNOS VERLAG
Dr. Dieter Fleig GmbH
Am Remelsbach 30
D - 54570 Mürlenbach/Eifel

Deutsche Erstauflage 1998
Gesamtherstellung:
Ringpress Books Ltd., Lydney, Gloucestershire

ISBN 3-929545-73-X

Das Werk einschließlich aller seiner Teile ist urheberrechtlich
geschützt. Jede Verwertung außerhalb der engen Grenzen des
Urheberrechtsgesetzes ist ohne schriftliche Zustimmung des
Verlages unzulässig und strafbar. Das gilt insbesondere für
Vervielfältigungen, Übersetzungen, Mikroverfilmungen und die
Einspeicherung und Verarbeitung in elektronischen Systemen.

INHALTSVERZEICHNIS

Vorwort	5
Wie man dieses Buch benutzt	8

TEIL I
GESUNDHEIT UND PFLEGE

Körperteile des Hundes	10
Das Skelettsystem	16
Der gesunde Hund	21
Ernährung, Fellpflege und Bewegung	31
Zucht und Gesundheit	44
Die Geburt der Welpen und die Nachsorge	58
Welpenbetreuung	72
Wann Du zum Tierarzt gehen mußt	81
Einfache Erste-Hilfe-Maßnahmen	87

TEIL II
KRANKHEITSSYMPTOME

95

TEIL III
A - Z DER BEHANDLUNG VON KRANKHEITEN

120

INDEX 279

Dieses Buch ist den
Guide Dog-Besitzern und all jenen
gewidmet, die Ideen geliefert
und zum Schreiben dieses
Buches angeregt haben.

DANKSAGUNG

Großer Dank gebürt allen, die Bilder zur Illustration
dieses Buches zur Verfügung gestellt haben.
Wir bedanken uns für die Beiträge von: Dr. K. Barnett,
J. Simpson, dem verstorbenen Charles McKenzie,
Helen Haighton, Sue Kent V. N., Dr. S. Guthrie,
Steve Nash, Carol Ann Johnson,
und Sarah Richards für die künstlerische Gestaltung.

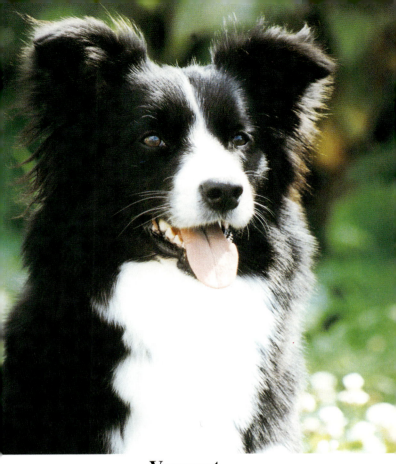

Vorwort

Die Anzahl der Hunde ist in den letzten Jahren stetig angestiegen. Dies hat viele Gründe. Da ein eigener Hund für seinen Besitzer heute viel mehr bedeutet, ist auch der Standard der Hundepflege heutzutage wesentlich höher. Je mehr man seinen Hund schätzt, desto mehr möchte man auch über ihn wissen, um z. B. auch Hundekrankheiten vermeiden zu können. Verantwortungsbewußte Besitzer möchten mehr über Hunde lernen, vor allem über ihre Sozialisierung und Erziehung.

Die Rolle des Hundes in der Gesellschaft hat sich in der zweiten Hälfte unseres Jahrhunderts stark verändert: die sogenannte Mensch-Tier-Beziehung rückte in den Vordergrund. Früher gab es »Hofhunde«, die tagsüber sich selbst überlassen wurden. Damals war allerdings der Straßenverkehr für freilaufende Hunde nicht so lebensbedrohlich wie heute. Außerdem gab es noch die Hütehunde für Schafe und Rinder, die auf Bauernhöfen bei minimalem Pflegeaufwand ihre Arbeit leisteten. Jagdhunde

A - Z DER HUNDEKRANKHEITEN

wurden da schon besser versorgt, sie genossen aber dennoch viel weniger Zuwendung als die heutigen preisgekrönten Jagdgebrauchshunde in England. Diese Jagdhunde wurden damals in Meuten gehalten. Sie bekamen die Kadaver verendeter Tiere vorgeworfen, und eine der extremeren Erziehungsmethoden war, einen jüngeren Hund mit einer Eisenkette um den Hals an einen älteren zu fesseln. Dem Familienhund erging es ähnlich schlecht. Durch mangelnde Kenntnisse um artgerechte Hundehaltung, die u. a. zu Fettleibigkeit und Zahnproblemen führten, betrug die durchschnittliche Lebenserwartung kaum mehr als 7 Jahre.

Die »Guide Dogs for the Blind Association« wurde im Großbritannien der frühen 30er Jahre gegründet; entsprechende Organisationen, wie »Seeing Eye« in den USA entstanden etwa zur gleichen Zeit. Diese Organisationen spielten eine wichtige Rolle in der Etablierung des ausgebildeten Hundes als wertvollem Helfer für Sehbehinderte. Ihre Ausbildungmethoden wurden bald auch in der Unterordnungsarbeit mit dem »normalen« Familienhund eingesetzt. Ähnliche Praktiken finden auch bei anderen Diensthunden Verwendung, so beim Militär und der Polizei. Auch Agility wurde aus diesem Verfahren heraus entwickelt. Es gibt viele Beispiele dafür, wie die Erkenntnisse über Arbeitshunde bei Kursen und Vorträgen, in Büchern und auf Videokassetten weitervermittelt wurden, um die Pflege des Familienhundes zu verbessern.

Neue Erkenntnisse in der Tiermedizin werden regelmäßig in Fachzeitschriften und -büchern veröffentlicht, allerdings sind diese für den durchschnittlichen Hundebesitzer nur schwer verständlich. Wenn es dem eigenen Hund schlecht geht, können einem wohlinformierte Freunde auch schon mal einen falschen Rat geben, und manche Fachbücher stiften bei dem, der etwas sucht, das über die Erste Hilfe hinaus geht, oft mehr Verwirrung, als zu helfen. Krankheiten schon im Frühstadium zu erkennen bedeutet oft eine schnellere Heilung - oder verhindert, daß aus einem kleinen Knoten eine unheilbare Krebsgeschwulst wird. Bisher wurde dem Hundeliebhaber seine Suche nach entsprechendem Wissen einfach zu schwer gemacht.

Um dies zu ändern, wurde das *A-Z der Hundekrankheiten* geschrieben. Hundekrankheiten werden leicht verständlich beschrieben und die Bedeutung der Pflege und der Zucht zur Vorbeugung von Krankheiten wird deutlich herausgestellt. Dieses Wissen basiert auf meiner Erfahrung als Tierarzt, zuerst in der Arbeit mit Armeewachhunden in Großbritannien und in Übersee, danach in über 35jähriger Arbeit mit Blindenhunden und deren Besitzern. Die wertvolle Unterstützung von Neil Ewart, der sich auch ein Leben lang mit der Ausbildung von Blindenhunden befaßt hat und seit kurzem der *Breeding Centre*

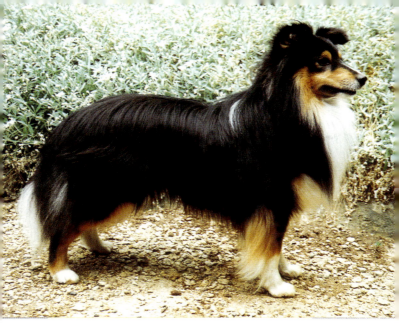

Ein gesunder, gut gepflegter Hund in ausgezeichneter Verfassung.

Manager der GDBA ist, trug wesentlich zur Entstehung des Buches bei. Seine Hilfe bei der Materialsichtung sei hiermit dankend anerkannt. Viele andere haben wertvolle Hinweise zu bestimmten Abschnitten des Buches gegeben, vor allem Helen Haighton, die das A-Z-Kapitel gelesen hat und den wissenschaftlichen Inhalt ergänzte.

Das *A-Z der Hundekrankheiten* dient als handliches Nachschlagewerk für den Einsteiger und den erfahrenen Hundehalter, ohne daß spezieller Sachverstand vorausgesetzt wird. Es ist auch für alle Studenten der Tiermedizin, Hundepfleger und Züchterseminare von großem Wert. Die großzügige Bebilderung dürfte von großem Interesse sein und trägt zur praktischen Orientierung bei.

Dick Lane

WIE MAN DIESES BUCH BENUTZT

Dieses Buch beginnt mit neun kurzen Kapiteln über die optimale Pflege, um den eigenen Hund topfit und gesund zu halten. Die Grundlagen der Anatomie werden zum besseren Verständnis solcher Krankheiten wie Hüftgelenkdysplasie und Ellenbogenerkrankungen erläutert. Die Merkmale des gesunden Hundes sind aufgelistet, um einen Vergleich zum eigenen Hund zu ermöglichen. Tips zu Haltung, Pflege und Fütterung des gesunden Hundes schließen sich an.

Das nächste Kapitel behandelt die tragende Hündin, Wurfvorbereitungen sowie Komplikationen. Diese Informationen basieren weitgehend auf den Erfahrungen des *GDBA Breeding Centre*. Der Einfluß der praktischen Zucht auf die Gesundheit der Hunde wird ebenfalls erläutert.

Im folgenden Kapitel über die Pflege des jungen Hundes, Welpenaufzucht und Sozialisierung findest Du eine Einführung in die Hundezucht. Das geflügelte Wort »Am Anfang steht die Zucht« behält auch in vielen Fragen der Hundegesundheit seine Gültigkeit. Dieser Abschnitt endet mit praktischen Hinweisen, wann Du den Tierarzt konsultieren solltest, Erste-Hilfe-Tips bei Verletzungen und Tips zum Eingeben von Medikamenten.

Der zweite Teil des Buches über Krankheitsanzeichen hilft dem Besitzer, Symptome zu erkennen und festzustellen, was dem Hund fehlt.

Weitergehende Information bietet der dritte Teil mit einer alphabetischen Auflistung der Behandlungen. Die Auswahl erfolgte anhand der Häufigkeit bestimmter Erkrankungen, einige seltenere Leiden wurden zusätzlich aufgenommen, da sie die Hundehalter in der Vergangenheit verunsicherten.

Natürlich kann der Besitzer nicht alle Krankheiten selber behandeln, deshalb wird ausdrücklich darauf hingewiesen, wann immer ein Tierarzt hinzugezogen werden sollte.

TEIL I

GESUNDHEIT UND PFLEGE

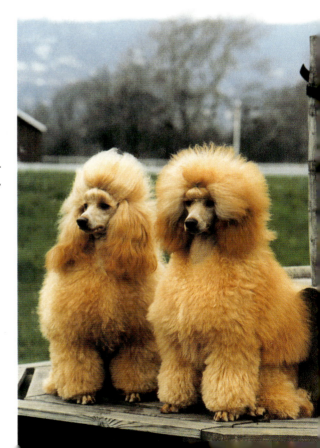

Verantwortungsvolle Hundebesitzer müssen lernen, Krankheitssymptome zu erkennen, um ihre Hunde in bester Verfassung zu halten.

KÖRPERTEILE DES HUNDES

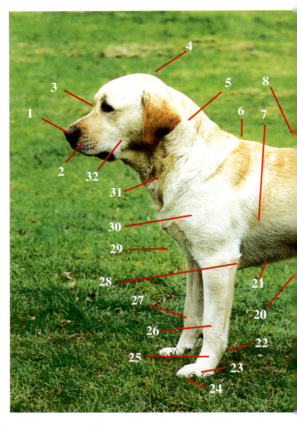

1. NASENLÖCHER: Weite Öffnungen sind wichtig für die Luftversorgung der Lungen. Die jeweilige Nasenform wird im entsprechenden Rassestandard beschrieben.

2. FANG: Dieser Begriff bezieht sich im englischen Sprachgebrauch auf die Nasenspitze und die Form des Oberkiefers; die Nase ist einfarbig oder mit weißen oder rosafarbenen Flecken.

3. STOP: Vertiefung auf dem Nasenrücken vor den Augen. Rassestandards erwähnen einen »moderaten« oder »keinen« Stop, wenn das Gesicht weiche Konturen hat. Er hat wahrscheinlich nur wenig Einfluß auf die freie Atmung, da die Schädelform von der Knochenstruktur des Oberkiefers und den Stirnhöhlen gebildet wird.

10

KÖRPERTEILE DES HUNDES

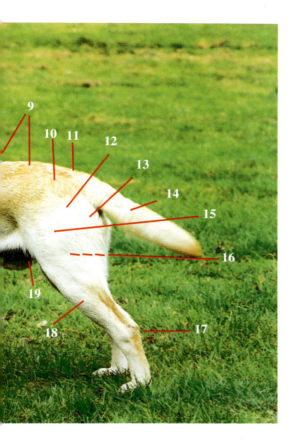

4. HINTERHAUPTBEIN: Der Hinterhauptkamm ist eine Knochenleiste am Hinterschädel, an der die kräftigen Nackenbänder befestigt sind. Der Hinterhauptbereich liegt über der Austrittsstelle des Rückenmarks aus dem Gehirn; aus diesem Grund ist es lebenswichtig, daß er ausreichend geschützt wird.

5. HALS: Der Hals reicht vom Kopf bis zur Brust. Er trägt kräftige Muskeln und Bänder, ebenso wichtige Nervenstränge, die Luftwege zur Lunge sowie die Arterien und Venen, die Kopf und Gehirn versorgen. Die Halslänge ist rasseabhängig. Nicht erwünschte Halsformen werden als »Schwanenhals« oder »Hirschhals« bezeichnet, obwohl die Hälse dieser Tiere funktional perfekt sind.

A - Z DER HUNDEKRANKHEITEN

6. WIDERRIST: Der Bereich am Halsansatz zwischen den Schulterblättern bildet einen Kamm, an dem Hals und Rücken ineinander übergehen; hier wird üblicherweise die Schulterhöhe des Hundes gemessen. Hunde können ihre Wirbelsäule zwischen den Schulterblättern absenken, dieser Reflex unterstützt den Vorwärtsschub bei Gebrauchshunden.

7. BRUSTKORB: Der Brustkorb oder Thorax umschließt die lebenswichtigen Organe Herz, Lunge und, beim Welpen, die Thymusdrüse. Der Hund hat 13 Brustwirbel mit je einem Rippenpaar, deren Wölbung die Thoraxform vorgibt. Die 13. Rippe wird als Fleischrippe bezeichnet, da sie keine Knorpelverbindung zum Brustbein wie die anderen Rippen aufweist; manchmal kann man sie als eine Beule erkennen. »Ovaler Brustkorb«, »gewölbter Brustkorb« und »tonnenförmiger Brustkorb« sind gängige Beschreibungen in Rassestandards.

8. FLANKEN: Dieses Areal unterhalb der Lende wird von dünnen Muskeln geformt, die von den letzten Rippen zu der mächtigen Oberschenkelmuskulatur ziehen. »Flatsideness« (Flachrippigkeit) wird normalerweise als Fehler gewertet, wobei dies vorwiegend auf das Verhältnis des Rippenbogens zur nachfolgenden seitlichen Bauchwand zurückzuführen ist.

9. LENDEN: Die Lende ist der kurze Rückenabschnitt von der letzten Rippe bis zu den kräftigen Beckenmuskeln. Die starken Muskeln beiderseits der sieben Lendenwirbel sollen die Nervenstränge schützen, welche die Hinterläufe versorgen. Die Lendenmuskeln werden auch zum Springen und Auf-die-Hinterbeine-Stellen genutzt.

10. HINTERTEIL: Das Gebiet zwischen Lende und Rutenansatz ist der höchste Punkt des Hinterteils; der dem Rutenansatz nächste Abschnitt heißt Kruppe. Die Kruppe kann gerundet oder abfallend sein. Die Lage des Beckens und die Muskelausbildung bestimmen die Form dieses Körperteils.

11. KRUPPE: Die Stelle, an der die Rute am Körper ansetzt.

12. HÜFTE: Der Hüfthöcker ist ein knöcherner Vorsprung, den man kurz vor und unterhalb der Kruppe ertasten kann. Der Knochen ist mit dem Oberschenkelknochenkopf (Femurkopf) verbunden und kann in einer bestimmten Art bewegt werden, um den Sitz des Hüftgelenks zu beurteilen. Die Muskelausbildung in diesem Gebiet ist unterschiedlich stark, was wiederum ein mehr oder weniger stabiles Hüftgelenk zur Folge hat.

KÖRPERTEILE DES HUNDES

13. HINTERBACKEN: Der fleischigste Teil der Hinterglied-maßen unterhalb des Rutenansatzes. Die Form wird von kräftigen Muskeln bestimmt, die dem Sitzbein des Beckens entspringen. Das Sitzbein kann als der hinterste starre Knochen des Hundes beiderseits der Analregion ertastet werden.

14. RUTE: Diese setzt sich aus mehreren Schwanzwirbeln zusammen. Länge und Haltung variieren von Hund zu Hund. »Pumpenschwengel«-Ruten sind ein Beispiel für extrem niedrig getragene Ruten, während die aufrecht nach oben getragene Rute der Terrier im Englischen als »Fahnenstange« (flagpole) bezeichnet wird.

15. OBERSCHENKEL: Das Gebiet zwischen Hüfte und Knie ist innen normalerweise nur spärlich behaart und deshalb für Hautuntersuchungen oder Pulszählungen besonders geeignet.

16. SKROTUM: Der Hodensack kann je nach Rasse lang behaart oder fast haarlos sein. Er wird herabhängend oder nahe am Körper getragen. Das Vorhandensein beider Hoden im Skrotum wird normalerweise beim Richten überprüft. Kastrierte Rüden haben ein abgeflachtes Skrotum.

17. SPRUNGGELENK: Das Sprungelenk besteht aus vielen Hinterfußwurzelknochen (Tarsalknochen). Die Achillessehne verbindet kräftige Muskeln mit dem Fersenbein.

18. KNIE: Das Knie ist das Gelenk am unteren Ende des Oberschenkelknochens. Es hat mehrere Gelenkflächen und zahlreiche Bänder und ist dadurch ein recht verletzungsanfälliger Körperteil.

19. PRÄPUTIUM: Wird auch als Vorhaut bezeichnet. Beim Rüden schützt und bedeckt es den Penis, solange der Hund nicht sexuell erregt ist.

20. ABDOMEN: Wird auch als Unterbauch bezeichnet, liegt zwischen Brustkorb und Becken. Es umschließt mit seinen Muskelwänden alle lebenswichtigen Bauchorgane, auch Eingeweide genannt.

21. ZITZEN (beim Rüden rudimentär): Die Zitzen enthalten die Öffnungen der Milchdrüsen. Sie können in ihrer Größe je nach Fortpflanzungsstatus der Hündin variieren.

22. KARPALBALLEN: Ein kleiner Ballen direkt unter dem Karpalgelenk, normalerweise mit schwarzer Haut überzogen.

A - Z DER HUNDEKRANKHEITEN

Der Metakarpalballen ist größer, er befindet sich direkt hinter den Zehenballen.

23. ZEHEN: Die Zehen des Hundes bestehen jeweils aus drei einzelnen Knochen, der körperfernste trägt die Kralle. Die Ballen schützen die Knochen als »Zehenpolster«, sie zeichnen sich außerdem durch Schweißdrüsen aus. Als Afterklaue - falls vorhanden - bezeichnet man die erste Zehe, die anderen werden von 2 bis 5 (die äußerste Zehe) durchnumeriert.

24. KRALLEN: Die Krallen haben ein empfindliches inneres »Leben« und eine äußere harte Hornschicht.

25. FESSEL: Der Bereich zwischen dem Karpalballen und den Zehen. Der Begriff ist der Reiterei entlehnt; bei Pferden hat jegliche Bänder- und Knochenverletzung wesentlich schwerere Auswirkungen.

26. UNTERARM: Der Vorderlaufabschnitt zwischen Ellenbogen und Karpus.

27. KARPUS (HANDWURZEL): Das Karpalgelenk darf nicht mit dem menschlichen Knie verwechselt werden. Es ist vollkommen anders aufgebaut, besteht - ähnlich dem menschlichen Handgelenk - aus vielen einzelnen Karpalknochen.

28. ELLENBOGEN: Der Ellenbogen ist ein kompliziert aus drei Knochen zusammengesetztes Gelenk mit dem sogenannten Processus anconaeus und dem Processus coronoideus (zweimal pro Ellenbogen). Diese Knochenfortsätze können während des Wachstums beschädigt werden. Der Ellenbogenhöcker (Olekranon) ist ein knöcherner Vorsprung, oft nur sehr dürftig geschützt. An dieser Stelle können, vor allem bei größeren Rassen, Liegeschwielen entstehen.

29. VORBRUST: Die untere Brustlinie zwischen den Vorderläufen (von vorne gesehen) wird vom Brustbein und der Brustmuskulatur geformt. Ein deutlich hervorstehendes Brustbein wird als »Hühnerbrust« bezeichnet.

30. SCHULTER: Das Schultergelenk wird vom Schulterblatt (Skapula) und dem Oberarmknochen (Humerus) gebildet. Es wird durch Muskeln unterstützt und ist nur sehr schwer auszukugeln. Eine »steile« Schulter zeigt nur wenig Winkelung zwischen Skapula und Humerus. »Gut zurückgelagert« ist eine Schulter mit einem Winkel von 90° zwischen Skapula und Humerus, wobei es keine anatomische Begründung gibt, warum dies

KÖRPERTEILE DES HUNDES

gesünder sein sollte. Der Humeruskopf ist während der starken Wachstumsphase im Welpenalter verletzungsanfällig.

31. KEHLE: Die inneren Schichten des Halses weisen normalerweise lockeres Bindegewebe auf, welches die Luftröhre (Trachea) und die Halsgefäße schützen soll. »Lose Kehlhaut« nennt man ausgeprägte Hautfalten; als »Wamme« bezeichnet man auf die Brust herabhängende lose Haut.

32. BACKEN: Die Wangenpartie, deren Muskulatur und Haut an den Jochbögen unterhalb der Augen befestigt sind. Manchmal sind die Kaumuskeln sehr stark entwickelt und wölben sich unterhalb der Augenpartie hervor.

DAS SKELETTSYSTEM

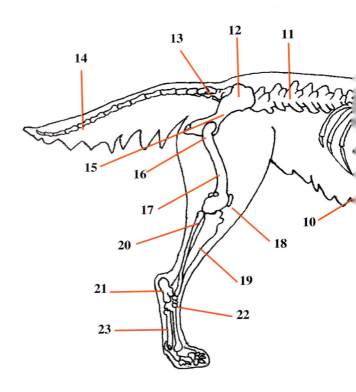

1. HIRNSCHÄDEL (KRANIUM): Der Schädel schützt das Gehirn als wichtigen Teil des Nervensystems. Terrierrassen haben einen hervorstehenden Nackenkamm, an dem die Nackenbänder befestigt sind. Dieser Knochenkamm schützt außerdem das Gehirn in seinem Schädelgewölbe.

2. OBERKIEFERKNOCHEN (MAXILLA): Vor dem Kranium formt dieser Knochen den Oberkiefer. Die rechte und die linke Maxilla umschließen den Großteil der Nasenhöhle und der Nasennebenhöhlen.

DAS SKELETTSYSTEM

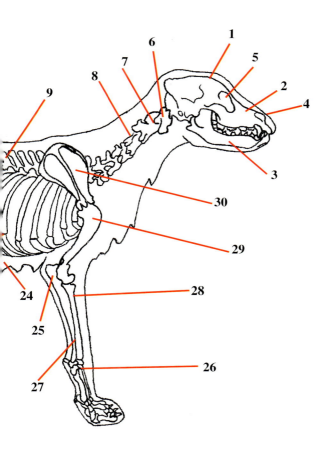

3. UNTERKIEFERKNOCHEN (MANDIBULA): Rechter und linker Unterkieferknochen treffen am Kinn aufeinander und bilden so den Unterkiefer. Die Mandibula trägt die unteren Zahnreihen und der Unterkieferast bietet den starken Kaumuskeln Halt. Die Verbindung mit dem Hirnschädel bildet das Kiefergelenk oder Temporomandibulargelenk.

4. NASENBEIN: Das Naseninnere wird durch die Nasenscheidewand geteilt. Zwei mit Schleimhaut überzogene, schneckenförmige Knochen (Turbinalia) beherbergen die Riechzellen.

17

A - Z DER HUNDEKRANKHEITEN

5. AUGENHÖHLE (ORBITA): Diese Knochennische ist so gebaut, um den empfindlichen Augapfel schützen. Ihr schwächster Punkt ist der Jochbogen direkt unterhalb des Auges. Den besten Schutz erhält das Auge von oben durch die darüberliegenden Knochenstrukturen. Ein seitlicher Schlag kann aber die Orbita brechen und das Auge dabei vorfallen.

6. ATLAS: Der erste Halswirbel ist auch der stärkste, da er die Wirbelsäule mit dem Schädel verbindet und so Halsbewegungen und Haltungsveränderungen ermöglicht.

7. AXIS: Der zweite Halswirbel wird oft als der schwächste beschrieben - er muß eine ganze Reihe Kopfdrehbewegungen ermöglichen. Als länglicher Halswirbel mit einem Knochenvorsprung bricht er bei schweren Kopfverletzungen am ehesten, was zu Lähmungen führt.

8. HALSWIRBEL: Es gibt weitere fünf Halswirbel, zusammen mit Atlas und Axis sind es sieben. Es sind relativ schwache Knochen. Das Gewicht des Kopfes wird im wesentlichen von den Halsmuskeln und Nackenbändern getragen. Vorfälle der Zwischenwirbelscheiben im Bereich der Halswirbelsäule können sehr schmerzhaft sein. Jegliche Verengung der Nervenkanäle in der Wirbelsäule kann zum sogenannten »Wobbler-Syndrom« führen.

9. BRUSTWIRBEL: Diese 13 Knochen ermöglichen dem Hund, den Rücken aufzuwölben, außerdem bieten sie den Rippenpaaren Ansatz. Jeder Knochen besitzt Dornfortsätze, an denen Muskeln befestigt sind. Das Nackenband verläuft vom Dornfortsatz des ersten Knochens bis zu Axis und Schädel.

10. RIPPEN (13 PAAR): Teils knöchern, teils knorpelig wölben sich die Rippen, um die Organe im Brustkorb zu schützen. Die ersten acht Rippenpaare sind mit dem Brustbein verbunden. Die Knorpel der folgenden vier Rippenpaare verbinden sich jeweils zum Rippenbogen. Die letzte Rippe heißt auch »Fleischrippe«, sie steht nicht mit dem knorpeligen Rippenbogen in Verbindung. Gelegentlich stehen diese vor und formen so eine deutliche Ausbeulung an der Flanke des Hundes.

11. LENDENWIRBEL: An diesen kräftigen Wirbeln sind die Rückenmuskeln befestigt, die für den Vorwärtsschub wichtig sind, vor allem beim springenden und rennenden Hund. Zwischen den einzelnen Lendenwirbeln gibt es immer eine Schwachstelle. Vorfallende Zwischenwirbelscheiben in diesem Bereich können Schmerzen und Lähmungen verursachen, vor allem bei langrückigen Rassen wie dem Dachshund.

DAS SKELETTSYSTEM

12. DARMBEINFLÜGEL: Er ist ein Teil des Beckengürtels und verbindet die Wirbelsäule über das »Ilio-Sakral-Gelenk« mit der Hintergliedmaße. Am Darmbein sind außerdem kräftige Hinterlaufmuskeln befestigt.

13. KREUZBEIN: Dieser dreieckförmige Knochen besteht aus mehreren miteinander verschmolzenen Wirbeln. Die Knochenplatte bildet den oberen Teil des Beckenschutzringes; sie kann nach Unfällen eine Schwachstelle sein. Bei noch jungen Hündinnen kann das Kreuzbein während der Geburt angehoben werden, um so die Austreibung der Welpen zu erleichtern.

14. RUTENWIRBEL: Zahlreiche, zur Spitze hin kleiner werdende Wirbel bilden die Rute. Die letzten Wirbel sind nurmehr kleine, gedrehte Knochenstangen.

15. BECKENKNOCHEN: Es gibt auf jeder Seite drei. Sie bilden zusammen um Enddarm, Vagina oder Harnröhre einen Knochenring. Das Schambein am Beckenboden ist der schwächste Knochen - manchmal hat es einen kleinen Vorsprung, der den Geburtsvorgang erschweren kann. Das Darmbein kann bei Verkehrsunfällen verletzt werden; insgesamt brechen die Beckenknochen recht leicht.

16. ACETABULUM: Die Gelenkpfanne für den Oberschenkelkopf bildet das Hüftgelenk - es ist aus Teilen aller Beckenknochen zusammengesetzt. Ein kleines, rundes Band verbindet den Oberschenkelkopf mit dem tiefsten Teil des Aceptabulums. Die Muskeln über dem Aceptabulum sollen vor allem Verrenkungen vermeiden - die zugehörigen Bänder sind nämlich recht schwach. Als Kugel- bzw. Nußgelenk erlaubt die Hüfte eine Vielfalt an Bewegungen, und scheint aus diesem Grunde auch während der Wachstumsphase und für Ausrenkungen besonders anfällig zu sein.

17. OBERSCHENKELKNOCHEN (FEMUR): Der Hauptknochen des Hinterlaufs bildet über die Femurkopf-Aceptabulum-Verbindung das Hüftgelenk. Das untere Ende ist ein Teil des Kniegelenks.

18. KNIESCHEIBE (PATELLA): Sie unterstützt die Vorderseite des Kniegelenks und dient als Laufschiene für die wichtigen Beugesehnen. Ihre Befestigungsbänder sind nicht sehr stark und in einer Vertiefung des Femur - Trochlea genannt - verankert. Die Kniescheibe kann bei Verkehrsunfällen ausgerenkt werden. Es gibt außerdem bei vielen Kleinhunden und Zwergrassen eine angeborene Schwäche des Kniescheibengelenks.

A - Z DER HUNDEKRANKHEITEN

19. SCHIENBEIN (TIBIA): Ein langer Knochen mit einer glatten Gelenkfläche. Diese trägt die Menisken, welche an der Bildung des Kniegelenks beteiligt sind.

20. WADENBEIN (FIBULA): Schmaler als die Tibia, verläuft sie parallel zu ihr vom Knie- zum Sprunggelenk.

21. FERSE: Das Fersenbein wird von einem einzelnen Tarsalknochen gebildet und fungiert als Ansatzstelle für die Achillessehne. Dies ist vor allem für Gebrauchs- und Rennhunde wichtig, da diese ihre Hinterläufe sehr schnell und kraftvoll strecken müssen.

22. TARSALKNOCHEN: Zahlreiche Knochen, sind an der Bildung des Sprunggelenks beteiligt. Sie sind in zwei Reihen angeordnet und werden durch straffe Bänder zusammengehalten. Diese können reißen und so zu einer Verschiebung der einzelnen Knochen führen.

23. METATARSALKNOCHEN: Die vier schlanken Mittelfußknochen, die das Sprunggelenk mit den Zehenknochen verbinden. Manche Hunde haben eine rudimentäre hintere Afterklaue, die einen fünften Metatarsalknochen darstellt.

24. BRUSTBEIN (STERNUM): Dieser flache, knorpelartige Knochen formt das Unterteil des Brustkorbs. Da er weich ist, wird er selbst bei Rippenbrüchen nur selten verletzt. Bei Verletzungen hilft er, die Brustform zu erhalten.

25. ELLENBOGENHÖCKER (OLEKRANON): Dieser Knochen auf der Rückseite des Ellenbogens dient als Ansatzstelle für Muskeln. An seiner Vorderseite befindet sich der Ankonaeusfortsatz. Dieser ist bei der Osteochondrose häufig verändert, deshalb wird er bei Röntgenkontrollen meist mit kontrolliert.

26. KARPALKNOCHEN: Eine Reihe kleiner Knochen, die das »Handgelenk« des Hundes formen.

27. ELLE (ULNA): Als wichtiger Teil des Ellenbogengelenks verhütet der Kopf Verrenkungen, außer bei schwersten Drehverletzungen. Koronoide Prozesse im Ellenbogengelenk können gleichfalls durch Osteochondrose ausgelöst sein.

28. SPEICHE (RADIUS): Ein langer, stabförmiger Knochen, der den Großteil an Gewicht trägt. Der Ulna angelagert, besitzt er seinen eigenen Koronoidarfortsatz im Ellenbogengelenk.

29. OBERARMKNOCHEN (HUMERUS): Dieser starke Knochen verbindet die Schulter mit dem Ellenbogengelenk. Er ist gut mit den Vorderlaufmuskeln gepolstert und weniger verletzungsanfällig als die anderen Gliedmaßen.

30. SCHULTERBLATT (SKAPULA): Dieser flache Knochen liegt auf dem Rippenkorb und verbindet die Wirbelsäule mit dem jeweiligen Vorderlauf.

DER GESUNDE HUND

Lerne Deinen Hund genau kennen, um zu merken, wenn ihm etwas fehlt. In so einem Fall solltest Du entscheiden können, ob er einfach nur etwas Ruhe braucht oder Du ihn zum Tierarzt bringen oder der Tierarzt zu Dir nach Hause kommen muß. Außerdem ist es wichtig, einen gesunden Hund zu erkennen, wenn man einen Welpen oder erwachsenen Hund kauft.

APPETIT

Ein gesunder Hund hat immer einen gesunden Appetit. Es gibt aber auch ziemlich futtermäkelige Hunde, während andere alles verschlingen, was man ihnen vorsetzt, egal was oder wieviel es ist. Verwöhne einen wählerischen Hund nicht zu sehr. Jeder plötzliche oder anhaltende Appetitverlust kann aber auf ein Problem hindeuten. Durch regelmäßige Gewichtskontrollen solltest Du überprüfen, ob ein schlechter oder scheuer Fresser genug Futter bekommt. Einzeln gefütterte Hunde fressen oft weniger als bei Gruppenfütterung; gemeinsam gefüttert schlingen sie in kürzester Zeit die ganze Futterschüssel leer! Bei der Gruppenfütterung bekommt der rangniedrigste Hund allerdings oft nicht

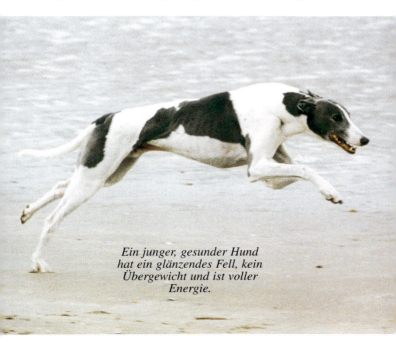

Ein junger, gesunder Hund hat ein glänzendes Fell, kein Übergewicht und ist voller Energie.

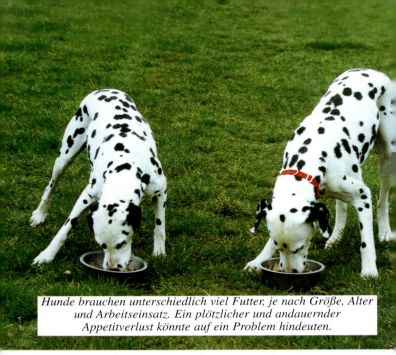

Hunde brauchen unterschiedlich viel Futter, je nach Größe, Alter und Arbeitseinsatz. Ein plötzlicher und andauernder Appetitverlust könnte auf ein Problem hindeuten.

seine volle Ration. Dasselbe Tier kann bei Einzelfütterung genug Nahrung erhalten, es muß aber freien Zugang zu frischem Futter und Wasser haben.

KÖRPERTEMPERATUR

Der erfahrene Besitzer kann mit der Hand fühlen, ob sein Hund Fieber hat, außerdem erkennt er dies an der schnelleren Atmung. Ein genaues Ergebnis erhälst Du durch die rektale Messung mit einen Fieberthermometer. Manche Hunde versuchen sich während der Messung hinzusetzen, deshalb ist es günstig, sich von einer zweiten Person helfen zu lassen, die auch darauf achtet, daß der Hund sich nicht umdreht und nach dem Glasthermometer schnappt. Die normale Körpertemperatur beträgt 38,3 bis 38,7°C. (Anm. D. Übers.: Die Körpertemperatur bei Nackthunden liegt normalerweise 1°C höher).

Temperaturabweichungen haben die gleichen Ursachen wie beim Menschen. Achte auf Temperaturanstieg (miß hier die Temperatur in zweistündigen Abständen) oder auf dauerhafte Untertemperatur, beides kann auf eine ernsthafte Krankheit hinweisen.

HAUT UND HAARKLEID

Ein rundum gesunder Hund hat ein glänzendes Fell ohne weiße Schüppchen, schwarzen, krümeligen Flohkot, haarlose Stellen oder sonstige Hautveränderungen. Die Suche nach Parasiten ge-

DER GESUNDE HUND

staltet sich oft sehr schwierig, da Flöhe oft erst bei sehr heller Beleuchtung entdeckt werden. Läuse findest Du meist erst bei einer genauen Untersuchung der Ohrfransen oder des Ellenbogens.

Normalerweise unterliegt ein Hund zweimal jährlich einem Haarwechsel. Da aber heute die meisten Hunde im Haus leben, und dort die Raumtemperaturen das ganze Jahr über gleich hoch sind, haaren diese Hunde permanent. Die häufigste Ursache für ständigen Haarwechsel ist das Leben in zentralbeheizten Häusern, da dort im Winter die Temperaturen etwas höher liegen und so kein großer Unterschied zwischen der Winter-Innentemperatur und der Sommer-Außentemperatur herrscht. Ein Hund hingegen, der in einem unbeheizten, trockenen Zwinger gehalten wird, bekommt im Winter ein sehr dichtes Fell, das er dann im Frühling innerhalb von 2-3 Wochen verliert, damit das dünnere Sommerfell wachsen kann.

Widme Dich täglich 10 Minuten der Fellpflege Deines Hundes. Dabei kannst Du den Hund gründlich anschauen und hast so die Möglichkeit, Veränderungen zu bemerken, bevor sie zum Problem werden. Die Haut sollte frei von ungewöhnlichen Flecken, wunden Stellen, Knoten, Schwellungen, Entzündungen oder Fremdkörpern sein.

GEWICHT

Übergewichtige Hunde können an unnötigen Gesundheitsproblemen leiden. Fettleibigkeit ist ausnahmslos eine Folge von Überfütterung in Verbindung mit zuwenig Bewegung. Es gibt kaum eine Ursache für Übergewicht, die nicht mit der aufgenommenen Futtermenge zusammenhängt.

Eine Kastration wird oft als Entschuldigung für übergewichtige Rüden oder Hündinnen vorgebracht. Dies beruht auf einem Irrglauben. Du kannst den Energiegehalt des Futters kontrollieren und hierdurch Freßlust und Bewegungsunlust Deines Hundes ausgleichen. Manche Hunde suchen nach fremden Futterquellen. Hunde, die auf Diät sind, plündern nicht selten den Mülleimer. Auch gibt es wohlmeinende Kinder oder Freunde der Familie, die dem Hund heimlich etwas zustecken. Da gibt es auch den Hund, der tagsüber strikt auf Diät gehalten wird und dann als »Betthupferl« nach dem Abendspaziergang vier Hundekuchen bekommt. Auch von den Nachbarn bekommen Hunde oft eine Extraportion unter dem Gartenzaun oder darüber hinweg!

Ein untergewichtiger Hund ist meist zu dünn, weil er nicht genug Futter bekommt. Verliert ein Hund plötzlich oder kontinuierlich auffällig an Gewicht, kann dies auf ein gesundheitliches Problem hindeuten. Oft wird dann einfach die Futtermenge

A - Z DER HUNDEKRANKHEITEN

erhöht. Falls dies zu keiner Gewichtszunahme führt, solltest Du Deinen Hund zu einem Gesundheitscheck zum Tierarzt bringen. Manche Hunde sind von Natur aus schmal und, obwohl sie untergewichtig aussehen, kerngesund - auch wenn sie scheinbar kein Gramm Körperfett besitzen. Setze Deinen Hund regelmäßig auf die Waage! Ein dünner, aber lebhafter Hund hat weniger Reserven, auf die er zurückgreifen kann. Wöchentliche Gewichtskontrollen können weiteren Gewichtsverlust anzeigen, bevor wirklich schlimme Veränderungen stattfinden. Jeder Hund hat ein Idealgewicht mit sehr engem Spielraum. Dieses kann als Richtwert genommen werden.

Führe Buch über das Gewicht Deines Hundes:
    a) Normalgewicht des Hundes.
    b) Gewichtsverlust/-zunahme (seit dem letzten Wiegen).
    c) Aufgenommene Futtermenge. Extras.
    d) Jede Veränderung des Kotabsatzes; Durchfall.
Notiere auch die Daten der letzten Entwurmung.

OHREN

Manche Hunde haben Stehohren, andere natürliche Hängeohren. Bei Rassehunden wird die Ohrform als ein charakteristisches Rassemerkmal im Standard erwähnt. Ein schmerzendes Stehohr kann zur Seite hängen, Hängeohren können noch tiefer herabhängend als sonst getragen werden. In beiden Fällen wird der Gehörgang feuchter und wärmer, was dann die Vermehrung bestimmter Bakterien und Hefepilze begünstigt. Kontrolliere die Dicke der Ohrmuschel, da Blutungen zwischen dem Ohrknorpel und der Haut ein Othämatom (»Blutschwamm«) zur Folge haben

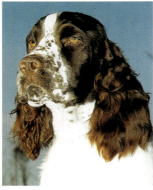

English Springer Spaniel: Wenn die Behänge stärker als sonst herunterhängen, könnte dies auf ein Problem hindeuten.

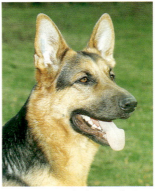

Deutscher Schäferhund: Das sonst aufrecht getragene Ohr sinkt nach unten, wenn der Hund Schmerzen hat.

DER GESUNDE HUND

können. Die meisten Rassen brauchen keine routinemäßige Ohrreinigung, außer nach bestimmten tierärztlichen Behandlungen. Das Problem stark behaarter Gehörgänge wie bei einigen Pudeln, Sealyham Terriern u. a. kann bis zu einem bestimmten Grad weggezüchtet werden und stellt heute ein wesentlich geringeres Problem dar als früher. Das Ausrupfen dieser Haare verursacht oft eine Reizung der empfindlichen Ohrinnenhaut.

Bei der täglichen Haarpflege solltest Du die Ohren von innen und außen kontrollieren. Oft riechen Hundeohren nicht einmal unangenehm süßlich, im Fall eines erkrankten Ohres hingegen wird der Geruch eher stechend. Ohrprobleme Deines Hundes erkennst Du an der Kopfhaltung und am unangenehmen Geruch!

AUGEN

Die Augen sind normalerweise weit offen mit einer klaren und feuchten Oberfläche. Gelegentlich sammelt sich der Überschuß eines grauen, schleimigen Ausflußes als trockenes, schwarzes Sekret in den Augenwinkeln. Ausgeprägter Augenausfluß ist anormal. Hunde sollten keinen ständigen Tränenfluß zeigen. Diesen erkennt man bei hellen Fellfarben an den schmierigen, oran-gefarbenen »Tränenstraßen« entlang der Wangen.

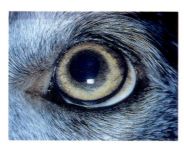

Normales Auge: Achte auf die dunkle Pupille in der Mitte der Iris mit dunklerem, an die Sklera angrenzendem Rand. Die Lider passen sich perfekt dem Augapfel an und es ist kein Ausfluß sichtbar.

Die Augenfarbe wird durch die Pigmentmenge der Iris bestimmt. Manche Augen haben nur sehr wenig geöffnete Pupillen, wodurch mehr Irispigment sichtbar ist: das Auge wirkt dunkler. Das Augenweiß (Sklera) sieht man normalerweise nicht, außer bei Rassen mit hervorstehenden Augäpfeln. Wenn die Skleralgefäße vergrößert oder vermehrt sind, wirkt das Auge rot. Die Hornhaut (Kornea) ist üblicherweise klar, sie kann aber auch die Farbe der dahinterliegenden Iris annehmen. Während des Alterungsprozesses kann die Hornhaut trüber und blaustichig werden. Dieser Eindruck wird durch reflektierende Kristalle in der Flüssigkeit hinter der Hornhaut hervorgerufen. Dies ist keine Krankheit, wird aber oft mit einem Katarakt verwechselt. Beim Katarakt werden die Linsen milchig; ein weißer Schimmer reflektiert aus dem Auge. Es gibt noch andere Ursachen für Farbveränderungen: Gelbsucht bedingt eine gelbstichige Sklera, die Lipiddegeneration der Kornea zeigt sich als weiße Wolken auf der Hornhaut und Korneaulzeration (Hornhautgeschwürbildung) verursacht gelbe bis grünliche Defekte auf der Augenoberfläche. All diese Veränderungen erfordern tierärztliche Kontrolle.

PFOTEN

Gesunde Ballen sind weich, nicht ledrig oder hornartig (hyperkeratinisiert). Die Ballenfarbe gleicht oft der Nasenfarbe. Die behaarte Haut zwischen den Zehen hat Schweißdrüsen zur Geruchsmarkierung. Zysten und Schwellungen können entstehen, wenn die Drüsengänge blockiert sind. Die Zwischenzehenhaut ist gegenüber chemischen Verätzungen sehr empfindlich, auch bestimmte alkalische Lehmböden können Entzündungen und Lahmheit auslösen. Junge Hunde haben oft Warzen an den Pfoten, vor allem Zwingerhunde, da gewaschene Zementböden die Pfoten übermäßig feuchthalten.

Die Krallen sollten gleichlang sein; wenn sie zu lang wachsen, können sie an der Spitze aufspleißen. Sie müssen dann gekürzt werden, hierbei mußt Du aber vorsichtig sein, um nicht ins »Leben« zu schneiden! Bewegung auf hartem, betoniertem Untergrund oder Steinbürgersteigen reicht normalerweise aus, um die Krallen kurz zu halten. Asphaltstraßen und Teerbürgersteige hingegen erzeugen nicht genügend Abrieb. Vorhandene Afterkrallen sind keine Behinderung, es sei denn, sie wachsen kreisförmig und bohren sich ins Fleisch. Eine so entstandene Wunde kann sich infizieren.

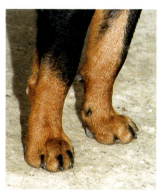

Die Pfotenballen sollten sich weich anfühlen, die Krallen gleich lang sein.

MAUL (FANG)

Gesunde Lefzen sind trocken und nicht speicheldurchweicht, auch sollten keine Speichelfäden herabhängen. Der normale, gesunde Hund hat 42 Zähne, man hat allerdings selten die Möglichkeit, sie zu zählen.

DER GESUNDE HUND

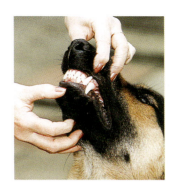

Ein Hund hat 42 Zähne. Die meisten Rassezuchtvereine verlangen ein Scherengebiß.

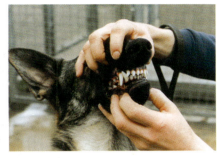

Ein Rückbiß.

Manche Hunde werden ohne Prämolaren geboren, was die Gesamtzahl reduziert. Die Schneidezähne stehen normalerweise wie Scherenschenkel zueinander (»Scherengebiß«). Kiefermißbildungen können Gebißstellungen hervorrufen, die man als »Vorbiß« oder »Rückbiß« bezeichnet. Die Schneidezähne schieben sich manchmal übereinander, so daß die vordere Zahnreihe nicht gerade ist (»Kulissenstellung«). All diese Defekte sind für den Ausstellungshund nachteilig. Im Alltagsleben scheinen sie sich aber nur in Extremfällen auf die Futteraufnahme auszuwirken.

Starkes Speicheln oder unangenehmer Geruch aus den unteren Lefzenfalten sind häufig die Folge von Zahnsteinbildung. Zahnstein ist vielfach die Ursache für Zahnfleischentzündungen, entweder durch den Druck, den er auf das Zahnfleisch ausübt, oder indem er Leisten bildet, an denen sich Futterreste anlagern. Hunde speicheln stärker, wenn sie mit aromatisiertem Futter gefüttert werden. Dagegen kannst Du nichts tun, sieh es einfach als Teil des natürlichen Verdauungsvorgangs. Speichel feuchtet das Futter an, so daß es besser durch die Speiseröhre in den Magen gleiten kann. Außerdem verhindert der Speichel das Abschlucken von Luft, indem er die Futterbissen umschließt.

NASE

Die Nasenlöcher sollten offen und frei von Ausfluß oder Krusten sein. Der Nasenspiegel ist dickhäutig und unbehaart, außerdem enthält er Schweißdrüsen. Die meisten Hunde lecken sich immer wieder über die Nase, was zu der Vorstellung führte, daß die Hundenase kühl und feucht sein muß. Der gesunde Menschenverstand läßt schließen, daß dem nicht so ist, besonders wenn der Hund nach körperlicher Anstrengung wieder hereinkommt. Jede Nase hat ihren individuellen Abdruck, der auch zur Identifizierung taugt. Die Nasenfarbe ist bei manchen Rassen, vor allem in den Wintermonaten durch verminderte Sonneneinstrahlung, heller. Ältere Hunde haben manchmal schlecht heilende Risse im Nasenspiegel. Junge Hunde mit abblätternden, trockenen Nasen haben eventuell eine Virusinfektion durchgemacht.

KOT

Hunde setzen meist mehrmals täglich Kot ab. Er sollte normalerweise fest sein, aber, wie bei allen anderen Lebewesen auch, gibt es variable Grenzen in der Konsistenz und Kotmenge. Normalerweise wird Kot 1-3 Stunden nach der Fütterung abgesetzt; durch Bewegung wird die Entleerung gleichfalls angeregt.

Kot von weicher oder lockerer Konsistenz nennt man Durchfall (Diarrhoe). Dauert der Durchfall nicht länger als 48 Stunden und bessert sich nach kontrollierter Fütterung, kann das ein Zeichen für eine überlastete Verdauung sein. Durchfall wird definiert als die Passage von weichem, ungeformten Kot mit vermehrter Flüssigkeit oder Menge. Keine Rolle spielen in diesem Zusammenhang die Häufigkeit der Entleerungen und das Aussehen des Kotes. Die Farbe und Konsistenz variieren mit dem Futtertyp. Schwarzer Kot kann futterbedingt sein. Wirkt er teerartig, nennt man ihn auch Meläna. Ursache hierfür ist verdautes Blut, das meist aus Magen oder Dünndarm stammt.

URIN

Der Urin wird laufend in beiden Nieren gebildet, der gesunde Hund kann konzentrierten Urin in seiner Blase »zwischenlagern«. Hunde steuern die Blasenentleerung willentlich, deshalb setzen sie drei- bis viermal täglich an ihnen geeignet erscheinenden Stellen außerhalb ihres Heimes Harn im freien Strahl ab. Rüden nach der Pubertät markieren mit ihrem Urin ihr Territorium. Während eines Rundganges setzt ein Rüde mitunter an jeder nur möglichen Stelle einige Tropfen Urin als Reviermarke ab. Pheromone oder »Dufthormone« sollen das eigene Territorium abgrenzen oder eine »Nachricht« im fremden Revier verbreiten. Auch die läufige Hündin setzt häufiger Urin ab, um ihre »Duftnachricht« an strategisch günstigen Punkten zu plazieren.

Jede Urinverhaltung, aber auch häufigeres Urinieren aus anderen als den beschriebenen Gründen sollten Grund zur Besorgnis sein.

BEWEGUNG

Eine Anomalie des Bewegungsablaufes ist sehr schwer zu beschreiben. Hunde können eine ungewöhnliche Bewegung zeigen; wenn Du Deinen Hund untersuchst, achte immer auf mögliche Ursachen für ein Hinken. Lahmheit kann die Folge einer Verletzung oder eines eingetretenen Fremdkörpers sein. In manchen Fällen ist eine angeborene Gelenks- oder Knochenerkrankung die Ursache. Beobachte genau, wie sich Dein Hund bewegt. Wird die Lahmheit nach einem Spaziergang besser oder, was häufiger ist, verschlimmert sie sich nach den ersten Schritten? Den Hund sich auf Kommando setzen oder eine Treppe hinaufgehen lassen bietet ebenfalls Möglichkeiten, bestimmte Bewegungsabläufe zu kontrollieren. Bei manchen Hüfterkrankungen kann man ein deutliches Knacken hören, wenn man den Hund in ruhiger Umgebung laufen läßt, obwohl das durch die Krallen verursachte Geräusch oft lauter ist als jedes Gelenk. Manche Hunde, die von einer Verletzung oder orthopädischen Operation genesen sind, hinken aus Gewohnheit. Kleine Terrier scheinen oft wenn sie sich daran gewöhnt haben, ein Gelenk des Hinterlaufs zu schonen, auf drei Beinen schneller voranzukommen als auf vier.

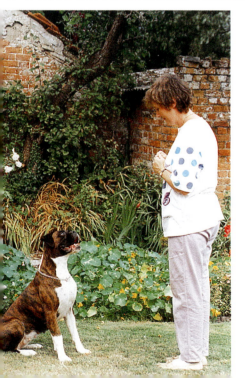

Den Hund sich auf Befehl setzen zu lassen ermöglicht genaue Beobachtung bestimmter Bewegungsabläufe.

A - Z DER HUNDEKRANKHEITEN

HALTUNG

Der Hund sollte sich leicht hinsetzen können; im Stand munter und aufmerksam aussehen. Manche Hunde sind so phlegmatisch, daß es täuscht. Ein Hund, der sich unwohl fühlt, läßt den Kopf hängen, krümmt den Rücken und klemmt die Rute zwischen die Hinterläufe. Dies kann durchaus eine Frage des Temperaments sein, spricht aber meist eher für Unwohlsein.

ATMUNG

In der Ruhe sollte die Atmung des Hundes fast unmerklich sein, außer natürlich, wenn der Hund an warmen Tagen hechelt. Die Kontrolle über die Atemfrequenz obliegt einem Zentrum im verlängerten Rückenmark, einflußnehmende Faktoren sind erhöhte Körpertemperatur sowie ein Anstieg der Blut-CO_2-Konzentration. Die normale Ruhefrequenz liegt bei 10-30 Atemzügen pro Minute, bei Aufregung und Krankheit finden wir höhere Raten. Körperliche Anstrengung ist die häufigste Ursache, daß Hunde hecheln. Hierbei werden Kohlendioxid (CO_2) und Stickstoff aus- und Sauerstoff eingeatmet.

Einige Gifte bringen die normalen Atmungs-Kontrollmechanismen durcheinander und beschleunigen so die Atmung. Eine erhöhte Atemfrequenz findet man auch bei Anämie sowie jeder Herz- und Lungenerkrankung. Auch starke Schmerzen können zu schnellerer Atmung führen. Auf jeden Fall sollte man bei Veränderungen den Tierarzt aufsuchen.

WESEN

Unerwartete Wesensveränderungen Deines Hundes sind fast immer ein Zeichen, daß irgendetwas nicht stimmt. Wenn er Schmerzen hat oder einfach nur angeschlagen ist, könnte er auf Berührungen empfindlich reagieren. Hunde lassen sich meist von kleinen Kindern sehr viel gefallen; wenn sie aber Schmerzen haben, knurren oder beißen sie eher als sonst. Ein normalerweise friedfertiger Hund kann durch Selbstschutzaggression, die ihm sonst fremd ist, darauf hinweisen, daß etwas nicht in Ordnung ist. Hunde mit Hirntumoren zeigen meist Wesensveränderungen und einen »starren Blick«, so als ob sie versuchten, etwas im Nebel zu erkennen. Der Zustand solcher Hunde verschlechtert sich meist zunehmend innerhalb weniger Wochen.

ERNÄHRUNG, FELLPFLEGE UND BEWEGUNG

FÜTTERUNG UND ERNÄHRUNG

Eine gute Ernährung und gesunde Zähne können einem Hund über schwierige Zeiten hinweghelfen. Der Standard der Tierernährung liegt heute sehr hoch. Die Erkenntnis, daß sich die Bedürfnisse des Hundes in seinen verschiedenen Lebensabschnitten ändern, trug entscheidend dazu bei, die »Nutzzeit« eines Hundelebens zu verlängern. Bilder von verhungerten und verkümmerten Welpen gehören heute der Vergangenheit an, wobei die Erscheinung des sträflich verfetteten Hundes, der kurzatmig und - aus Bewegungsmangel - mit überlangen Krallen daherkommt, durchaus noch viel zu häufig zu sehen ist.

Die »ausgewogene Ernährung« wurde zum Schlagwort vieler Futtermittelhersteller, die verschiedene Spezialfutter für Hunde anbieten. Du solltest die wichtigsten Nährstoffe kennen, um zu wissen, was eine ausgewogene Ernährung ausmacht. Dazu gehören Proteine (Eiweiß), Kohlenhydrate, Fette, Mineralstoffe, Vitamine und als unerläßlicher Bestandteil Wasser, das in größerer Menge benötigt wird als jede andere der fünf Gruppen.

ENERGIEREICHES FUTTER: Gebrauchshunde brauchen größere Mengen dieses Futtertyps; auch regelmäßig bewegte Liebhaberhunde, allerdings nicht ganz so viel, und sehr lebhafte Hunde, die wenig schlafen und den ganzen Tag mit Feuereifer Haus und Garten bewachen. Energie hält den Hund bei kaltem Wetter warm, und Energie wird bei allen Stoffwechselvorgängen im Körper verbraucht, natürlich auch bei der eindeutigen Kalorienverbrennung während der Muskelarbeit. Dies bringt es mit sich, daß die Ansprüche von Rasse zu Rasse verschieden sind, auch von Hund zu Hund, je nachdem, was von ihm verlangt wird.

Der Blindenhund, der 8 km zur Arbeit läuft, während der Arbeit keine Ruhepause hat und danach wieder 8 km zurückgeht, braucht natürlich energiereicheres Futter als der im Haus lebende Labrador, der morgens und abends je 10 Minuten »bewegt« wird und den restlichen Tag schlafend verbringt.

Der Appetit wird hauptsächlich durch den Energiebedarf reguliert, eine der besten Kontrollen für die ausgewogene Energiezufuhr ist das Gewicht des Hundes. Regelmäßige Gewichtschecks sind zur Vermeidung von Übergewicht die beste Maßnahme, helfen Hunde wieder aufzubauen, die auf Spaziergängen schnell ermüden.

PROTEIN: Diesem Futterbaustein wird in den letzten Jahren mehr Aufmerksamkeit als allen anderen gewidmet, teils wegen der vermehrten Beachtung des Welpen- und Junghundwachstums, teils wegen der Vermutung, daß eine zu hohe Proteinzufuhr über mehrere Jahre hinweg zu Nierenschäden und vorzeitiger Alterung führen kann. Man ist sich aber auch bewußt, daß proteinreiches Futter nicht solch ein »Dickmacher« ist wie stärkehaltige Menschennahrung, und daß es für Hunde durchaus besser ist, wenn sie das teurere proteinreiche Futter bekommen, daß dieses eher der Garant für ein aktives, langes Hundeleben ist. Nach Ansicht vieler Tierärzte erhalten viele Hunde heute übermäßig

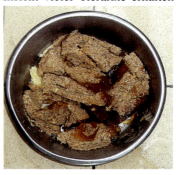

Ein Proteinanteil von 16-20 % in der Nahrung reicht für den durchschnittlichen ausgewachsenen Hund aus.

proteinreiches Futter. Einiges davon wird als Energiequelle benutzt, da der Körper keine Aminosäuren (Einzelbausteine des Protein) speichern kann. Ein Futter mit 16 bis 20 % Proteinanteil ist für den ausgewachsenen Hund als Erhaltungsbedarf ausreichend; nur junge Hunde, sowie trächtige und säugende Hündinnen haben einen erhöhten Proteinbedarf von bis zu 28 %. Man nimmt an, daß ein zu hoher Proteinanteil bei wachsenden Hunden bestimmter Rassen die Entstehung von Knochenerkrankungen wie Osteochondrosis und »Wobbler-Syndrom« (Canine zervikale Spondylopathie) begünstigt. Als man anfing, die Vererbung der HD zu erforschen, fand man heraus, daß es möglich ist, die Entwicklung anormaler Hüften zu »verbergen«, indem man die Welpen unterernährte und ihre Bewegung durch Käfighaltung stark einschränkte. Eine hohe Proteinzufuhr fördert rasches Knochenwachstum, hieraus können sich später orthopädische Probleme ergeben.

FETTE UND BALLASTSTOFFE: Fette und Ballaststoffe sollten eigentlich nicht in einer Gruppe zusammengefaßt werden, da sie ganz unterschiedliche Funktionen haben, auch wenn sie als Appetitzügler in vielen Reduktionsdiäten enthalten sind. Fette erfüllen eine wichtige Funktion und müssen in jeder Futterration enthalten sein: Die EFS (Essentielle Fettsäuren) nahmen in den letzten Jahren aufgrund ihrer Bedeutung für die Fellgesundheit

ERNÄHRUNG, FELLPFLEGE UND BEWEGUNG

und das körpereigene Immunsystem an Bekanntheit zu. EFS sind Therapiebestandteil bei Inhalationsallergien, Arthritis und Keratinisierungsstörungen der Haut. In der Tiermedizin brauchen wir uns keine Sorgen um die gesättigten Fette in der Ernährung machen, da diese beim Hund - anders als beim Menschen - keine Ursache für Arteriosklerose darstellen. Ballaststoffe bieten die Möglichkeit, den Hund satt zu machen und, indem sie Wasser im Dickdarm binden, den Kot einzudicken, so daß er besser aufgesammelt werden kann als breiiger Stuhl. Die Kehrseite der ballaststoffreichen Ernährung sind vermehrte Gasentwicklung und größere Kotmasse. Lösliche Ballaststoffe, wie sie in manchen Pflanzen und Hafermehl vorkommen, sind wertvoll in der Ernährung zuckerkranker Hunde, da sie die Verdauung von Kohlenhydraten und somit die Abgabe von Zucker ins Blut verlangsamen.

VITAMINE UND MINERALSTOFFE: Beide Substanzgruppen werden nur in sehr geringen Mengen benötigt und können für die Gesundheit des Hundes essentiell sein. Hunde können Vit. C und K mit Hilfe ihrer Darmbakterien selbst produzieren, diese beiden müssen also nur bei bestimmten Erkrankungen zugefüttert werden. Ältere Hunde, die nur eine eingeschränkte Auswahl an Futtermitteln bekommen dürfen, profitieren von einem Vitaminzusatz zum Futter. Bei Rachitis und einigen anderen Knochenerkrankungen muß Vitamin C und D zugefüttert werden. Die B-Vitamine, K und E müssen bei einer Leberschädigung, beispielsweise durch Hepatitis, zusätzlich gegeben werden. Der ausgewachsene Hund bekommt die meisten der anderen benötigten Vitamine und Mineralstoffe durch eine ausgewogene Ernährung. Überversorgung mit Vitaminen und Mineralstoffen in der Wachstumsphase sollte vermieden werden, da hieraus Knochen- und Gelenkschäden resultieren können.

SCHMACKHAFTIGKEIT & FERTIGFUTTER

Heute gibt es eine verwirrende Anzahl von Hundefertigfutter auf dem Markt und es ist schwer, irgendeine bestimmte Marke zu empfehlen. Die meisten Hundebesitzer wählen das Futter nach dem Geschmack aus. Der professionelle Züchter wird sich eher nach Gesichtspunkten der Wirtschaftlichkeit entscheiden. Im Zwingeralltag mit vielen hungrigen Hunden rückt die Schmackhaftigkeit, die sicherstellen soll, daß der Hund seine Schüssel leert, mehr in den Hintergrund. Ein ausgewogenes Futter muß hier nicht unbedingt sehr schmackhaft sein, um vom Hund angenommen zu werden, der so trotzdem alle erforderlichen Nährstoffe bekommt. Manche Tiere sind sehr zurückhaltende Fresser: Sogar wenn andere Hunde nur darauf warten, ihnen das Futter zu stehlen, fressen sie sehr langsam. In solchen Fällen mußt Du verschiedene Geschmacksrichtungen und Futterarten ausprobieren, bis der Hund so viel frißt, daß er sein Gewicht halten kann.

A - Z DER HUNDEKRANKHEITEN

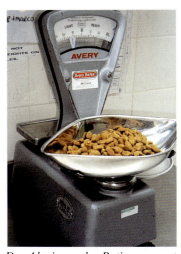 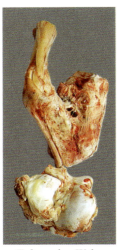

Das Abwiegen der Rationen sorgt dafür, daß Dein Hund die richtige Menge zu fressen bekommt. Die ist besonders bei Fertigfutter wichtig.

Zahnenden Welpen kannst Du mit einem Markknochen etwas Gutes tun.

PRAKTISCHE HUNDEFÜTTERUNG

Du hast die Wahl zwischen Fertig- und selbstgekochtem Futter. Wenn ein Welpe ins Haus kommt, solltest Du das füttern, was er auch beim Züchter bekommen hat, da sich im neuen Heim ohnehin genug ändert, was der Kleine sonst von der Fütterungszeit gewohnt war. Welpenkäufer sollten den Züchter nach dem Fütterungsplan fragen, um anfangs so wenig wie möglich zu verändern. Jeder verantwortungsvolle Züchter wird gerne verraten, was die Welpen vor der Abholung gefressen haben. Dieser Plan muß nicht unbedingt akribisch genau befolgt werden, aber er basiert auf der Erfahrung des Züchters, mit welcher Ernährung die Welpen ihre jeweilige Form und Größe erreichen. Als Faustregel kann gelten, daß jede Futterumstellung langsam erfolgen sollte.

Wenn Du Dich für Fertig-Vollnahrung entscheidest, bedenke, daß es auch genau das ist. Lies die Anweisungen genau und befolge sie streng. »Gut genug« reicht nicht für den wachsenden Hund; jede Zutat, die Du eigenmächtig hinzufügst, kann Imbalanzen und Probleme verursachen. Kalzium und Vit. D wurden oft ergänzend gefüttert, egal ob der Welpe sie brauchte oder nicht - heute betrachtet man sogar Knochenmehl-Zufütterungen mit Argwohn, obwohl das Kalzium/Phosphor-Verhältnis genau den Bedürfnissen des Knochenwachstums eines Welpen entspricht.

Im Folgenden findest Du eine Anleitung, nach der Du das Futter für einen Labrador (oder entsprechend großen) Welpen zubereiten kannst:

ERNÄHRUNG, FELLPFLEGE UND BEWEGUNG

Frühstück: Eine halbe Tasse Milch mit einigen Getreideflocken oder ein Milchpudding aus Reis oder Grieß bieten Abwechslung und werden gern gefressen.
Mittagessen: ¼ kg gekochtes Fleisch (für kleine Hunde entsprechend weniger), durchgedreht oder fein gehackt. Dieses Fleisch wird mit ca. 70 g in Fleischsaft eingeweichten Zerealien oder Schwarzbrot vermengt. Du kannst Rind, Lamm, Huhn, Kaninchen und gekochten, entgräteten Fisch geben. Mageres, gekochtes Schweinefleisch geht auch, früher wurde wegen des Infektionsrisikos mit Bandwurmzysten und anderen Parasiten davon abgeraten. Alternativ kannst Du auch Dosenfutter geben, hier mußt Du aber darauf achten, ob bereits Zerealien enthalten sind.
Nachmittags: Das Gleiche wie zum Frühstück, oder etwas knuspriger Hundekuchen mit weniger Milch als morgens, da zuviel Laktose bei manchen Junghunden Durchfall verursacht.
Abendessen: Die gleiche Kombination wie mittags.

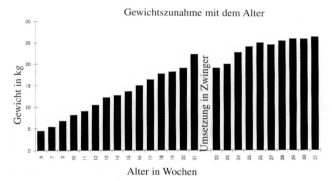

Die Wachstumstabelle eines Labradorwelpen

Das Ziel sollte eine Gewichtszunahme von 2 bis 4g/Tag pro kg Körpergewicht des erwachsenen Hundes sein, z. B. bei einem Labradorwelpen 60 bis 120 Gramm jeden Tag oder 1/2 Kilo in der Woche. Ein ca. 26,5 kg schwerer Golden Retriever von einem Jahr könnte mit einer Tagesration von 370 g eines Marken-Vollfutters zu fett werden; wird diese Ration aber auf 280 g gekürzt, wird er zu einem schlankeren 25,8 kg-Hund.

Zufütterungen sollten mäßig erfolgen; auch wenn einige Züchter auf diverse Pulver, Tabletten oder Fischöle schwören. Wenn Knochenmehl gegeben wird, ist ein Teelöffel am Tag völlig ausreichend. Gib dem Hund einen großen Markknochen, das Kauen trainiert die Kiefer und hilft auch beim Zahnwechsel.
Häufigkeit - Eine grobe Richtschnur zur Welpenfütterung:
Vier Mahlzeiten täglich im Alter von 6 Wochen bis 4 Monaten.
Drei tägliche Mahlzeiten von 4 bis 6 Monaten; hier wird einfach das Frühstück weggelassen.

A - Z DER HUNDEKRANKHEITEN

2 Mahlzeiten von 6 Monaten bis zum Erwachsenenalter (oft bis 10 Monate).

Alle obigen Mengenangaben sind Zirkaangaben und sollten der jeweiligen Rasse und dem Einzelhund entsprechend angepaßt werden. Ein großer Deutscher Schäferhund-Welpe braucht beispielsweise bis zu 800 g Fleisch pro Tag.

Frisches Wasser muß jederzeit frei zugänglich sein; bei manchen Trockenfuttersorten trinken Hunde wesentlich mehr.

GEBOTE UND VERBOTE

• Entferne übriggelassenes Futter, biete es später noch einmal an oder wirf es weg.

• Überfüttere einen jungen Welpen nicht, ein schnellwachsender darf aber auch nicht unterernährt werden.

• Füttere Deinen Welpen anfangs von Hand. Dies gewöhnt ihn daran, daß Du sein Futter anfaßt, außerdem wird er Deinen Geruch mit »Belohnung« verknüpfen.

• Verfüttere keine Geflügelknochen oder Fischgräten. Auch Lammkotelettknochen und Halswirbel sind tödlich, wenn sie in der Speiseröhre steckenbleiben.

• Füttere keine großen Mengen an Kartoffeln - Rohstärke in Kartoffeln ist schlecht verdaulich.

• Gib nichts vom Eßtisch, auch keine Snacks zwischen den festen Fütterungszeiten.

• Füttere kein Futter direkt aus dem Kühlschrank. Milch muß zimmerwarm sein. Eiscreme darf in Maßen gegeben werden, da sie fettreich ist; Hunde lieben Eis!

• Füttere Deinen Junghund nicht unmittelbar vor oder nach körperlicher Anstrengung. Aufgeregte oder erschöpfte, hungrige Hunde schlingen ihr Futter noch hastiger herunter als sonst und schlucken dabei große Mengen Luft, was unter Umständen unangenehme Folgen haben kann.

ERNÄHRUNG DES ERWACHSENEN HUNDES

Diese Richtlinien zur praktischen Fütterung können auch für den erwachsenen Hund befolgt werden, es gelten dieselben Grundsätze wie für Junghunde. Auch wenn eine abwechslungsreiche Ernährung für Menschen gut ist, muß das nicht unbedingt für Hunde stimmen. Es ist ein weit verbreiteter Irrglaube, daß man das Hundefutter mehrmals wöchentlich wechseln sollte, damit es der Hund nicht »über« bekommt. Wenn Du einmal das passende Futter gefunden hast, bleib dabei! Du mußt weder die Geschmacksrichtung wechseln, noch das teuerste Hundefutter im Supermarkt als besondere Aufmerksamkeit kaufen.

Wenn Du Dich für einen Fütterungsmodus entscheidest, denk

ERNÄHRUNG, FELLPFLEGE UND BEWEGUNG

an die dafür nötige Zubereitungszeit und daß der Hund 3-4 Stunden danach ausgeführt werden und sich vor der Nachtruhe noch einmal lösen muß. In bestimmten Situationen braucht der Hund ein speziell zusammengesetztes, energiereiches Futter, um in Form zu bleiben. Eine tägliche Mahlzeit ist in der Regel aber ausreichend. Wenn Du beim regelmäßigen Wiegen feststellst, daß Dein Hund zuviel angesetzt hat, ist ein handelsübliches kalorienarmes Diätfutter am besten, damit er nicht das Gefühl hat, mengenmäßig »zu kurz« zu kommen.

Mit zunehmendem Alter sinkt normalerweise der Energiebedarf. Der Hund bewegt sich zu Hause und auf Spaziergängen weniger, läuft langsamer, so daß er im Vergleich zu früher kürzere Wege zurücklegt. Dein Ziel sollte sein, das Gewicht aus jungen Jahren zu erhalten. Beim ersten Gewichtsanstieg von mehr als 2 kg setze ihn auf eine kalorienreduzierte Diät. Es ist sehr viel einfacher, diesen Ausgleich beim ersten Anzeichen einer Zunahme zu schaffen als die ganzen überflüssigen Pfunde eines bereits stark übergewichtigen Hundes abzuspecken.

Die Schmackhaftigkeit des Futters steigt meist mit seinem Proteingehalt; der empfohlene Anteil liegt mit 14-18 % für ältere Hunde etwas unter dem für jüngere. Jeder Hinweis auf eine verminderte Nierenfunktion sollte durch Bluttests abgeklärt und die Diät je nach dem Ergebnis der Blut- und Urinuntersuchungen eingestellt werden. Das von da ab gefütterte Protein muß eine hohe biologische Wertigkeit aufweisen. Muskelfleisch sollte wegen seines hohen Phosphorgehaltes reduziert werden, da Phosphat beim alten Hund genausoviel oder sogar mehr Schaden anrichtet als die Abbauprodukte der Proteinverdauung. Ein erhöhter Anteil an Ballaststoffen kann Verstopfung vorbeugen; bei Herzerkrankungen ist eine reduzierte Kalium- und Phosphorzufuhr angebracht. Bei Herz-, Nieren- oder Lebererkrankungen erleichtern spezielle tierärztlich verordnete Fertigfutter die Ernährung.

FELLPFLEGE

Die Fellpflege ist ein sehr wichtiger, oft aber vernachläßigter Aspekt in der Gesundheitsfürsorge. Sie hat positive gesundheitliche Auswirkungen und ermöglicht außerdem einen engeren Kontakt zum Hund als jede andere Beschäftigung.

Die Anforderungen sind von Rasse zu Rasse verschieden: Langhaarige Hunde müssen gekämmt und gebürstet, Pudel regelmäßig geschoren werden. Der Labrador, als Beispiel einer relativ pflegeleichten Rasse, braucht ebenfalls tägliche Fellpflege, vor allem während des Haarwechsels.

Die tägliche Fellpflege bietet eine ideale Gelegenheit für eine genaue Untersuchung Deines Hundes, um Veränderungen zu ent-

A - Z DER HUNDEKRANKHEITEN

decken und sein allgemeines Befinden zu beurteilen. Je eher ein Problem entdeckt wird, desto schneller kannst Du Deinen Tierarzt um Rat fragen, desto besser ist auch die Chance auf vollständige Heilung im Falle einer fortschreitenden Krankheit oder eines Tumors.

Beginne beim Welpen bereits früh mit der Fellpflege, damit er die damit verbundenen Prozeduren als angenehme Erfahrung kennenlernt und Du sie jederzeit problemlos durchführen kannst. Wenn ein Hund daran gewöhnt ist, daß er regelmäßig untersucht wird, hat es auch Dein Tierarzt viel leichter, und der Tierarztbesuch wird für Hund und Besitzer weniger streßig. Bevor Du mit der Fellpflege beginnst, schau Dir den ganzen Hund in einer gründlichen Untersuchung auf Veränderungen an. Beginne immer am Kopf (da jetzt die Hände noch am saubersten sind) und kontrolliere die Kopföffnungen, bevor Du zu den Pfoten und der Analregion kommst.

UNTERSUCHUNG VOR DER FELLPFLEGE

AUGEN: Achte besonders auf Ausfluß in den Augenwinkeln. Es sollte kein übermäßiger Tränenfluß zu sehen sein, und das Weiße darf weder rot oder sonst farblich verändert sein. Die Augenoberfläche ist klar und glänzend, der Ausdruck sollte lebhaft sein. Es gibt spezifische Augenkrankheiten, deshalb solltest Du Veränderungen beachten und gegebenenfalls zum Tierarzt gehen (siehe Augenerkrankungen S. 96)

OHREN: Ohrenschmerzen können Deinen Hund sehr peinigen, deshalb ist hier Vorbeugung wichtig. Wenn sich Ohrenschmalz im Gehörgang bildet, kannst Du ihn einfach entfernen, indem Du ihn erst mit einem speziellen flüssigen Ohrreiniger aufweichst und dann vorsichtig mit Watte auswischst. Verwende keine Wattestäbchen im Ohr und sei beim Ohrenputzen so vorsichtig wie irgend möglich.

FANG: Der Hund hat ab einem Alter von ca. 6-7 Monaten 42 bleibende Zähne. Anhand der Anzahl und des Zustandes kann man eine ungefähre Altersbestimmung treffen; man wird erkennen, ob der Hund regelmäßig mit Steinen spielt; ob er als Welpe Staupe hatte oder ob eine ernährungsbedingte Fehlentwicklung vorliegt.

Kontrolliere das Zahnfleisch täglich auf Rötungen und Entzündungen. Sie können durch Zahnstein entstehen, an dem sich Futterreste nahe dem Zahnfleischrand festsetzen. Diese Futterreste verursachen schlechten Atem, wenn sie nicht entfernt werden; Bakterien können sogar noch schlimmeren Maulgeruch aus-

38

ERNÄHRUNG, FELLPFLEGE UND BEWEGUNG

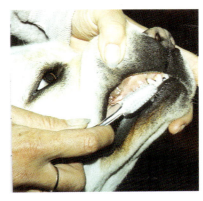

Regelmäßiges Zähneputzen hilft, die Zähne sauber und das Zahnfleisch gesund zu halten.

lösen. Karies, Zahnstein und Parodontose wird man bei der Zahnkontrolle entdecken. Regelmäßiges Zähnebürsten und Kauspielzeug halten die Zähne sauber und das Zahnfleisch gesund. Welpen verlieren im Alter zwischen vier und sechs Monaten ihre Milchzähne, während dieser Zeit kann das Zahnfleisch wund sein. Massieren der Haut direkt unterhalb des Auges ist für den Durchbruch der hinteren Backenzähne (Molare) hilfreich. Beim älteren Hund solltest Du auf Warzen, starkes Speicheln und weißen Schaum im Rachen achten.

NASE: Entferne jeden Ausfluß und achte auf Spalten oder Risse. Verlasse Dich nicht auf die »feuchte kühle Nase« als untrügliches Indiz für einen gesunden Hund.

HAUT & HAARE: Sieh Dir während des Bürstens den ganzen Körper an. Verräterische schwarze Krümel oder weiße Schuppen können auf Parasitenbefall hinweisen. Haarlose Stellen, Hautrötungen und ungewöhnliche Knoten kannst Du bei der Fellpflege entdecken. Ein gesunder Hund hat normalerweise ein glänzendes Fell. Das Sekret der Talgdrüsen bildet einen wasserabweisenden Fettfilm, der sich das Fell beim Darüberstreichen weich anfühlen läßt.

KRALLEN & PFOTEN: Die Krallen sollten kurz gehalten werden, überlange Krallen können schmerzhaft splittern, besonders im Winter, wenn sie spröde sind. Bei Bewegung auf hartem Untergrund, z. B. Beton, Steinplatten oder Naturstein, werden die Krallen natürlich abgelaufen. Sind die Krallen erst einmal zu lang, kann sie der Hund schlecht auf den Boden drücken, da das Hauptgewicht vom hinteren Teil der Pfote getragen wird. Die Krallen können so mit schmerzhaften Folgen splittern. Das Krallenschneiden ist eine heikle Angelegenheit; schneidet man zu kurz, blutet es und tut dem Hund sehr weh. Für den Anfänger

A - Z DER HUNDEKRANKHEITEN

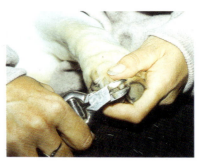

Beim Krallenkürzen mußt Du extrem vorsichtig vorgehen, um nicht ins »Leben« zu schneiden.

kann Feilen sicherer sein als mit einer scharfen Krallenzange zu arbeiten. Taste auch die Zwischenzehenbereiche ab, in Haarbüscheln verfangen sich gerne klebrige Dinge, Lehmklumpen bleiben zwischen den Zehen hängen, Teer oder Kaugummi setzen sich während eines Spazierganges fest. Schnitte und Ballenverletzungen solltest Du ebenfalls während der Krallenpflege entdecken.

PFLEGEROUTINE
Nach der ersten körperlichen Untersuchung sollte die Fellpflege, wie bei den Labradors der Blindenhundzentren in England angewandt werden:
1. Massiere das Fell mit den Fingerspitzen gegen den Strich. Das löst abgestorbene Haare und regt die Talgproduktion an.
2. Bürste das Fell mit einer Borstenbürste wiederum gegen den Strich, um die gelockerten Haare zu entfernen. Bürste erst kräftig gegen, dann mit dem Strich.
3. Bearbeite danach systematisch den Hund mit einem Metallkamm. Langhaarige Hunde solltest Du mit dem Strich kämmen und vor allem der Befederung von Hinterläufen (Hosen), Rute, Hals und Ohren Beachtung schenken. Ist der Hund sehr verfilzt, müssen eventuelle Knoten abgeschnitten werden. Versuche das Ausdünnen von der Hautoberfläche nach oben, bis der Knoten entfernt werden kann.
4. Um am Ende das Fell zum Glänzen zu bringen, bürste zum Schluß über Rücken und Läufe, Hals und Kopf. Lobe dabei den Hund oder gib ihm eine kleine Belohnung.

Als grobe Zeitempfehlung sollte man 10 Minuten täglich für die Fellpflege veranschlagen, und von Sonderfällen abgesehen, sollte dies das Baden des Hundes überflüssig machen.

Bestimmte Rassen erfordern professionelle Fellpflege, deshalb muß der Besitzer eines Pudelwelpen an die lebenslangen Kosten des Trimmens alle vier bis sechs Wochen denken, wenn der Hund in Toppflegekondition sein soll. Erkundige Dich auf jeden Fall vor dem Welpenkauf beim Züchter, welchen Pflege-

ERNÄHRUNG, FELLPFLEGE UND BEWEGUNG

aufwand die entsprechende Rasse erfordert. Regelmäßiges Zähnebürsten ist für solche Hunde erforderlich, die nicht durch entsprechendes Futter auf natürliche Art und Weise ihre Zähne sauberhalten.

BADEN
Sofern es nicht aus Hygienegründen oder wegen üblen Geruchs erforderlich ist, solltest Du auf oftmaliges Baden verzichten. Häufiges Baden mit Shampoo schadet Fell und Haut, auch die Schleimhäute reagieren empfindlich auf wiederholten Kontakt mit bestimmten Shampoo-Bestandteilen. Wenn sich der Hund in etwas Widerlichem gewälzt oder sonstwie verschmutzt hat, reicht es oft, ihn abzuduschen und dann trockenlaufen zu lassen.

Mußt Du ihn shampoonieren, dann verwende ein normales Hundeshampoo oder ein Spezial-Hundeshampoo vom Tierarzt, das Feuchtigkeit spendet und beruhigt, oder ein keratolytisches Antischuppenshampoo. Antiparasitäre Shampoos sind der beste Weg, um eine Flüssigkeit direkt auf die Haut zu bringen. Wobei Du vorher den Beipackzettel genau lesen solltest, da es bei speziellen Wirkshampoos oft eine Menge Einschränkungen und Warnhinweise gibt.

Hat Dein Hund ein Hautproblem, frag Deinen Tierarzt nach einem geeigneten Shampoo. Ein kleiner kahler Fleck könnte das erste Anzeichen für Räudemilben sein, ein »Hengstschweif« benötigt ein antiseborrhoeisches Shampoo. Vorsicht vor unerkanntem Hautpilz! Trage immer Gummihandschuhe und eine Schürze aus Plastik, wenn Gefahrenzeichen auf dem Etikett der Shampooflasche abgedruckt sind. Setz eine Brille auf, um Augenspritzer zu vermeiden.

Trockne den Hund mit alten Stofftüchern ab; Papiertücher saugen nicht genug Wasser auf, um auch nur einen kleinen Hund damit abzutrocknen. Du kannst auch einen ganz normalen Fön benutzen. Er sollte nicht so heiß sein, daß er auf Deinem Handrücken brennt und sanft benutzt werden, da sich manche Hunde vor Geräusch und Hitze des Föns fürchten könnten.

Ist der Hund trocken, bürste ihn gründlich durch. Gestalte die Fellpflege und das Baden zu etwas Angenehmem für den Hund. Lasse kein Knurren oder sonstige Anzeichen von Aggressivität durch! Manche Leute baden ihren Hund in ihrem Badezimmer. Eine Gummimatte auf dem Boden der Badewanne gibt dem Hund Sicherheit. Wenn Du ans Telefon gehen mußt, solltest Du den Hund anleinen - binde ihn an den Wasserhahn, nachdem Du Dich vergewissert hast, daß dieser fest installiert ist und nicht herausreißt, wenn der Hund aus der Wanne zu springen versucht.

Der Handel bietet auch Trockenshampoos, genausogut kannst Du aber auch Talkum ins Fell bürsten und hoffen, daß

A - Z DER HUNDEKRANKHEITEN

einiger Schmutz dadurch mit entfernt wird. Kreide ist für Hunde nicht zu empfehlen, aber bis vor kurzem umgaben auf Ausstellungen manche Hunde richtiggehend weiße Wolken, wenn sie den Ring betraten. Für den Atmungsapparat des Ausstellers und Hundes war dies weniger vorteilhaft, umso mehr jedoch für die weiße Fellfarbe des Hundes!

BEWEGUNG

Man könnte sagen: Je mehr desto besser.

Die meisten Hunde bekommen ungenügenden Auslauf. Die Besitzer haben zuwenig Zeit (außer am Wochenende), es gibt immer weniger Grünflächen, wo man seinen Hund ohne Leine laufen lassen kann, und die lautstarke Hundegegner-Lobby möchte Hunde am liebsten von allen Plätzen verbannen, an denen sich auch Kinder aufhalten. Eine amerikanische Studie aus dem Jahr 1995 über Ernährung und Bewegung von Hunden bis zum Alter von drei Jahren besagt, daß nur 65% der Besitzer ihre Hunde regelmäßig bewegen, und daß mehr als 70% der Hunde auf einem eingezäunten Areal gehalten werden. 40% der Hunde durften sich mit anderen Hunden austoben, aber 20% mußten sich alleine bewegen, was den Energieaufwand wesentlich reduziert.

Überleg Dir, wo und wann Dein Hund seinen nötigen Auslauf findet. Beginnen solltest Du mit einfachem Leinentraining. Später mußt Du in der Lage sein, Deinen Hund über Deine Stimme zu kontrollieren und einen sicheren Auslaufplatz zu suchen, ihm hier auch die nötige Bewegung zu verschaffen. Sitz, Platz und Bleib sind Kommandos, die Du Deinem Hund beibringen mußt. Wenn Du mit Deinem Hund über eine Schafweide gehen kannst, ohne daß die Tiere beunruhigt werden, hast Du ihn wirklich gut unter Kontrolle, aber nur sehr wenige Schäfer werden ihre Herde für einen solchen Test zur Verfügung stellen!

Mit einer langen »Flexi«-Leine kannst Du Deinem Hund viel Bewegungsfreiheit geben, ohne die Kontrolle zu verlieren. Wenn Dein Hund gehorcht, bietet Agility die besten Möglichkeiten, um ihm auch in der Stadt die nötige Bewegung zu verschaffen. Hindernisrennen, Tunnellauf, Fährtenarbeit und »Vermißtensuche« bieten dem Hundeliebhaber Gelegenheiten, seine Fähigkeiten in der Hundeausbildung zu schulen, und ermöglichen es dem Hund, sich zu bewegen.

»Spaß und Spiel« bieten andere Bewegungsmöglichkeiten. Pfotegeben trainiert nur einen kleinen praeskapulären Muskel, aber beim Wälzen auf Kommando beispielsweise werden viele Körpermuskeln gestreckt und gebeugt. Denk an ein Pferd, das nach einer langen Stallruhe wieder auf eine Weide kommt. Es legt sich zuerst hin und wälzt sich ausgiebig, dann steht es auf

42

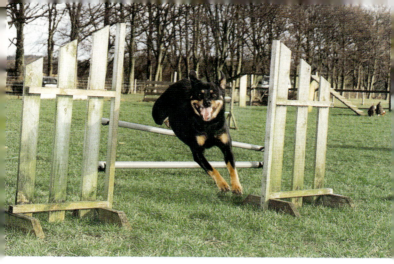

OBEN: Mit Agility kannst Du Deinen Hund körperlich fit halten.

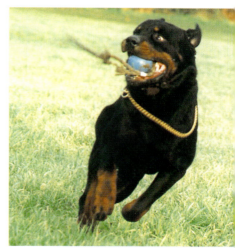

RECHTS: Hunden tut freier Auslauf gut. Das Gelände, wo dies erlaubt ist, findet man selten.

und schüttelt sich. Auch andere »Tätigkeiten« wie Türen öffnen und schließen oder versteckte Gegenstände suchen bieten Bewegung und fordern die Instinkte des Hundes.

Ballspiele sind meist sehr beliebt, Stockspiele hingegen solltest Du nach Möglichkeit vermeiden. Wenn sich Holzstücke im Rachen verklemmen, können sie oft nur durch teure Operationen vollständig entfernt werden. In der vorher erwähnten Studie wurden mit über der Hälfte der Hunde Bringspiele durchgeführt, besonders Ball- und Frisbeespiele.

ZUCHT
UND GESUNDHEIT

GESUNDE WELPEN ZÜCHTEN

»Am Anfang steht die Zucht«. Die Gesundheit eines Hundes beginnt in dem Moment, in dem die Eizelle von der Samenzelle befruchtet wird. Genauer gesagt existieren die entsprechenden Gene bereits vor der Paarung. Im Rahmen dieses Kapitels wird die Komplexizität der Genetik zusammengefaßt, dann wollen wir überlegen, wie man die Zucht so erfolgreich wie möglich gestalten kann, einschließlich der frühesten Welpenfürsorge, die einen großen Einfluß auf die Gesundheit des erwachsenen Hundes hat.

Die erfolgreiche Hundezucht ist ebenso viel Kunst wie Wissenschaft, und eine anständige Portion Glück gehört dazu, ein Zuchtziel zu erreichen, sei es den perfekten Ausstellungshund oder einen Blindenführhund. Kein ernsthafter Züchter kommt an der Genetik vorbei und an den unausweichlichen Folgen, welche die Gene auf die Entwicklung der Welpen haben. Auch Umwelteinflüße und Ernährung sind wichtig für die erfolgreiche Welpenaufzucht. Wenn Du einen Deckrüden auswählst, so denke daran, daß er 50% der Anlagen der zukünftigen Welpen bestimmen wird.

WARUM MÖCHTEST DU HUNDE ZÜCHTEN?

Manche Leute haben die kühne Vorstellung, daß man mit der Hundezucht eine Menge Geld machen kann. Aber wie beim Glücksspiel verdienen nur ein paar wenige Glückliche dabei. Überschlage die Kosten, die auf Dich zukommen werden:

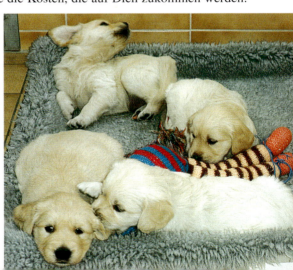

Hundewelpen sind eine verlockende Vorstellung; bevor Du aber einen Wurf mit Deiner Hündin planst, gilt es, eine Reihe wichtiger Entscheidungen zu treffen.

ZUCHT UND GESUNDHEIT

* Aufzucht und Haltung der Hündin, in der Regel zwei Jahre, bevor überhaupt Welpen verkauft werden können.
* Die Decktaxe für einen guten Deckrüden.
* Reisekosten für einen oder zwei Besuche beim Rüden.
* Die Welpenaufzucht über mindestens 7 Wochen.
* Tierarztkosten.
* Zuchtbucheintragung und Papiere für die Welpen.

GEBOTE UND VERBOTE

- Überlege Dir, warum Du mit Deiner Hündin züchten willst
- Versichere Dich, daß sie alt genug ist, um gedeckt zu werden.
- Züchte nicht mit einer Hündin, die älter als 7,5 Jahre ist.
- Deine Hündin soll nicht mehr als einen Wurf pro Jahr haben.
- Vergewissere Dich, daß es der richtige Decktag für den Deckrüdenbesuch ist.
- Wähle den Deckrüden mit Sorgfalt aus.
- Nimm keinen Deckrüden, nur weil er billig ist oder gleich nebenan lebt.
- Züchte nicht mit Deiner Hündin, nur weil Du denkst, es sei schön für sie, einmal Welpen zu haben.
- Du darfst nicht glauben, leicht Geld zu machen.
- Plane die Investition von viel Zeit und Geld ein.
- Vergewissere Dich, daß Deine Hündin Papiere hat und zur Zucht zugelassen ist.
- Prüfe, daß der Deckrüde Papiere hat, registriert ist und auf Erbkrankheiten untersucht wurde.
- Forsche nach Erbkrankheiten in Deiner Rasse und stelle fest, ob Deine Hündin zuchtwertvoll ist.
- Sei nicht nicht enttäuscht, wenn trotz all dieser Vorkehrungen der Wurf nicht Deinen Erwartungen entspricht.

GENETIK LEICHT GEMACHT

Die Vererbung ist ein komplexes Thema. Ein tiefergehendes Studium erfordert umfangreiche Lektüre und gute mathematische Grundkenntnisse. Für den Züchterneuling reicht es zu wissen, daß der Hund, wie jedes andere Lebewesen auch, aus einer Unzahl von Zellen besteht. Jede Zelle (außer den roten Blutkörperchen) besitzt einen Zellkern, in dem sich die strangförmigen Chromosomen befinden. Jeder Hund hat 78 Chromosomen (entsprechend 39 Paaren) - soviel ist bereits seit 1954 bekannt.

Die Samenzelle des Rüden und die Eizelle der Hündin enthalten nicht die 39 Chromosomenpaare, sondern nur die Hälfte der Anzahl in allen anderen Zellen. Dies hat den Zweck, bei der Befruchtung der Eizelle einen neuen Welpen mit der vorgesehenen Chromosomenzahl entstehen zu lassen. Hundechromosomen sind kleiner und zahlreicher als beim Menschen.

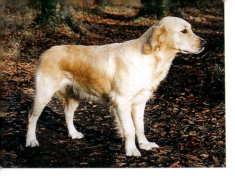

Die Zuchthündin muß frei von erblichen Fehlern sein.

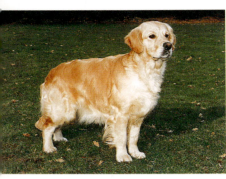

Der Deckrüde wird als Ergänzung zur Hündin ausgewählt. Vergewissere Dich, daß er frei von Erbkrankheiten ist.

Die Gene, die aus der chemischen Substanz Deoxyribonukleinsäure (DNS) bestehen, sind die Einheiten der Vererbung und werden von einer Generation zur nächsten unverändert weitergegeben.

In jeder Körperzelle befinden sich ungefähr drei Kilometer DNS, die wiederum zwischen 50 und 100 000 Gene tragen, von welchen jedes eine oder zumindest den Teil einer genetischen Botschaft enthält. Diese »Nachrichtenübermittlung« funktioniert sehr gut; das einzige Risiko stellen Strahlung oder giftige Chemikalien dar, die das Risiko von Mutationen erhöhen, so daß bei Schädigungen der DNS manchmal in der nächsten Generation nachteilige Mutationen auftreten können.

Die Forschung auf dem Gebiet der Genkartierung wird zur Zeit in Großbritannien und den USA besonders intensiv betrieben. Ihr Ziel ist die Entwicklung eines einfachen Bluttests, dem man Hunde vor ihrer Zuchtverwendung unterziehen würde. Hiermit könnte man die Existenz von Genen nachweisen, die für Erbkrankheiten beim Hund verantwortlich sind.

Ein positives Ergebnis dieser Forschung kommt bereits den Züchtern von Bedlington Terriern zugute. An der Universität von Michigan wurde ein genetischer Marker nahe des Gens für die Kupferspeicherkrankheit des Bedlington Terriers gefunden. Die Kupferspeicherkrankheit ist eine autosomal rezessive Erkrankung und in der Rasse weitverbreitet. Kupfer aus der Nahrung reichert sich hierbei in der Leber an, bis es toxische Werte

ZUCHT UND GESUNDHEIT

erreicht und in manchen Fällen einen frühzeitigen Tod verursacht. Züchter können Lebertests durchführen lassen, um die die weitere »Produktion« erkrankter Welpen zu vermeiden.

Man hofft als nächstes die Progressive Retinaatrophie (PRA) bei Labradors durch entsprechende Forschungsergebnisse des Animal Health Trust in Großbritannien besser bekämpfen zu können.

Eine weitverbreitete Vorstellung war, daß jedes Merkmal eines Hundes von einem Gen »kodiert« werde. Ähnlich dachte man, daß alle Gene entweder dominant oder rezessiv seien. Ganz vereinfacht ausgedrückt überdecken die dominanten Gene die rezessiven. Wahrscheinlich gehen 75 % aller Erbkrankheiten auf rezessive Erbgänge zurück.

So war es auch leicht, eine Krankheit wie die PRA aus den Irischen Settern herauszuzüchten, als man erst einmal wußte, daß sie durch ein einzelnes dominantes Gen hervorgerufen wird.

Leider sieht es schon anders aus, wenn rezessive Gene im Spiel sind. Verpaart man nämlich zwei Träger, so resultieren lediglich 25% erkrankter Nachwuchs. Durch Testpaarungen nahe verwandter Tiere könnte man bestimmte Krankheiten dennoch herauszüchten. Auf jeden Fall ist sogar einfache Genetik komplex!

Viele Merkmale oder Anlagen werden durch Umweltfaktoren wie Fütterung, Bewegung und Haltung beeinflußt. Deshab ist es auch unmöglich, z. B. Hüftgelenksdyslasie (HD) herauszuzüchten, auch nach allen Zuchtrichtlinien der letzten zwanzig Jahre. Der beste Fortschritt bisher war es, das Auftreten der HD innerhalb einiger Zuchtlinien bestimmter Rassen zu vermindern.

Der Anteil, den die Vererbung auf bestimmte Merkmale hat, wird als Heredität bezeichnet. Die Heredität kann von 1% bis 100% reichen, je nach untersuchtem Merkmal. Die folgende Aufstellung wurde nach verschiedenen Angaben zusammengetragen, die alle auf der Erfahrung von Zwingern beruhen, die Hundezucht im großen Rahmen betreiben.

MERKMAL	HEREDITÄT
Wurfgröße	10 bis 20%
Fruchtbarkeit	10 bis 20%
Wesen	30 bis 50%
Furchtsamkeit	46%
Hüftgelenksdysplasie	25-45%
Panostitis	13%
Andere Merkmale	40%

Die Zahlen zeigen, daß manche Merkmale eindeutig erblicher sind als andere. Beim Studium der Merkmale fällt auf, daß eine standardisierte Zwingerumgebung und -ernährung eine große

A - Z DER HUNDEKRANKHEITEN

Rolle spielt und daß manche Krankheiten wie Panostitis in geschlossenen Zwingern eine geringe genetische Grundlage haben.

Es ist unmöglich, Welpen zu erwarten, die absolut frei von Erbkrankheiten sind, wenn man die gängige Selektion nach Zuchthündin und -rüde betreibt. Wenn zufälligerweise der perfekte Welpe erzüchtet würde, und Eier derselben Hündin bewahrt und geklont würden, könnte dieser perfekte Welpe theoretisch endlos reproduziert werden. Aber es wäre doch recht eintönig, wenn jeder aufgezogene Welpe exakt die gleiche Form, Größe, Temperament und Lebenserwartung hätte.

DEFEKT	ART DER ER-KRANKUNG	ERBGANG (FALLS BEKANNT)
Atopie	Neigung zu Hautkrankheiten	Erbgang unklar
Epilepsie	Anfälle oder Krämpfe	Komplexer Erbgang oder nicht erblich
Ellenbogener-krankung	Osteochondrose	Polygenie; teilweise ernährungsbedingt
Hüfterkran-kungen	Hüftgelenksdysplasie	Polygenie; teilweise umweltbedingt
Panostitis	Lahmheit der Vorder- oder Hintergliedmaßen	Unklar ob genetisch bedingt
PRA (Progressive Retinaatrophie	Sehverlust	Autosomal rezessiv (Autosomal dominant beim Irish Setter)
Katarakt	Linsentrübung	Je nach Rasse autosomal rezessiv oder dominant

EINE CHECKLISTE FÜR DIE ZUCHT-PARTNERAUSWAHL

* Studium der Ahnentafeln
* Zuchtbucheintragungen
* Kontrolliere, ob in der näheren Verwandschaft bereits irgendwelche Erbkrankheiten aufgetreten sind: über die HD-Auswertungen der Eltern und Großeltern, über Augenuntersuchungen falls zugänglich oder durch Bescheinigungen. Beide Eltern müssen ein gutes Wesen besitzen.
* Vergewissere Dich, daß der gewünschte Deckrüde auch zum geplanten Termin zur Verfügung steht.

Triff anhand der obigen Informationen Deine endgültige Entscheidung, wäge dabei die Chancen ab, den gewünschten Typ zu erzielen.

ZUCHT UND GESUNDHEIT

Die Checkliste kann durch die Begutachtung früherer Würfe eines oder beider Zuchtpartner erweitert werden.

Einen Hund richtig einschätzen zu können ist sehr wichtig. Es erfordert eine Menge Erfahrung, aber auch die Bereitschaft, Rat und Meinung anderer Rassekenner einzuholen.

ABSCHLIESSENDE ZUCHT-VORBEREITUNGEN

Mache Dich unbedingt mit dem Zyklus der Hündin vertraut, da das Fortpflanzungssystem nur auf einen Wurf pro Jahr ausgerichtet ist, im Zuge der Domestikation aber zwei jährliche Hitzezeiten für den Deckakt gewählt werden können. Die Hitze einer Hündin fällt meist in den Frühling und den Herbst. Es gibt viele Variationen dieses Zyklus´ - manche Hündinnen werden alle 8 Monate läufig, andere wiederum haben eine kaum wahrnehmbare erste Hitze mit darauffolgender, etwas stärkerer Hitze nur einmal jährlich.

Als ungefähre Richtlinie für größere Rassen kann gelten:
* Eine Hündin wird erstmals mit 8 bis 10 Monaten läufig.
* Der Abstand zwischen zwei Läufigkeiten sollte 6 Monate betragen.
* Die Läufigkeit oder »Hitze« sollte 21 Tage dauern.
* Der geläufige Ausdruck »Hitze« bezieht sich lediglich auf die Schwellung der Vulva und die erhöhte Aktivität zu Beginn der Läufigkeit; die Körpertemperatur steigt dabei nicht an.

Zu Beginn der Hitze schwillt die Vulva an und ein blutfarbener Ausfluß tritt auf. Du bemerkst dies wahrscheinlich zuerst an Blutflecken auf dem Fußboden, es gibt aber auch Hündinnen, die sich sorgfältig sauberhalten und so jedes Anzeichen von Ausfluß fehlt. Manche Hündinnen versuchen zu streunen, kurz bevor sie läufig werden und setzen während des Spaziergangs häufig Urinmarken an strategisch günstigen Orten ab. Die Pheromone in diesem Urin sind Geruchssignale für andere Hunde. Normalerweise duldet die Hündin im Proöstrus keine aufdringlichen Rüden, oft verjagt sie diese sogar. Findet zu diesem Zeitpunkt ein Deckakt statt, ist es höchst unwahrscheinlich, daß die Hündin aufnimmt.

Nach etwa 10 Tagen verändert sich die Blutfarbe des Ausflußes ins Strohfarbene und wird weniger. Die anfangs härtere Schwellung der Vulva wird weicher und ausgedehnter. Wenn sich ein Rüde nähert, steht die Hündin mit zur Seite gehaltener Rute still. Wenn Du zum Test über die Schwanzwurzel Deiner Hündin streichst, wird sie als Reaktion ihre Rute beiseite bewegen und die Vulva anheben.

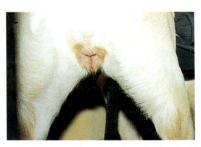

Der Proöstrus im Zyklus der Hündin

In diesem Stadium ist sie in der Regel aufnahmebereit. Nach einigen weiteren Tagen zeigt der Ausfluß wieder Blutschlieren, die Hitze klingt ab und die Hündin wird Rüden gegenüber gleichgültig oder ablehnend. Nach 21 Tagen sollte die Läufigkeit vorbei sein, variiert aber rassespezifisch.

Die Rüden in der Umgebung bemerken jede läufige Hündin; sie können sogar aus fast vier Kilometern Entfernung in Windrichtung den typischen Duft wahrnehmen. Sperre Deine Hündin in dieser Zeit in Haus oder Garten sicher ein. Denke stets daran, daß sie jetzt Ausbruchversuche starten könnte, die sie sonst nie unternimmt. Wenn Du glaubst oder weißt, daß Deine Hündin versehentlich gedeckt wurde (nach einem Verschwinden von mindestens 20 Minuten) unternimm etwas gegen eine unerwünschte Trächtigkeit. Der Tierarzt kann mit einer Injektion bis zu 24 Stunden nach einer Fehlbelegung die Einnistung und Entwicklung befruchteter Eizellen verhindern - allerdings muß eine geplante Belegung für mindestens 6 Monate verschoben werden.

GEPLANTE PAARUNG

Der Deckakt ist beim Hund ein vollkommen natürlicher Vorgang. In wilden Hundemeuten konkurrieren die Rüden miteinander um die Aufmerksamkeit eines jeden läufigen Weibchens. Der Rudelführer oder Alphahund begleitet dann die Hündin, bis sie sich stellt und den Deckakt zuläßt. Die anderen Rüden bleiben jedoch stets in der Nähe, um eine günstige Gelegenheit während Abwesenheit des Alphatieres nützen zu können. Hier findet die genetische Selektion des »besten« Rüden statt, der Welpen produzieren darf.

Die domestizierte Hündin hingegen trifft normalerweise nur auf einen Zuchtrüden, der Deckakt wird für die Mitte der Hitze geplant, meistens irgendwann zwischen dem 11. und dem 14. Tag. Eine Hündin belegen zu lassen, vor Abschluß ihres Wachstums, ist nicht empfehlenswert. In der Regel ist dies im Alter von zwei Jahren der Fall. Der Kennel Club in Großbritannien unterbindet den Zuchteinsatz von Hündinnen, die älter als acht Jahre sind, indem er die Welpen nicht einträgt, es sei denn, es

ZUCHT UND GESUNDHEIT

gibt gewichtige Gründe für einen solch späten Deckakt.

Die Festlegung eines genauen Tages für den Deckakt ist kritisch. Es ist sicherlich Zeitverschwendung, weite Strecken zum Decken zu fahren, um dann festzustellen, daß die Hündin den Rüden (noch) nicht akzeptiert. Jede Zwangspaarung bedeutet Stress für die Hündin; oder der Deckrüde wird abgeschreckt, wenn seine »Besucherin« auf seine Annäherungsversuche mit Knurren oder Schnappen reagiert. Es gibt zwei Möglichkeiten, anhand derer der Tierarzt den wahrscheinlich besten Tag bestimmen kann.

1. Bluttest vor der Belegung: Der Tierarzt nimmt für die Bestimmung des Progesteron-Gehaltes eine kleine Blutprobe der Hündin. Dann wird ein ELISA-Schnelltest gemacht, um den wahrscheinlichen Ovulationszeitpunkt zu bestimmen. Die Empfehlung für einen bestimmten Decktag basiert auf einem plötzlichen Anstieg des Plasma-Progesterons. Es ist meist nötig, diesen Bluttest alle 48 Stunden zu wiederholen, bis die Hündin soweit ist. Informiere Deinen Tierarzt im voraus, da sein Vorrat an Testsets nicht ausreichen dürfte, wenn mehrere Hündinnen wiederholt getestet werden.

2. Vaginalzytologie: Von den oberen Abschnitten der Vagina wird mit einem Tupfer oder einer kleinen Spritze ein Abstrich genommen. Dieser wird eingefärbt und mikroskopisch auf Anzeichen untersucht, daß der Zeitpunkt für eine Belegung günstig ist. Wenn 80 % der angefärbten Zellen keinen Zellkern haben, wird der Termin als günstig angesehen. Auch hier solltest Du Deinen Tierarzt fragen, ob dieser Test routinemäßig in seiner Praxis durchgeführt wird.

Während des Deckaktes wird der Rüde die Hündin sicher und mit deren Duldung besteigen. Nach ein paar Stößen erfolgt die Penetration und die Ejakulation des Spermas. Das Eindringen aktiviert eigene Körperflüssigkeit der Hündin im Inneren der Vagina. Jetzt folgt, anders als beim Deckakt anderer Tiere, das Hängen von Hündin und Rüde. Die äußeren Vaginamuskeln kontrahieren sich um die Schwellkörper des Penis, und obwohl der Rüde immer noch leichte Stoßbewegungen ausführt, kann er den Penis nicht mehr zurückziehen. Der Rüde steigt dann über den Rücken der Hündin »ab«, so daß sich sein Penis dreht und die beiden Rücken an Rücken zu stehen kommen. In dieser Position verharren die Hunde meist für mindestens 20 Minuten. Unerfahrene Hündinnen wirken dabei zumeist etwas verdutzt, aber nicht übermäßig gestreßt. Während dieses Hängens ergiest der Rüde verschiedene Flüssigkeiten in die Vagina der Hündin.

Animiere die Tiere nicht sich zu trennen, auch wenn der Vorgang zwischen wenigen Minuten bis zu einer Stunde dauern kann.

Das Sperma besteht aus drei Fraktionen. Die erste stammt hauptsächlich aus der Prostata und wirkt wie eine Spülung, um die Harnröhre des Rüden von Urin und Zelltrümmern zu befreien. Diese Flüssigkeit bereitet die Vagina auf die zweite, spermareiche Fraktion vor. Die dritte Fraktion wird danach während des Hängens produziert. Sie ist dicker und erleichtert, wie ein Gleitmittel, den Spermien, durch den Gebärmutterhals in den Uterus zu gelangen. Schließlich erreichen die Samenzellen die Eileiter, wo sie die wartenden Eizellen befruchten. Uterus- und Vaginakontraktionen während des Hängens treiben wahrscheinlich die Spermien auf ihrem Weg durch den feinen Kanal nach oben.

Um die Chancen einer Befruchtung zu erhöhen, lassen die meisten Züchter ihre Hündin 48 Stunden später ein zweites Mal decken. Dies ist immer dann von Nutzen, wenn die Ovulation der Hündin später in ihrer Hitze stattfindet.

DIE TRAGENDE HÜNDIN
Während der Trächtigkeit sollte die Hündin wie gewohnt gefüttert und bewegt werden. In der zweiten Hälfte wird sie meist von selbst etwas vorsichtiger werden; man kann das Futter kann auf zwei Rationen aufteilen, damit genug Protein aufgenommen wird. Die werdende Mutter muß so fit und gesund wie möglich gehalten werden. Medikamente, außer vom Tierarzt verschriebene, sollte sie nicht bekommen. Hinsichtlich der Entwurmung in der späten Trächtigkeit sollte man den Rat des Tierarztes einholen. Achte auf ungewöhnlichen Ausfluß, brich aber bei einer sehr leichten Blutung nicht gleich in Panik aus. Ein grüner oder schwärzlicher Ausfluß hingegen bedeutet Probleme, gehe in solchen Fällen sofort zum Tierarzt.

Nachdem sie gedeckt wurde, ist es nicht ratsam, eine Hündin impfen zu lassen. Lege die Termine für die notwendigen Auffrischimpfungen so, daß sie auf einen Zeitpunkt nach der Geburt

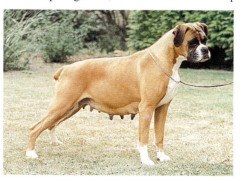

Die tragende Hündin.

ZUCHT UND GESUNDHEIT

der Welpen, besser aber vor dem Deckakt stattfinden. Außer wenn es einen dringenden Anlaß gibt, sollte Deine Hündin nach dem Belegen nicht mehr geröntgt werden. Die Trächtigkeitsdiagnose ist zwischen dem 24. und dem 28.Tag am erfolgversprechendsten, entweder durch Abtasten oder über Ultraschall. Wenn Du eine Trächtigkeit bestätigt haben möchtest, ist dies ab dem 28. Trächtigkeitstag mit dem Ultraschallgerät möglich. Auch die Wurfgröße kann jetzt vorhergesagt werden. Wenn diese Untersuchung von einem erfahrenen Tierarzt durchgeführt wird, besteht kein Anlaß, eine Gefährdung der Föten oder der Mutter zu befürchten. Die Dauer des Schallens ist von Bedeutung. Ausgedehntes Ultraschallen durch ungeübte Personen könnte das Gehirn der Föten schädigen und später für Probleme der Welpen verantwortlich sein. Gegen Ende der neunwöchigen Trächtigkeit nähert sich die anstrengenste Etappe der Hundezucht, auch wenn man dies der Hündin nicht anmerkt.

Der Geburtsvorgang kann in drei Phasen eingeteilt werden. Die erste, die am Ende der Trächtigkeit beginnt, bereitet die Hündin auf das Werfen vor, indem innere Kontraktionen den Geburtskanal erweitern. In der zweiten Phase erscheinen die Welpen, und in der dritten werden die Nachgeburten ausgetrieben.

GEBURTSVORBEREITUNGEN

Rechtzeitig vor dem Geburtstermin solltest Du die Wurfkiste vorbereiten, so daß sich die Hündin an sie gewöhnen kann. Berechne die Tragezeit sehr sorgfältig. Normalerweise beträgt sie 9 Wochen oder 63 Tage. Der Tag, an dem sie wirft, hängt von dem Tag ihrer Hitze ab, an dem ihre Eier tatsächlich befruchtet wurden. Wenn Deine Hündin frühzeitig ovuliert, warten ihre reifen Eier bereits auf die Befruchtung, wenn sie gedeckt wird. Ovuliert sie hingegen später, werden die Eizellen erst mehrere Tage nach dem Decken befruchtet. Deshalb kommt es häufig vor, daß die Welpen bis zu fünf Tage vor bzw. nach dem errechneten Termin geworfen werden.

Entscheide, wo die Hündin werfen soll. Manche Hündinnen läßt man am besten ganz alleine, bei ihnen ist es am besten, wenn man zur Überwachung durch ein Fenster in der Zwingertür schaut, um sie nicht unnötig aufzuregen. Es gibt nicht viele Hündinnen, die gerne Publikum haben, aber das ist ja auch bei Menschen nicht anders; grundsätzlich solltest Du davon ausgehen, ihr selbst beizustehen. Keine Hündin sollte während der Geburt sich selbst überlassen bleiben. Denk immer daran, daß Hündinnen den Beginn der Geburt hinauszögern können, und oft bevorzugen sie die ruhigste Zeit des Tages, um ihre Welpen zu bekommen - dies ist meist gegen Abend oder nach Mitternacht! Die Hündin muß Gelegenheit haben, sich an die Wurfkiste zu gewöhnen. Zeige ihr ungefähr zwei Wochen vor dem Geburtstermin den geplanten Wurfplatz und verlege ihre Schlafstätte dorthin. Dies gibt ihr die Möglichkeit, sich an die neue Umgebung zu gewöhnen. Wenn sie nach draußen möchte, halte sie davon ab, Löcher in die Erde zu buddeln. Eine Gebärmutter voller Welpen übt erhöhten Druck auf die Blase aus, und die Hündin wird sich öfter von ihrem Lager entfernen müssen, um Wasser zu lassen. Sei nicht überrascht, wenn ihre Stubenreinheit mitunter jetzt zu wünschen übrigläßt; schimpf also nicht mit ihr, wenn ein kleines Malheur passiert.

In den letzten Stunden, wenn Du nicht sicher bist, wann die Geburt genau beginnt, folge ihr jedesmal, wenn sie in den Garten geht - und beobachte sie mit Argusaugen! Ein übersehener Welpe unter einer Hecke oder einem Busch wird vielleicht erst gefunden, wenn er zu kalt für Wiederbelebungsmaßnahmen ist. Es ist nicht ungewöhnlich, daß der erste Welpe draußen geboren wird, deshalb achte darauf, ob die Hündin angespannt hinausgeht und sichtlich erleichtert wieder ins Haus zurückkehrt.

DIE GEBURT: ORTSWAHL UND AUSRÜSTUNG

Es ist vernünftig, alles rechtzeitig vorzubereiten, um Probleme in der letzten Minute zu vermeiden.

1. Kümmere Dich darum, daß der Platz, an dem die Hündin werfen soll, geeignet ist. Er muß warm, trocken und zugfrei sein. Sie wird dankbar für etwas »Privatsphäre« und Geborgenheit sein; plaziere die Wurfkiste also so, daß sie dies dort findet. Am besten wählst Du einen ruhigen Platz in Deinem Haus, wo die Wurfkiste an einer Wand steht oder von drei Seiten geschützt wird. Denk auch daran, daß das Hinterteil der Hündin leicht zugänglich sein muß. Der Tierarzt muß sie untersuchen können und Du könntest vorne ihren Kopf stützen müssen. Der Wurfplatz darf nicht so beengt sein, daß man die Hündin vom Lager herunter- (und von ihren Welpen weg-) ziehen muß, um sie richtig untersuchen zu können. Wenn die Wurfkiste beispielsweise unter einem Tisch steht, muß dieser so hoch sein, daß die Hündin bequem aufstehen kann.

Du brauchst genug Platz, um Dich um Hündin und Welpen kümmern zu können, ohne Dich selbst zu verletzen - manche Hundemütter entwickeln einen starken Beschützerinstinkt, wenn ihre Kinder erst einmal auf der Welt sind. Es muß möglich sein, sie zu einer Untersuchung aus dem Lager locken zu können.

2. Es sollte sich eine Steckdose im Raum befinden, damit eine Wärmelampe über das Wurfbett gehängt werden kann. Sehr wichtig ist, daran zu denken, daß obwohl diese Wärmequelle lebensrettend sein kann, sie auch ernsthafte Probleme verursa-

ZUCHT UND GESUNDHEIT

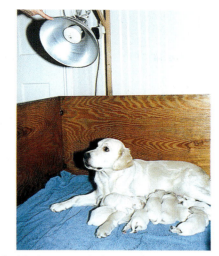

Es ist wichtig, die Wärmelampe in richtiger Höhe anzubringen, so daß die Welpen ausreichend gewärmt, aber nicht überhitzt werden.

chen kann, wenn sie zu niedrig hängt und die Temperaturen auf den Welpenkörpern 24-27° C übersteigen. Es empfiehlt sich, die Lampe aufzuhängen, bevor die Hündin ihren Platz einnimmt und mit Hilfe eines Thermometers die Höhe der Lampe zu bestimmen, bis die korrekte Temperatur erreicht ist. Eine Höhe von ca. 1,3 m müßte in etwa ausreichen. Befestige die Lampe dann so, daß sie nicht nach unten absinken kann. Hängt sie zu tief, kann dies zu versengten Welpen mit Hautschäden oder gar zum frühzeitigen Tod führen. Dein Tierarzt kann Dir sagen, wo man eine geeignete Wärmelampe bekommt.

Auf jeden Fall solltest Du eine Ersatzbirne haben. Wenn Wasser auf eine heiße Glühbirne spritzt, könnte sie zerspringen und die Wurfkiste mit Glassplittern übersäen. Vorsicht ist auch bei diversen Pflegeutensilien angebracht, wenn man in der Nähe der Lampe arbeitet. Fehlerhafte Stromleitungen können zu Überhitzung führen und stellen ein Brandrisiko dar. Deswegen große Vorsicht, vor allem in Räumlichkeiten aus Holz.

3. Das Wurfbett muß für seinen Zweck passend sein, groß genug, damit die Hündin auf der Seite liegen und dabei Kopf und Läufe ausstrecken kann. Manche Züchter empfehlen, eine Distanzleiste rund um das Wurflager anzubringen, um zu verhindern, daß die Hündin versehentlich einen ihrer Welpen erdrückt, indem sie sich auf ihn legt.

Die Wurfkiste selbst sollte aus einem warmen Material wie Holz und die Seiten etwa ½ Meter hoch sein. Die Vorderseite wird mit Scharnieren versehen, damit Du sie herabklappen kannst, wenn die Welpen etwas größer sind und ihre Umgebung

A - Z DER HUNDEKRANKHEITEN

erkunden möchten. Dies verhindert Verletzungen der Welpen, wenn sie versuchen, hochzuspringen oder über den Rand der Kiste zu klettern.

4. Gehe vor der Geburt die folgende Checkliste durch.

* Notiere für den Notfall die Telefonnummer, unter der Dein Tierarzt rund um die Uhr erreichbar ist - denn oft tritt dieser Notfall nicht zu den üblichen Sprechzeiten ein. Die meisten Tierärzte wollen ein paar Tage vor einer fälligen Geburt informiert werden - vor allem, wenn es bei vorhergehenden Würfen Probleme gab.
* Sammle rechtzeitig alte Zeitungen als Unterlage. Diese sind sehr saugfähig, fast keimfrei und können leicht entsorgt werden. Da sie sehr billig sind, kann man sie einfach wegwerfen! Die Säuberung wird erleichtert, da man meist nicht genug waschbare Unterlagen zur Hand hat. Die Hündin muß auf jeden Fall sauber liegen können.
* Du brauchst bestimmt auch noch andere Unterlagen, saugfähiges Material (z.B. Vetbed - ein synthetisches Material) ist empfehlenswert. Diese Decken können schnell in der Maschine gewaschen und getrocknet werden.
* Eine Waage, mit der man kleine Welpen genau wiegen kann.
* Antiseptische Waschlotion und Tücher, damit Du die Hündin vor und nach der Geburt reinigen kannst.
* Viele saubere Handtücher, um die Welpen abzurubbeln.
* Eine Uhr, um die Geburtszeit eines jeden Welpen zu notieren.
* Zwei Thermometer. Eines für die Umgebungstemperatur sowie ein zweites, klinisches Thermometer. Dieses wird mit der Spitze voran in einem Gefäß mit milder antiseptischer Flüssigkeit bereitgestellt.
* Eine passende kleine Kiste, in der Du gegebenenfalls Welpen unterbringen kannst. Die Kiste kann als vorübergehendes Welpenbett genutzt werden, wenn die Geburt in vollem Gange ist, besonders, wenn die Hündin etwas schwerfällig ist. Dieses »Bettchen« stattest Du mit einer sauberen Einlage aus. Als guter Tip hat es sich erwiesen, eine Wärmflasche parat zu haben. Diese sollte körperwarm sein.
* Milch und Glucose, um der Hündin während der Geburt einen stärkenden Trank anbieten zu können.
* Ein Notizbuch, in dem erste Aufzeichnungen über den einzelnen Welpen gemacht werden können, z.B. Geschlecht, Gewicht, Zeitpunkt der Geburt und weitere nützliche Einzelheiten, die man sonst in der Aufregung leicht vergißt.
* Eine Dose Vaseline oder sonstiges Gleitmittel.
* Milchfläschchen und Welpenmilchersatz (Dein Tierarzt kann Dir ein geeignetes Präparat empfehlen).
* Behälter für die verdreckten Zeitungen, Abfall und benutzte Handtücher.

ZUCHT UND GESUNDHEIT

* Starke, sterilisierte Seide- oder Baumwollfäden, um gegebenenfalls die Nabelschnur eines Welpen abbinden zu können.
* Abgerundete chirurgische Scheren.
* Ersatzbirne für die Wärmelampe.

Stelle eine bequeme Sitzgelegenheit für Dich selber bereit und denke auch an Deine eigene Verpflegung, damit Du die Hündin nicht länger als ein paar Minuten verlassen mußt.

Schließlich solltest Du über das Geschehen im restlichen Haushalt nachdenken. Es ist nicht so gut, wenn sich pausenlos jemand einmischt, auf der anderen Seite ist es nicht übel, eine Person zu haben, die im Notfall einspringen oder Dich für eine kurze Pause ablösen kann. Halte andere Haustiere fern! Deine Hündin wird Publikum nicht schätzen, und Du mußt selbstverständlich die Hygienevorkehrungen beachten.

ZUSAMMENFASSENDE ÜBERLEGUNGEN ZUR HUNDEZUCHT

1. Denke genau darüber nach: Willst Du wirklich mit Deiner Hündin züchten?
2. Bist Du bereit, die erforderliche Zeit und auch das Geld zu investieren, um Deine Sache gut zu machen?
3. Hast Du die Möglichkeiten, den Wurf gut aufzuziehen?
4. Was für ein Ziel strebst Du an: Ausstellungshunde, Gebrauchshunde oder einfach Familienhunde?
5. Züchte nur mit den Besten: Dies erhöht Deine Chancen auf gute Welpen.
6. Kannst Du für die Welpen, die Du nicht behalten möchtest, gute Plätze finden?
7. Denke daran, daß das Glück eine große Rolle spielt und Du Dich auf Probleme einstellen mußt.
8. Höre auf gutgemeinte Ratschläge. Du mußt sie ja nicht alle befolgen, aber Du kannst immer lernen. Letztendlich mußt Du Deine Entscheidungen selbst treffen und solltest dann auch zu ihnen stehen. Wir können alle aus unseren Fehlern lernen, solange wir sie beim nächsten Mal nicht wiederholen.
9. Gehe mit einer positiven Einstellung an die Hundezucht heran; akzeptiere, daß es harte Arbeit bedeuten kann, aber genieße Deinen Einsatz. Auch die erzieherische Bedeutung für die Kinder des Hauses gilt es zu bedenken! Es wird immer jemanden geben, der Deine Entscheidungen kritisiert, doch wenn Du Dich sorgfältig vorbereitet hast, gibt es keinen Grund, Dich zu schämen, wenn nicht alles ganz perfekt ist.

DIE GEBURT DER WELPEN UND DIE NACHSORGE

ERSTE PHASE

Mit etwas Erfahrung wirst Du erkennen, wenn die Hündin Anzeichen der unmittelbar bevorstehenden Geburt zeigt. Als Anfänger machst Du Dir wahrscheinlich Sorgen und gerätst sogar leicht einmal in Panik - übertriebene Ängstlichkeit des Geburtshelfers verunsichert jedoch die Hündin. So einiges kann passieren, Du mußt nur Deinen gesunden Menschenverstand und ein bißchen Logik einsetzen! Es ist normal, daß die Hündin sich unruhig verhält und nicht entspannt liegenbleibt. Außerdem wird sie stark hecheln und eventuell sogar zittern. Die Schlafperioden werden immer kürzer, sie könnte auch ihr Futter verweigern. Es soll sogar Hündinnen geben, die Futter erbrechen, bevor die Geburt beginnt. Ein gutes Zeichen ist es, wenn die Hündin ein Nest baut, hierzu Zeitungen und sonstige Unterlagen zerkratzt.

Die Körpertemperatur der werdenden Mutter sinkt normalerweise 12 bis 24 Stunden vor der Geburt von den üblichen 38,5°C auf etwa 37°C ab. Dieser Temperaturabfall ist ein gutes Zeichen und zeigt ziemlich deutlich an, daß die Geburt bevorsteht. Futterverweigerung ist ein weiteres Zeichen für eine baldige Geburt. Zeigt die Hündin gesunden Appetit, so ist eine Niederkunft in den nächsten 8 Stunden wenig wahrscheinlich.

Es ist ratsam, bereits eine Woche vor dem errechneten Geburtstermin zweimal täglich die Temperatur zu messen. Dies ermöglicht Dir, die normalen Tagesschwankungen einzukalkulieren. Schließlich wird sich vermehrter schleimiger Ausfluß bilden. Die Vulva schwillt etwas an und bekommt hierdurch weichere Konturen. Die Milchdrüsen füllen sich; bei einer erstgebärenden Hündin schießt allerdings manchmal erst Milch ein, wenn alle Welpen geboren sind. Verhalte Dich ruhig, da Deine Hündin auch ohne zusätzliches Durcheinander aufgeregt genug ist. Hunde sind sehr empfänglich für menschliche Stimmungen und unsere »Körpersprache«. Wenn Du die ganze Zeit herumfuhrwerkst, regt dies die Hündin nur noch mehr auf. Am besten sitzt Du einfach ruhig bei ihr, wenn die ersten Wehen einsetzen und redest ihr beruhigend zu, auch wenn die Welpen gerade in den Geburtskanal eintreten und geboren werden.

Vergiß nie: die meisten Geburten verlaufen absolut normal, es gibt meist wenig oder keine Probleme, die menschliche Unterstützung brauchen.

DIE GEBURT DER WELPEN UND DIE NACHSORGE

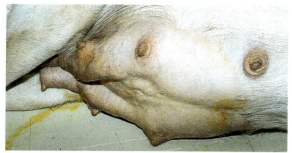

Das Gesäuge kurz vor dem Werfen.

ZWEITE PHASE
Zu Beginn dieser aufregenden Phase sollte die Hündin sehr viel ruhiger werden. Hecheln und Austreibungswehen werden gemäßigter, und Fruchtwasser fließt aus der Vulva, wenn die Fruchtblase der Welpen unmittelbar vor der Geburt platzt.

1. Beobachte die Wehen: Die Hündin scheint angespannt, dann wieder entspannt. Dies sieht so aus, als ob sie ihren Unterleib ab den Rippen zusammenpresst. Das Hecheln hört mehr oder weniger auf, und Preßwehen, die nur wenige Sekunden dauern, treten auf. Notiere das Einsetzen dieser Wehen in Dein Geburtsheft.

WICHTIG: Wenn die Hündin fortgesetzt starke Preßwehen zeigt, ohne daß 1-2 Stunden nach Austritt von Fruchtwasser ein Welpe erscheint, so könnte es problematisch werden, und Du mußt unmittelbar nach der 2-Stunden-Marke den Tierarzt benachrichtigen. Dieser wird Dir sagen, ob er die Hündin gleich (normalerweise innerhalb der nächsten Stunde) sehen muß oder ob man noch warten sollte. Die Sprechstundenhilfe wird Dich wahrscheinlich am Telefon einiges fragen. Halte Dein Notizbuch bereit, meist solltest Du direkt mit dem Tierarzt sprechen.

Die zeitlichen Abstände zwischen den einzelnen Geburten variieren von Rasse zu Rasse und von Hündin zu Hündin. Ein Abstand von einigen Minuten ist üblich, bis zu einigen Stunden aber nicht ungewöhnlich. Vorausgesetzt, die Hündin ist den Umständen entsprechend ruhig und entspannt, besteht kein Grund zur Sorge. Wenn sie sich aber über Stunden hinweg ohne Erfolg stark anstrengt, weist dies auf ein Geburtsproblem hin.

2. Beobachte die Geburt der Welpen: Ausfluß, vor allem blutiger oder dunkelgrünlicher, vor der Geburt des ersten Welpen, könnte darauf hindeuten, daß die Plazenta sich bereits von der Gebärmutterwand ablöst. Dieser Welpe muß so schnell wie möglich herausgebracht werden, da er sonst zu wenig Sauerstoff bekommt. Wenn Du einen ähnlichen Ausfluß vor der Geburt der

A - Z DER HUNDEKRANKHEITEN

nächsten Welpen siehst, so ist dies meist nicht weiter schlimm. Wenn Du einen schwärzlichen glänzenden Ball an der Vulva austreten siehst, ist dies das Fruchtwasser in einer noch intakten Fruchtblase. Oft reißt die äußere Hülle bereits im Becken der Hündin, die austretende Flüssigkeit nennt man Fruchtwasser. Der innere Amnionsack enthält eine dunklere Flüssigkeit und reißt meist, wenn die Welpen aus der Vulva austreten oder wird von der Hündin aufgerissen, ehe sie das Neugeborene ableckt.

Alle Welpen sind vor der Geburt in eine Doppellage von Membranen eingeschlossen, mit Flüssigkeit zwischen jeder dieser hautartigen Schichten. Diese Flüssigkeit schützt die Welpen, wenn sie durch die Uterusmuskulatur gedrückt und gequetscht werden. Die Membranen um die Welpen nennt man Fruchtblase. Ein gelblicher, schleimiger Ausfluß bedeutet, daß die äußere Membran bereits gerissen ist, bevor der Welpe ausgetrieben ist.

Bevor er erscheint, muß der Welpe über einen »Buckel« am Rand des Schambeins noch vor dem Becken getrieben werden. Ist er erst einmal dort hinüber und durch den Beckenkanal hindurch, kann als nächstes eine Auswölbung der Haut direkt über der Vulva gesehen werden. Kurz darauf wird man den Kopf oder Rumpf des Welpen aus der Vulva austreten sehen. Während dieses Austreibens reißt normalerweise die Blase, die den Welpen umgibt, und ein Schwall Flüssigkeit ergießt sich aus der Vulva. Dann läßt auch der Welpe nicht mehr lange auf sich warten.

Wenn die Fruchtblase nicht reißt, siehst Du sie mehrfach in der Vulva erscheinen und wieder verschwinden. Sie hat üblicherweise eine dunklere Farbe und glänzende Oberfläche. Diese Herausquell-Bewegungen decken sich mit den Austreibungswehen von Uterus und Bauchpresse. Die Fruchtblase übt eine hydraulische Kraft aus, dehnt und erweitert den Geburtskanal, um dem Welpen den Durchtritt zu erleichtern. Bei der erstgebärenden oder müden Hündin kann der Welpe in der Fruchtblase ersticken. Der Geburtshelfer muß in diesem Fall die Blase aufreißen, damit Luft in die Lungen des Welpen gelangen und er leben kann.

Der nächste Welpe sollte nach 20-40 Minuten zur Welt kommen, eventuell aber auch wesentlich früher, da die Geburtswege durch seinen Vorgänger erweitert und schlüpfrig sind. Wenn Du Deine Hündin etwa am 28. Trächtigkeitstag hast beschallen lassen und die Föten gezählt wurden, solltest Du wissen, wieviele Welpen sie erwartet. Die Anzahl der festgestellten Föten kannst Du mindestens erwarten - plus einem oder zwei, die vom Ultraschall nicht erfaßt wurden. Für Hunde ist es nicht ungewöhnlich, entweder nur ein Junges zu bekommen oder eine große Zahl, bis in den zweistelligen Bereich. Es gibt hier deutliche Rasseunterschiede. Einige Deutsche Schäferhunde konnten schon 18 Welpen mit Hilfe bei der Fütterung alleine aufziehen.

DIE GEBURT DER WELPEN UND DIE NACHSORGE

DRITTE PHASE

Die Austreibung der Nachgeburt wird auch als dritte Geburtsphase bezeichnet. Wenn der Welpe geboren wird, ist er über die Nabelschnur mit der Plazenta verbunden. Diese folgt dem Welpen meist unmittelbar nach seiner Austreibung als rot-schwarze Masse. Anders als beim menschlichen Geburtsvorgang, der normalerweise nur eine Plazenta umfaßt, gibt es beim Hund als einem Tier mit mehreren Jungen keine dritte Geburtsphase. Hier erfolgt die Ausscheidung der Nachgeburt oft unmittelbar vor der Geburt des nachfolgenden Welpen, so daß Phase zwei und drei kombiniert sind. Manchmal wird eine Nachgeburt nicht direkt ausgestoßen, sogar verhalten. Deshalb mußt Du die Nachgeburten zählen und notieren, bevor Du anfängst, sauberzumachen.

VERSORGUNG DER NEUGEBORENEN

Mit der Geburt wird die Versorgung der Welpen wichtig. Ermuntere die Hündin, ihre Kleinen selbst zu säubern. Manche Hündinnen, vor allem erstgebärende, sind in diesem Stadium etwas außer Fassung. Sie können ziemlich ungeschickt sein und etwas sanfte Unterstützung benötigen. Du mußt dann die Fruchtblase aufreißen und sicherstellen, daß der Kopf des Welpen frei von Fruchthäuten über den Nasenlöchern ist und atmen kann. Dies ist besonders beim erstgeborenen Welpen wichtig, da die Hündin noch nicht daran gewöhnt ist, den Welpen abzulecken, vor allem nach den Anstrengungen der Austreibung.

Halte den Welpen ans Gesicht der Hündin und rede ihr gut zu, die Nachgeburt zu fressen. Dies ist ganz und gar natürlich. Sie sollte auch die Nabelschnur durchkauen. Achte aber darauf, daß sie sie nicht bis nahe an den Welpen abtrennt. Die hinteren Backenzähne der Mutter sind darauf eingerichtet, die Nabelschnur so zu durchtrennen und zu quetschen, daß jede Blutung verhindert wird. Wenn die Hündin die Welpen nicht selbst abnabelt, mußt Du es tun. Durchtrenne die Nabelschnur mit Abstand von etwa 2-3 cm vom Bauchnabel. Ein Abquetschen zwischen den Fingernägeln entspricht am besten dem Abnabeln durch die mütterlichen Zähne.

Gib der Hündin Gelegenheit, ihre Babies zu bemuttern, zu säubern und abzulecken, bevor Du sie selbst aufnimmst. Wenn sie Dir zu müde oder zu langsam beim Lecken vorkommt, rubbele die Welpen kräftig mit einem Handtuch ab, halte sie dabei auf einer festen Unterlage gut fest, für den Fall, daß sie Dir aus der Hand rutschen. Lagere dabei die Kleinen so, daß der Kopf tiefer zu liegen kommt als das Hinterteil, damit eventuelle Flüssigkeit abfließen kann und so die Luftwege freigemacht werden. Schniefende Geräusche deuten meist auf Flüssigkeit in den Atemwegen hin.

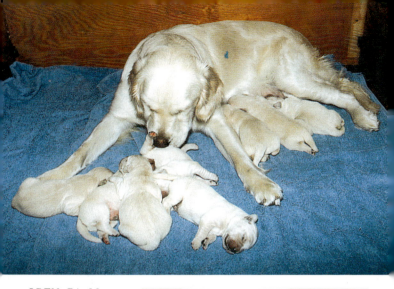

OBEN: Die Mutter kümmert sich um alle Bedürfnisse ihrer Welpen, säubert und füttert sie.

RECHTS: Welpen kommen blind zur Welt - sie öffnen um den zehnten Tag ihre Augen.

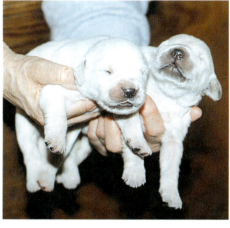

Wenn alle Welpen auf der Welt und wohlauf sind, solltest Du kontrollieren, ob Du folgendes notiert hast:

- Zeitpunkt der einzelnen Geburten, Welpengewicht und Farbe.
- Geschlecht.
- Vorhandensein von vorderen oder hinteren Afterkrallen.
- Alle offensichtlichen Anomalien.

GEBURTSPROBLEME

Du solltest über die häufigsten Geburtsschwierigkeiten, die auftreten können, informiert sein. Solche Komplikationen sind glücklicherweise sehr selten, doch wenn Du gut vorbereitet bist, können Welpen, die sonst nicht überlebt hätten, lebend geboren und erfolgreich aufgezogen werden.

WEHENSCHWÄCHE

Wenn die Hündin zu pressen aufhört, gibt es drei mögliche Ursachen:

a) Die Geburt ist zu Ende: In diesem Fall legt sie sich entspannt zu ihrer neuen Familie, säubert jeden Welpen und benimmt sich wie eine ganz normale fürsorgliche Mutter.

b) Sie macht nur eine Pause: Sofern Du nicht absolut sicher bist, daß die Geburt abgeschlossen ist, mußt Du davon ausgehen, daß noch mehr Welpen unterwegs sind. Sei wachsam!

c) Deine Hündin leidet unter Wehenschwäche: Es gibt zwei verschiedene Arten der Wehenschwäche, die oft menschliche Hilfe erfordern.

1. PRIMÄRE WEHENSCHWÄCHE: Diese Bezeichnung bezieht sich auf Hündinnen, die eigentlich kurz vor der Geburt stehen, die Austreibung aber nicht in Gang bringen. Sie zeigen nur wenige oder gar keine Kontraktionen. Man sieht dies öfter bei älteren Hündinnen, aber auch bei jüngeren, die sich in einer fremden Umgebung (z.B. Klinikaufenthalt, A. d. Ü.) nicht entspannen können. Angst kann die Ausschüttung der wehenauslösenden Hormone aufschieben. Auch bei übergewichtigen oder untrainierten Hündinnen kommt Wehenschwäche vor. Ein anderer Grund ist ein überdehnter Uterus nach einem vorangegangenen großen Wurf, bei dem die Gebärmutter dermaßen überlastet wurde, daß die papierdünnen Muskeln nicht mehr in der Lage sind, zu kontrahieren.

Wenn die Hündin nur sehr wenige Welpen trägt, ist die Muskulatur zwar kräftig, aber diese ein oder zwei Welpen vermögen die geburtsauslösende Hormonausschüttung nicht zu stimulieren. Man nennt dies auch Single Puppy Syndrom (»Einzelwelpensyndrom«). Normalerweise bestimmen Größe und Gewicht der Welpen, wann die Geburt beginnt, dabei werden Hormonsignale an die Hirnanhangdrüse der Mutter gesendet, um die Geburt in Gang zu bringen. Eine Hündin, die nur einen einzigen Welpen trägt, kann ohne Probleme bis zu 10 Tage über den Geburtstermin hinausgehen, aber häufig wird ein sehr großer Welpe dann tot geboren.

2. SEKUNDÄRE WEHENSCHWÄCHE: Diese tritt auf, nachdem die Hündin zumindest einen der Welpen erfolgreich geboren hat - oft ist bereits der Großteil des Wurfes auf der Welt. Auf einmal hören die Kontraktionen auf. Zwei mögliche Gründe sind Erschöpfung sowie Blockade durch einen übergroßen oder deformierten Welpen. Ein erfahrener Züchter sollte wissen, wann er den Tierarzt rufen muß. Wenn dies jedoch Dein erster Wurf ist oder Du Dir Sorgen machst, kannst Du Dir merken, daß eine

A - Z DER HUNDEKRANKHEITEN

Geburtsverzögerung von mehreren Stunden abgewartet werden kann, ehe man irgendwelche Maßnahmen ergreifen muß. Wenn der Gebärmutterhals (Cervix) voll erweitert ist, so kann eine Oxytocin-Injektion die Wehen stimulieren. Wenn die Cervix nicht ganz offen ist, so besteht bei unsachgemäßer Anwendung von Oxytocin die Gefahr eines Uterusrisses. Der Tierarzt kann Kalzium oder Oxytocin geben, und innerhalb von 10 Minuten ist oft der Welpe da. Wenn allerdings noch mehrere Welpen in einer bereits erschöpften Hündin stecken, ist dies weniger erfolgversprechend.

Wenn ein Welpe nicht nach der veranschlagten Zeit geboren wird oder noch viele Welpen im Mutterleib sind, wird der Tierarzt eventuell einen Kaiserschnitt als die Maßnahme vorschlagen, die den geringsten Stress für die Mutter bedeutet und die meisten lebenden Welpen verspricht.

KAISERSCHNITT

Die Kaiserschnittoperation oder Hysterotomie sollte in einer gut ausgerüsteten Tierarztpraxis durchgeführt werden. Wenn die Hündin vor der Operation bereits einige Welpen zur Welt gebracht hat, solltest Du diese in eine warme Kiste mit einer Wärmflasche unter einer Decke legen, solange die Hündin weg ist. Du solltest immer die Hündin zum Tierarzt begleiten. Mit etwas Glück werden dort noch weitere lebende Welpen das Licht der Welt erblicken, deswegen mußt Du auch an eine geeignete Box denken, um sie wieder nach Hause zu transportieren.

Welpen, die per Kaiserschnitt zur Welt kommen, gedeihen normalerweise genauso gut wie die auf natürlichem Weg geborenen.

Achte darauf, ob die Narkose der Mutter die Kleinen nicht übermäßig schläfrig gemacht hat. Ist dies der Fall, unterstütze ihre Körpertemperatur und wecke sie durch Abrubbeln und Bewegung. Die meisten Tierärzte haben ihre eigenen Methoden entwickelt, damit die Welpen nicht zu mitgenommen sind, wenn sie den Mutterleib verlassen. Wenn Du nicht sicher bist, an welchem Tag die Hündin empfangen hat, könnten die durch einen Kaiserschnitt zur Welt gebrachten Welpen zu früh geboren sein - auch wenn die Anzeichen einer termingerechten Geburt sicher erschienen. In einer solchen Situation können die Welpen Atemschwierigkeiten entwickeln, da sich die Lungen nach der Geburt nicht voll entfalten konnten. Ein Brutkasten ist jetzt für das Überleben der Kleinen umso wichtiger, da er sie wärmt und mit Sauerstoff versorgt. Die Mutter sollte nach der Operation in der Lage sein, ihre Welpen normal zu säugen. Erstgebärende allerdings wissen oft nicht weiter, wenn sie nach dem Aufwachen lauter Neugeborene um sich herum finden. Manche Hündinnen

DIE GEBURT DER WELPEN UND DIE NACHSORGE

kümmern sich nicht um die Welpen - vor allem, wenn sie nicht ihren Geruch tragen, weil sie nicht von ihr trocken geleckt wurden - und versuchen, sich von einem menschlichen Familienmitglied trösten zu lassen. Du mußt das Geschehen jedenfalls sehr genau beobachten.

Versuche, die Mutter zu beruhigen, damit die Babies trinken können, und streiche etwas Milch auf die Welpenköpfe, damit die Hündin sie ableckt. Manchmal wird die Operationsstelle zwischen den Zitzen wund und die Hündin möchte die Welpen deshalb nicht zu nahe an sich heranlassen. Wenn die Mutter zu wenig Milch gibt, dann ist bei der Fütterung Ausdauer nötig. Halte die Operationswunde sauber und trocken. Benutze nur mildeste Desinfektionsmittel - chemische Gerüche verwirren die Mutter und stören die Mutter-Kind-Bindung, die sich während des Säugens entwickelt. Wenn Dich irgendetwas beunruhigt, so zögere nicht, Deinen Tierarzt nach einer solchen Operation anzurufen, insbesondere, wenn die Welpen nicht trinken.

Eine Hündin kann, nach Absprache mit dem Tierarzt, nach einem Kaiserschnitt normalerweise erneut für die Zucht eingesetzt werden. Die Empfehlung, die er Dir geben wird, basiert in der Regel auf seiner Kenntnis über den Uteruszustand nach der Operation. Nur der Operateur weiß genau, wie das Innere Deiner Hündin aussah, folge also seinem Rat. Wenn die Hündin bei einer nachfolgenden Geburt wieder unter Wehenschwäche leidet, sollte sie nach einem zweiten Kaiserschnitt aufgrund der Wehenschwäche aus der Zucht genommen werden.

STEISSGEBURT

Die normale Geburtslage ist Kopf voraus mit den Vorderläufen unter dem Kinn und nach hinten ausgestreckten Hinterläufen. Ungefähr zwei Drittel aller Welpen werden so ausgetrieben. Das andere Drittel kommt mit den Hinterläufen und der Rute zuerst, gefolgt vom Bauch, den Schultern und schließlich dem Kopf des Welpen.

Bei einer Steißgeburt erscheint zuerst das Hinterteil mit unter den Körper geschlagenen Hinterläufen. Oftmals sieht oder fühlt man nur die Rute, dahinter dann die abgerundete Form der Hinterbacken. Probleme tauchen vor allem dann auf, wenn der erste Welpe in dieser Lage geboren wird, da so die den Geburtsweg weitende Keilwirkung nicht auftritt. Müht sich Deine Hündin über eine Stunde erfolglos mit einem solchen Welpen ab, so rufe den Tierarzt an. Viele Welpen können trotz abnormer Endlage einfach geboren werden, aber die echte Steißlage kann tatsächlich Probleme bereiten (wird auch als Dystokie bezeichnet). Diese liegt nicht vor bei Welpen, die mit Rute und Hinterläufen voran geboren werden.

A - Z DER HUNDEKRANKHEITEN

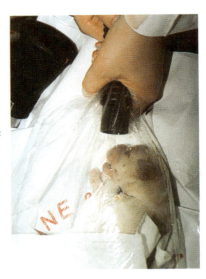

Im Notfall kann man ein Sauerstoffzelt benutzen, um einen Welpen zum Atmen tu bringen.

SCHEINTOTE WELPEN

Wenn ein neugeborener Welpe kein Lebenszeichen von sich gibt, so gib nicht gleich alle Hoffnung auf. Versuche, die Atmung anzuregen, indem Du ihn kräftig mit einem Handtuch abrubbelst und trocknest. Sei nicht zu sanft, und versuche es mindestens eine halbe Stunde. Beuge Dich dabei über einen Tisch oder knie Dich hin, da einem der feuchte Welpe leicht einmal aus der Hand rutschen kann. Wenn das Tierchen sich zu bewegen anfängt, rubble weiter. Halte den Welpen mit Hals und Kopf nach unten, da so überschüssige Flüssigkeit besser aus den Luftwegen abfließen kann. Wenn ein totgeborener Welpe mißgebildet ist, muß er vom Tierarzt genau untersucht werden.

FLÜSSIGKEIT IN DEN ATEMWEGEN

Wenn die Atmung immer noch versagt oder durch Flüssigkeit in der Lunge oder im Kehlbereich große Schwierigkeiten bestehen, kann man es mit dem »Schwingen« des Welpen versuchen. Sehr starke Kraftausübung sollte man allerdings vermeiden, da das Risiko besteht, durch die entstehende Zentrifugalkraft beim Schwingen Flüssigkeit ins Gehirn des Neugeborenen zu drücken. Versuche zuerst, den Rachen des Welpen auszuwischen, um die Luftwege von Flüssigkeit und zähem Schleim zu befreien. Eine Absaugevorrichtung kann, falls vorhanden, verwendet werden oder ein Strohhalm für eine improvisierte Mund-zu-Rachen-Absaugung.

Um einen Welpen zu »schwingen", umgreifst Du seinen Körper mit beiden Händen, wobei Du die Vorderläufe ebenfalls mit

DIE GEBURT DER WELPEN UND DIE NACHSORGE

festhälst; das Köpfchen zeigt bodenwärts. Unterstütze nun den Nacken, indem Du beide Daumen auflegst. Lege Deine Zeigefinger unter das Kinn des Welpen. Dies verhindert, daß der Kopf auf der Genickebene, die eine Schwachstelle darstellt, pendelt. Stelle Dich selbst so, daß Du nicht durch Wände, Möbel oder sonstiges behindert wirst. Postiere Dich leicht breitbeinig und schwinge den Welpen in einer nach unten gerichteten Bewegung auf Deine Beine zu. Halte während dieses Vorganges Deine Arme gestreckt.

Wiederhole das Ganze ungefähr sechsmal, bis dem Welpen keine Flüssigkeit mehr aus Nase und Fang läuft. Die beim Schwingen entstandene Zentrifugalkraft ist stark genug, diese Flüssigkeit herauszutreiben. Fortgesetztes Schwingen jedoch kann auch das Gehirn des Welpen schädigen. Reibe den Kleinen nun kräftig mit einem Handtuch ab und setze ihn zu seiner Mutter zurück. Ein sanfter Knuff gegen die Brust des Welpen, ein vorsichtig ins Nasenloch geschobener starrer Halm oder ähnliches hilft, die Atmung anzuregen, wenn die Luftwege erst einmal freigemacht sind. Der Akupunkturpunkt auf der Mitte des Nasenspiegels (Philtrum) kann ebenfalls leicht gedrückt werden, um die Atmung in Gang zu bringen.

NACHGEBURTSVERHALTUNG

Solange sich der Uterus am Ende einer Geburt nicht entspannt, wird sich die Mutter nicht ruhig niederlegen, um ihre Babies zu säugen. Wenn eine Nachgeburt oder Plazenta zurückgehalten wird, zeigt die Hündin folgende Symptome: Temperaturanstieg auf 39,5°C, schnelles Hecheln, schmieriger Ausfluß aus der Scheide, Zittern und Appetitlosigkeit.

Da dies auch die Symptome eines im Mutterleib verbliebenen Welpen sind, muß unbedingt ein Tierarzt gerufen werden. Eine tierärztliche postnatale Untersuchung 12 Stunden nach der Geburt des letzten Welpen deckt in jedem Fall Probleme auf, noch ehe eine Krankheit entstehen kann.

WELPENKÜMMERN

Wenn ein Welpe nach der Geburt zu klein und schwächlich erscheint, wenn er sich nur wenig bewegt oder wimmernde Geräusche von sich gibt, so solltest Du ihn sehr genau im Auge behalten. Wärme ist lebenswichtig; in der Regel sollstest Du die Wärmelampe anstellen. Größere Zwingeranlagen verfügen manchmal über Brutkästen, zuhause muß man sich selbst etwas einfallen lassen, um entsprechende Überlebenshilfe zu gewährleisten. Versuche, dem Welpen eine konstante Umgebungstemperatur von 35°C zu bieten. Temperaturschwankungen würden den Kleinen frieren lassen.

A - Z DER HUNDEKRANKHEITEN

Wenn der Welpe nicht alle zwei Stunden bei der Mutter trinkt oder trinken kann, so mußt Du ihn mit geeigneter Ersatzmilch ernähren. Diese solltest Du schon zuvor für Notfälle besorgt haben (s. Checkliste). Zum Eingeben brauchst Du eine Babyflasche oder eine 2 ml-Spritze. Ermutige den schwächlichen Welpen immer wieder, bei seiner Mutter zu trinken, auch wenn die Handfütterung für einige Zeit zusätzlich fortgeführt werden muß. Kontrolliere, ob er richtig saugt, indem Du Deinen kleinen Finger mit Muttermilch benetzt und den Kleinen daran nuckeln läßt. Setze ihn an eine Zitze und stütze seinen Kopf von hinten. Gleichzeitig drückst Du sein Mäulchen immer wieder gegen die Milchdrüse, um den Milchfluß anzuregen. Mit der anderen Hand auf die Milchdrüse ausgeübter Druck hilft, Milch von der Zitze ins Mäulchen des Welpen fließen zu lassen, und die warme Milch löst meist eine Saugbewegung aus. Der Welpe muß die Zitze gar nicht ganz im Mäulchen haben, um genug Milch saugen zu können. Wenn die Hündin nur wenig Interesse an dem schwächlichen Welpen zeigt, so muß er eventuell mit einer Magensonde ernährt werden. Dies ist nur veterinär geschultem Personal möglich, für Laien strikt untersagt.

Außerdem mußt Du den Welpen zum Harn- und Kotabsatz stimulieren. Massiere sanft Genitalien und Rektum mit feuchter Watte, bei etwas Geduld wird sich der Erfolg bald einstellen.

Oft werden solche Welpen trotz aller Bemühungen immer schwächer und sterben schließlich kurz nach der Geburt. Manchmal schweben sie tagelang zwischen Leben und Tod, was für Dich und die Hündin ziemlich belastend sein kann. Lasse immer eine postmortale Untersuchung gestorbener Welpen durchführen, da das Kümmern durch eine Virus- oder bakterielle Infektion verursacht worden sein kann.

FEHLENDER PFLEGETRIEB

Manchmal interessiert sich eine Hündin nicht sofort für ihre Welpen. Sie versäumt es, sie zu putzen oder den Kot- und Harnabsatz zu stimulieren. Bestreiche die Genitalregion der Welpen mit etwas Honig oder Sonnenblumenöl. Dies ist für die Hündin meist Anreiz, das Richtige zu tun, und sie beginnt, ihre Kinder abzulecken.

Es gibt unter Hunden nicht sehr häufig »Rabenmütter«. Prüfe auf eine mögliche Erkrankung der Mutter, wenn sie sich nicht angemessen um ihre Jungen kümmert.

ANMERKUNG: Solange Deine Hündin Welpen hat, solltest Du sie nur auf Deinem eigenen Grund bewegen. Es besteht ein beträchtliches Risiko, daß sie sonst eine Infektion in ihr eigenes Lager einschleppt - oft mit verhängnisvollen Folgen.

DIE GEBURT DER WELPEN UND DIE NACHSORGE

PROBLEME NACH DER GEBURT

NACHGEBURTSVERHALTUNG
Siehe Seite 67

EKLAMPSIE

Die Symptome dieser sehr schwerwiegenden Erkrankung sind ziemlich dramatisch; wenn Du sie einmal gesehen hast, erkennst Du sie immer wieder.

Üblicherweise liegt die Temperatur sehr hoch, Muskelkontraktionen lassen sie bis auf 42°C ansteigen. Dies verläuft also völlig anders als beim »Milchfieber« der Großtiere, bei dem eher Untertemperatur auftritt. Die Temperaturschwankungen können von sehr heftigem Hecheln begleitet sein, von Zittern, unsicherem Gang, glasigem Blick und Krämpfen.

Diese Symptome werden durch einen hohen und plötzlichen Kalziummangel ausgelöst. Kalzium wird dem Körper durch die Milch wesentlich schneller entzogen, als es über die Knochen des Muttertieres ersetzt werden kann. Das Kalziumangebot in der Nahrung kann zu niedrig sein, wie zum Beispiel bei getreidereicher Ernährung. Eine Eklampsie tritt normalerweise in der zweiten oder dritten Woche der Laktation (Milchleistung) auf, gerade wenn die meiste Milch benötigt wird. Einere mildere Form kann unmittelbar im Anschluß an die Geburt auftreten, die Hündin spricht hierbei sehr gut auf Kalziuminjektionen an. Eklampsie tritt unabhängig von der Wurfgröße auf.

Sofortige tierärztliche Hilfe ist erforderlich. Eine erkrankte Hündin muß sterben, wenn keine schnelle intravenöse Kalziumgabe erfolgt.

Tabletten oder Saft ersetzen die Injektion oder Infusion von Kalzium nicht. Die Hündin sollte abgekühlt, manchmal muß außerdem auch Glucose verabreicht werden. Bleibt die Eklampsie unbehandelt, folgt nach dem Einsetzen der Symptome meist ziemlich rasch der Tod.

MASTITIS

Beobachte genau eine Hündin, die ihre Jungen ungern an sich heranläßt und dabei gefüllte, pralle Milchdrüsen hat. Eine oder mehrere Drüsen, die heißer und härter sind als die anderen, legen den Verdacht auf Mastitis nahe. Die Verhärtung einer oder mehrerer Milchdrüsen kann von einem Anstieg der Körpertemperatur begleitet sein. Die Drüse(n) sind glühend heiß und extrem schmerzhaft. Natürlich entwickelt die Hündin dabei einen Widerwillen, ihre Welpen zu säugen, deswegen muß man die Welpen bis zur Heilung der Mutter mit der Flasche ernähren. Im Extremfall bildet sich ein Brustabszeß, eine Drüse bricht auf und

69

hinterläßt einen großen Hohlraum. Glücklicherweise tritt sehr schnell Heilung ein, wenn die Drüse erst einmal entleert ist.

Wenn eine der Milchdrüsen sehr stark anschwillt, während die Hündin die Welpen säugt, so ergibt eine genauere Kontrolle meist, daß die Welpen an der entsprechenden Zitze überhaupt nicht saugen. Wenn also die nicht abgesaugte Milch die Schwellung verursacht, kann man sie meist mit Daumen und Zeigefinger aus der Zitze »herausmelken«. Wenn die Milch braun ist oder andere Zeichen einer Entzündung aufweist, so hat sich bereits eine Mastitis entwickelt. (Die Welpen müssen bis zur Abheilung mit der Flasche gefüttert werden, um ihre Infektion zu vermeiden! Die nicht befallenen Zitzen werden abgepumpt oder abgedrückt. Anm. d. Übers.) Häufig glänzt und spannt die geschwollene Drüse. Nun solltest Du körperwarme Stoffkompressen auflegen. Der Abszeß reift dann und bricht schließlich auf, wobei sich das infektiöse Material entleert. Die Hündin muß zusätzlich mit Antibiotika behandelt werden. Die Ränder des Hohlraumes sollten mit Kochsalzlösung gespült werden, und das Loch wird sich meist in drei oder vier Tagen auffüllen.

METRITIS

Eine Gebärmutterentzündung kann nach der Geburt auftreten. Man nimmt an, daß diese Erkrankung durch tote Welpen, Nachgeburtsverhaltung und Verletzungen oder Infektionen während der Geburt verursacht werden kann. Durch gute Hygiene und Überwachung der Hündin während und nach der Geburt kann sie vermieden werden. Im Allgemeinen muß der Hündin nach dem Werfen kein Antibiotikum gegeben werden; peinliche Sauberkeit, die Hände des Geburtshelfers eingeschlossen, beugt einer Vielfalt von Problemen vor.

TOD DER HÜNDIN

Obwohl es sehr selten vorkommt, kann die Hündin sterben; und es ist immer besser, auf alle Eventualitäten vorbereitet zu sein.

1. Wenn Du jemanden kennst, der eine Hündin mit Welpen im ungefähr gleichen Alter hat, so ist es möglich, ihr Welpen zur Adoption zu geben. Mache sie mit den Babies vorsichtig vertraut und achte genau auf ihre Reaktion. Wenn sie etwas zurückhaltend ist, streiche ein bißchen von ihrer Milch oder sehr wenig Honig oder Sonnenblumenöl auf das Pflegekind. Nun wird sie sicherlich beginnen, den Kleinen zu säubern und ihn anschließend wie ihr eigenes Kind behandeln.

2. Wärme und Zuwendung sind für die kleinen Waisen von größter Wichtigkeit. Die Welpen können mit Ersatzmilch aufgezogen werden, Du mußt Dich allerdings darauf einstellen, mindestens drei Wochen lang Tag und Nacht alle vier Stunden mit

DIE GEBURT DER WELPEN UND DIE NACHSORGE

dem Milchfläschchen parat zu stehen - in der ersten Woche alle zwei Stunden. Bei Welpen über drei Wochen stehen die Chancen gut, daß sie bald selbst fressen. Verwende ein Marken-Milchpulver für Welpen und halte Dich genau an die Anwendungs- und Mengenangaben des Herstellers.

3. Wahrscheinlich mußt Du einige Welpen immer noch zum Kot- und Harnabsetzen stimulieren (siehe oben).

4. Eine frühe Entwöhnung im Alter von drei Wochen ist möglich, vor allem bei größeren Rassen.

Es macht nichts, wenn die Amme einer anderen Rasse angehört als die Welpen. Oft tut man einer Hündin, die nur wenige Welpen, aber sehr viel Milch hat, direkt einen Gefallen, wenn man ihr noch ein paar andere anlegt. »Durcheinandernuckeln« schadet nicht!

SCHWIMMER

So bezeichnet man eine Erkrankung von Welpen, welche sich nicht auf ihre Vorderläufe aufrichten können, die robben anstatt zu laufen. Dieser Zustand erhält seinen Namen durch die Schwimmbewegungen, die der Welpe ausführt, um sich vorwärtszubewegen. Betroffene Hunde sind oftmals recht groß für ihr Alter, und es gibt Theorien, daß die Schultern zu schwach sind, um das Gewicht zu tragen. Das Brustbein ist oft abgeflachter als normal und die Muskulatur der Vorderläufe zu schwach entwickelt. Es gibt kaum eine erfolgversprechende Behandlung, außer verdächtige Welpen nicht übergewichtig werden zu lassen. Bei manchen Rassen kann ein Großteil des Wurfes betroffen sein, wahrscheinlich gibt es einen Erbfaktor, der in bestimmten Linien auftritt. Bei anderen Würfen ist nur ein einziger Welpe erkrankt. Wenn mit fünf Wochen keine Besserung eintritt, sollte man den Welpen einschläfern lassen.

ENTWÖHNUNG

Die Entwöhnung der Welpen sollte zunehmend im Alter von vier bis sieben Wochen stattfinden, um die Belastung für die Mutter zu verringern. Man kann die Hündin zusätzlich behandeln, um die Milchproduktion zu reduzieren. Auch wenn Deine Hündin ihnen nachtrauert, wird sie für gewöhnlich erleichtert sein, wenn ihre Welpen fort sind und sie wieder zu ihrem vorherigen »Lebensstil« zurückkehren kann.

Ein eingeschränktes Trinkwasserangebot und ein reduzierter Eiweißanteil des Futters sind natürliche Methoden zum Abstillen, wenn eine abrupte Entwöhnung erforderlich ist. Je praller die Milchdrüsen sind, desto launischer wird die Hündin. Am besten versucht man die Drüsen gar nicht erst auszudrücken, da dies die Neubildung von Milch anregt.

WELPENBETREUUNG

SOZIALISIERUNG

Es kann gar nicht genug betont werden, wie wichtig es ist, die Welpen anzufassen und mit ihnen zu spielen, gerade wenn sie noch bei der Mutter sind. Die Sozialisierung des Wurfes ist äußerst wichtig für die Entwicklung der Welpen. Die Erziehung beginnt bereits im frühesten Alter und wird anfangs ganz durch die Mutter übernommen. Die meisten Hündinnen mögen es, wenn ihnen vertraute Personen die Kleinen aufheben und streicheln, aber solange die Welpen noch sehr klein sind, solltest Du sie doch immer nahe bei der Mutter lassen, damit diese nicht den Eindruck gewinnt, daß Du sie ihr einfach fortnimmst.

Als Teil ihrer Entwicklung zu angenehmen Haustieren müssen die Welpen Kontakt zu möglichst vielen Menschen aufbauen. Dies kann unmittelbar nach der Geburt beginnen. Wenn sich Augen und Ohren öffnen, werden die Welpen dann empfänglicher für Reize aus der Umgebung. Jeder Welpe wächst schnell heran, sowohl körperlich als auch wesensmäßig. Alle die Reize, die Welpen in ihren ersten Lebenswochen bei Dir zuhause erfahren, haben einen wesentlichen Einfluß auf ihren zukünftigen Charakter.

Spiele oft und viel mit den Jungen, vor allem von der 3. bis zur 6. Woche - gerade die Zeit um die 6. Lebenswoche ist die kritische Phase, in der die Mensch-Hund-Beziehung entscheidend gefestigt werden kann. Fordere jeden Welpen zum Spiel auf und zwar nicht nur mit seinen Wurfgeschwistern, sondern auch mit Dir und anderen Familienmitgliedern, vor allem Kindern. Biete ihnen geeignetes Spielzeug an, das fördert ihre Neugierde und Aufgeschlossenheit. Wenn es das Wetter erlaubt, nimm sie mit in den Garten, vorausgesetzt, dieser ist gesichert und sie stehen unter ständiger Aufsicht. Welpen gehen liebend gerne auf Erkundungsreise, passe also bei Swimmingpools und anderen Risikostellen im Garten immer gut auf. Treppen und niedrige Mauern können eine Verletzungsgefahr für die Welpenknochen darstellen, wenn die Tiere ungestüm spielen.

Es ist ratsam, die Welpen normalen Alltagsgeräuschen auszusetzen wie Türläuten, Telefonklingeln, dem Staubsauger oder Radio und Fernsehlärm. Dies hilft, das Gehör zu entwickeln und verkleinert gleichzeitig die Gefahr, daß der Hund später im Leben Geräuschangst entwickelt. Ebenfalls wichtig ist es, die Welpen mindestens einmal wöchentlich zu wiegen. So kannst Du ihren Entwicklungsprozess exakt verfolgen und die Kleinen gleichzeitig kontrollieren. Während Welpen von der Mutter getrennt sind, solltest Du jeden kurz mit einer weichen Bürste

WELPENBETREUUNG

striegeln, nachdem Du ihn gewogen hast. Je älter ihre Jungen werden, desto mehr verliert sich der Beschützerinstinkt der Hündin. Sie wird bis zum Alter von circa sechs Wochen, wo sie die Kleinen nur noch zum Füttern und Säubern aufsucht, immer weniger Zeit mit ihnen verbringen. Wenn Deine Hündin diesem Verhaltensmuster nicht entspricht, so rede ihr gut zu, ihre Welpen

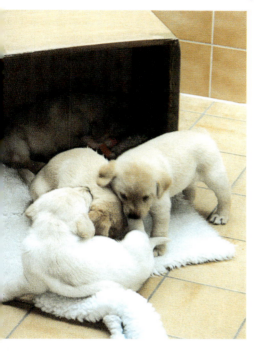

Wenn die Welpen heranwachsen, lernen sie, miteinander richtig umzugehen.

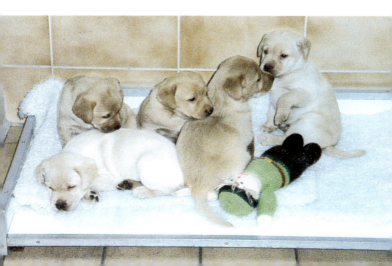

A - Z DER HUNDEKRANKHEITEN

für bestimmte Zeiten zu verlassen. Hierdurch verminderst Du die Probleme, die der unvermeidliche »Abnabelungsprozess« der Welpen auf sie hat, welcher mit der vollen Entwöhnung im Alter von etwa sechs Wochen eintritt.

Meist leidet der Besitzer am meisten unter dem Abschied von den Welpen - nicht die Hündin!

Auch wenn ein Wurf junger Hunde eine große Attraktion darstellt, solltest Du den Besuch von Außenstehenden auf ein Minimum beschränken - dies bezieht sich natürlich nicht auf Familienmitglieder, die im selben Haushalt leben. Eine Vielzahl Fremder, welche die Welpen besichtigen möchte, verunsichert die Hündin vor allem in den ersten Wochen - außerdem erhöht sich das Infektionsrisiko. Interessierte Welpenkäufer haben möglicherweise andere Zwinger besucht, bevor sie Deinen Wurf besichtigen; an ihren Schuhen tragen sie unter Umständen Parvo-Viren, die sie am Vortag aus einem infizierten Zwinger mitgeschleppt haben.

Verbiete Deiner Hündin während ihres Zusammenseins mit den Welpen menschliche Annäherungsversuche mit Bellen oder Knurren zu beantworten. Ersticke bereits den Ansatz eines solchen Verhaltens im Keim, indem Du freundlich, aber nachdrücklich »Nein« sagst und sie lobst und beruhigst, wenn sie damit aufhört. Ihr Verhalten gegenüber Menschen überträgt sich auf die Welpen; ihr zutrauliches und freundliches Benehmen gibt auch den Welpen Selbstvertrauen.

BETREUUNG DES WELPEN IM NEUEN ZUHAUSE

Daß man sich viel mit den Welpen befassen muß, während sie noch bei der Mutter sind, wurde bereits betont. Wenn Du einen Welpen auswählst, solltest Du Züchter meiden, deren Hündinnen Angst oder Agression zeigen, wenn der potentielle Käufer sich die Welpen anschaut. Die Welpen sollten im Alter von 6 Wochen bereits voll entwöhnt sein und können jetzt ihre Mutter für ein neues Zuhause verlassen, außer es liegen aus irgendeinem Grund Wachstumsverzögerungen vor.

Wenn Du einen Welpen gekauft hast, solltest Du ihn auch so früh wie möglich an die Erscheinungen und Geräusche der Außenwelt gewöhnen. Die fast dreißigjährige Erfahrung der »Guide Dog for the Blind Association«-Zwinger hat gezeigt, daß bereits sechswöchige Welpen auf Impfungen ansprechen. Dieser Schutz ermöglicht es, den jungen Hund früh aus der strengen Isolation zu befreien, die früher einmal als unerläßlich angesehen wurde. Die meisten Tierärzte sind bereit, schon im Alter von 6 Wochen zu impfen, aber es ist immer am besten, das in der Praxis übliche Impfschema vorher zu erfragen - um weder sich noch den Tierarzt in Verlegenheit zu bringen! Manche Züchter und

WELPENBETREUUNG

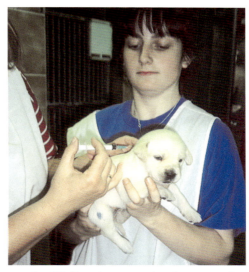

In England erhalten die Welpen der »Guide Dogs for the Blind Association« alle Impfungen mit 6 Wochen. Die meisten Tierärzte richten ihre eigenen Impfprogramme nach dem örtlichem Auftreten der Krankheiten aus.

auch Tierärzte betonen das Risiko, das man eingeht, wenn der Welpe vor Ausbildung des vollständigen Impfschutzes sein Heim verläßt. Doch da voller Imfschutz erst im Alter von 15 Wochen oder noch später gegeben ist, liegt der Nachteil für die Sozialisierung auf der Hand.

Dein Tierarzt wird über das Infektionsrisiko in der Gegend, in der Du lebst, Bescheid wissen; zu bestimmten Zeiten könnte eine strenge Isolierung angebracht sein. Manchmal hat die Mutterhündin erst vor kurzem eine Infektionskrankheit durchgemacht und dadurch sehr viele Antikörper an ihre neugeborenen Welpen weitergegeben. In so einem Fall kann es sein, daß die Impfung mit sechs Wochen durch die maternal vermittelte Immunität nicht greift. Mit einem solchen Welpen sollten bestimmte Orte trotz frühzeitiger Impfung gemieden werden. Stark frequentierte öffentliche Parks, Grasbankette oder Laternenpfähle sollten bis zu einem Alter von 15 Wochen umgangen werden. Es gibt keinen Grund, den Welpen nicht auf den Arm zu nehmen und zu tragen, wenn Du an bestimmten Plätzen das Gefühl hast, daß sie mit Erregern von Hundekrankheiten kontaminiert sein könnten. Normalerweise sind Bürgersteige oder ruhige Straßen nach einem Regenguß geeignet, einen Welpen mit sieben Wochen etwas laufen zu lassen, wenn er ein leichtes Halsband und eine Leine trägt.

Der Kleine muß sich daran gewöhnen, etwa eine halbe Stunde lang ein passendes Halsband zu tragen. Meistens wird es dem Welpen anfangs nicht gefallen, an einer Leine nachgezogen zu werden. Trage ihn zu Beginn auf dem Arm ein Stück vom

A - Z DER HUNDEKRANKHEITEN

Haus weg, und lasse ihn nach einer kurzen Strecke an der Leine heimwärts laufen. Spare nicht mit Lob, wenn er etwas richtig gemacht hat. Bestrafe oder schleppe den Welpen nie hinter Dir her, wenn er aus Protest alle Viere in den Boden stemmt. Sei immer sehr geduldig und ermutige Deinen kleinen Hausgenossen, damit sein Vertrauen in diese erschreckende neue Außenwelt, die er gerade kennenlernt, keinen Schaden nimmt.

REISEN

Autofahren kann den kleinen Hund anfangs sehr ängstigen. Die erste Fahrt ist oft die, welche den Welpen aus der Sicherheit einer fürsorglichen Mutter und vertrauter Wurfgeschwister in ein leeres Zuhause mit fremden Gerüchen, ungewohntem Futter und jeder Menge neuer Eindrücke entführt. Die nächste Autoreise geht meist zum Tierarzt, mit neuen Eindrücken für den ängstlichen Hund. Nimm ihn also häufig auf kurze Fahrten mit. Versuche, ihm ein angenehmes »Ziel« zu bieten: Tollerei und Spiel etwa, oder einen Leckerbissen, oder eine neue Wiese, auf der er umherlaufen darf. Der Welpe wird dies bald merken, hierdurch wird die Wahrscheinlichkeit reduziert, daß alle späteren Fahrten durch Reisekrankheit zur Strapaze werden.

Verzweifle nicht, wenn es dem Welpen beim Autofahren schlecht wird. Manchmal speicheln sie nur! Wenn dies vorliegt, halte an, bevor der Hund große Speichelmengen abschluckt, da diese dann im Verlauf der Reise wieder zum Vorschein kommen. Greife nur als letzten Ausweg auf Reisetabletten zurück oder wenn Du eine längere Urlausbreise planst.

Nimm ein Handtuch mit, säubere den Welpen und rede beruhigend auf ihn ein. Sehr oft wird Reisekrankheit durch Ängstlichkeit ausgelöst; belastend wirkt außerdem, viele Objekte »vorbeirasen« zu sehen. Manche Hunde sind am besten in einem Transportkäfig aufgehoben, so daß sie nur nach vorne oder aus dem Heckfenster eines Kombis hinausschauen können. Die Mitfahrt eines anderen Hundes während der Fahrt kann einen beruhigenden Einfluß ausüben - so kann ein erwachsener Hund, der zusammen mit dem Welpen in einer Box sitzt, diesem viel Vertrauen einflößen.

WEITERE ERZIEHUNG

Der Welpe muß zur richtigen Sozialisierung viel mitgenommen werden. Die Umwelteindrücke und -geräusche sind weniger erschreckend, wenn der Welpe langsam und von einer vertrauten Person an sie herangeführt wird. Gewöhne den Kleinen regelmäßig an neue Situationen. Manche Welpen werden spielend damit fertig, andere wiederum sind sehr vorsichtig und müssen behutsamer mit neuen Eindrücken vertraut gemacht werden.

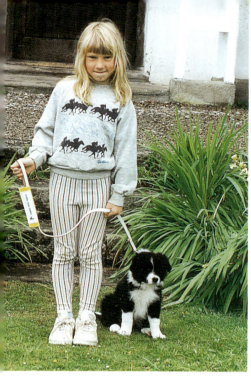

Mit der Erziehung zur Leinenführigkeit kann man im Garten beginnen, so daß der Welpe bereits selbstsicher an der Leine läuft, wenn seine Grundimmunisierung abgeschlossen ist.

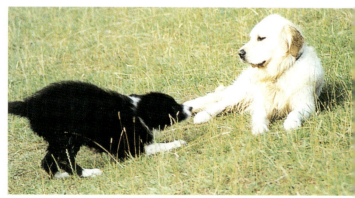

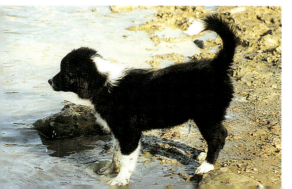

Jeder Welpe sollte mit möglichst vielen Situationen konfrontiert werden, damit er zu einem anpassungsfähigen, gut erzogenen Hund heranwächst.

A - Z DER HUNDEKRANKHEITEN

Indem man sie mit ungewohnten Umständen konfrontiert, bereitet man junge Hunde auf das Erwachsensein vor. Achte aber stets auf den Verkehr, auch auf wenig befahrenen Straßen oder Feldwegen. Halte den Welpen an der langen Leine - auch wenn die Gegend sicher zu sein scheint - bis Du weißt, ob es »Fluchtwege« zu Straßen gibt. An folgende Orte solltest Du Deinen Welpen gezielt gewöhnen:

Kneipen/Bars: Hier gibt es eine Menge neuer Eindrücke und Gerüche. Was noch wichtiger ist, hier wollen die meisten Leute mit dem Hundebaby sprechen und es knuddeln, vor allem, wenn es der Besitzer auf dem Arm trägt. Diese Art der Sozialisierung ist begrüßenswert, da der Welpe so lernt, daß die meisten Fremden freundlich sind.

Aufzüge: Hier befindet sich der Welpe in einem rundum geschlossenen Raum, außerdem gibt es seltsame Geräusche und ein merkwürdig verändertes Empfinden der Schwerkraft.

Straßenarbeiten und Baustellen: Und wieder Geräusche, komische Gerüche und oft auch eine Veränderung des gewohnten Weges.

Menschenansammlungen: Welpen gewöhnen sich hier daran, eingeengt zu sein. Achte jedoch darauf, daß wenn der Welpe sitzt, seine Rute nicht absteht, da sonst leicht einmal jemand darauf treten kann.

Rolltreppen: Trage den Welpen hier immer auf dem Arm. Behinderte mit Blindenführ- oder Behindertenbegleithunden sind in öffentlichen Gebäuden auf den Fahrstuhl angewiesen.

Telefonzellen: Hier lernt der Welpe abermals einen beengten Raum kennen und entgeht hoffentlich jeder Rutenverletzung!

Ungewöhnlicher Untergrund: Rutschige Böden können viele Hunde im späteren Leben verunsichern. Die meisten Hunde mögen keine offenen Treppen. Manche erwachsenen Hunde weigern sich, metallene Feuernotwege zu betreten. Mach eine solche Treppe ausfindig und spiele mit Deinem Welpen auf den unteren Stufen.

Laute Geräusche: Donner kann zum Problem werden, zumal Hunde oft atmosphärische Veränderungen viel früher wahrnehmen als wir überhaupt ein Geräusch hören. Eine ähnliche Erklärung wird für das »Vorhersehen« von Erdbeben durch Hunde gegeben. Achte bei lauten Geräuschen auf Deinen Hund! Viele Jagdhunde werden nach dem Belohnungsprinzip an Lärm gewöhnt, so folgt hier auf einen lauten Knall die »Beloh-

WELPENBETREUUNG

nung«, einen Gegenstand apportieren zu dürfen, danach werden sie nochmals ausgiebig gelobt. Wenn eine Tür zuknallt oder ein Auto ein Fehlzündung hat, lobe Deinen Hund und ermutige ihn mit der Stimme.

Flughäfen und Bahnhöfe: Du mußt nicht unbedingt selbst mit dem Zug fahren, schon ein Bahnhof bietet eine hervorragende Gelegenheit, einen Welpen an vielerlei neue Eindrücke zu gewöhnen, außerdem ist dort normalerweise sehr viel Platz. Manche Hunde werden schon sehr früh auf eine Flugreise geschickt und scheinen dies auch unbeschadet zu überstehen. Es ist ratsam, vor einer geplanten Flugreise eine Flugbox zu besorgen und den Welpen daran zu gewöhnen, sich darin aufzuhalten und darin zu schlafen.

Tierarztbesuche: Wie wir Menschen haben die meisten Hunde Angst vor einem Arztbesuch: Ungewohnte Chemikalien, der »Angstgeruch« der anderen Hundepatienten sowie das ängstliche Verhalten der Tierbesitzer - all dies wirkt auf einen kleinen Welpen beklemmend. Wenn der Neuling nur »vorgestellt« werden soll, so sprich die Sprechstundenhilfe in einer ruhigen Minute an, vielleicht kommt sie vor die Aufnahme und knuddelt den kleinen Kerl ein wenig. Dies läßt ihn den ersten Tierarztbesuch mit etwas Angenehmem verbinden, anders als das Warten unter lauter Fremden, das auf den Untersuchungstisch Gehobenwerden und die schnelle Spritze, eventuell noch gefolgt von einem leichten Unwohlsein nach der Impfung für den Rest des Tages.

Laß Deinen Welpen nicht auf den Boden der Tierarztpraxis, ehe er seine Schutzimpfung wirksam ist. Wenn Du eine sehr schwere Rasse hast, die Du nicht mehr tragen kannst, mache einen Termin aus, wenn der Boden gerade frisch desinfiziert wurde, z.B. ganz zu Beginn der Sprechstunde.

Nachtarbeit: Nimm den Welpen im Dunkeln mit nach draußen; denke daran, daß seine Nachtsicht wahrscheinlich besser als Deine ist! Manche Hunde benehmen sich sehr verstört, wenn sie das erste Mal nach Sonnenuntergang mit hinausgenommen werden. Sie gewöhnen sich daran, die meisten Wachhunde machen ihre Rundgänge nach Einbruch der Dunkelheit.

Diese Liste ist nicht vollständig, sie gibt aber einen Eindruck, was man alles nutzen kann, um einen Welpen an die »Erwachsenenwelt« zu gewöhnen. Ein kleiner Hund wird besser mit einer ungewohnten Situation fertig, wenn eine vertraute Person bei ihm ist, als wenn er später im Leben alleine damit konfrontiert wird. Versuche zu verhindern, daß Dein Welpe von einem freilaufenden Hund angegriffen wird, da solch eine unvorhersehba-

A - Z DER HUNDEKRANKHEITEN

re Attacke einen dauerhaften Einfluß auf das Verhalten des Tieres anderen Hunden gegenüber für den Rest seines Lebens begründen kann.

Sei einfühlsam, wenn Dein Hund in einer bestimmten Situation unsicher ist. Beruhigende Worte helfen. Auch kleine Leckerbissen als Belohnung eignen sich hervorragend für solche Gelegenheiten. Futter hilft manchmal wunderbar, Unsicherheiten zu überwinden, so kannst Du mit einem Minimum an Aufwand Hundebonbons oder kleine Stückchen Trockenfleisch anbieten. Wenn Du dabei viel Futter gegeben hast, solltest Du bei der nächsten planmäßigen Fütterung die Menge etwas reduzieren. Die Futterbelohnung wird weggelassen, sobald die Unsicherheit verschwindet, damit der Welpe sich nicht an diese regelmäßige Belohnung gewöhnt. Das Loben allerdings solltest Du immer beibehalten.

Manche örtlichen Hundevereine bieten Welpenkurse an, deren Teilnahme durchaus lohnend sein kann. Wenn Dein Hund seine erste Impfung hat und auf dem Hundeplatz kein Zwingerhusten, keine Parvovirose oder Magen-Darm-Infektionen grassieren, könnt Ihr Euch zu den anderen Welpen seiner Altersgruppe gesellen. Viele Tierarztpraxen veranstalten »Welpen-Parties«, auf denen ein paar »handverlesene« Welpen, die alle nachweislich geimpft sind, regelmäßig zusammenkommen, um so ihre Sozialisation zu fördern. Dies gewöhnt den Welpen wiederum an den Aufenthalt beim Tierarzt, eine Erfahrung, die ihm ab und an für den Rest seines Lebens zugute kommt.

Laß schließlich jede Menge Leute mit Deinem Welpen sprechen, vor allem Kinder. Mit gesundem Menschenverstand verhinderst Du, daß der Welpe überanstrengt wird. Sperre den kleinen Hund in diesen ersten wichtigen Lebensmonaten nicht weg. Vergiß nicht, wenn Du einen Welpen ausgewählt hast, der einen gesunden genetischen Hintergrund und ein gutes Wesen hat, dann bietest Du ihm mit einer vernünftigen Sozialisierung die beste Ausgangslage fürs Leben. So stehen die Chancen ausgezeichnet, einen Hund zu bekommen, auf den immer Verlaß ist und der seinem Besitzer stets Freude bereitet.

WANN DU ZUM TIERARZT GEHEN MUSST

1. SOFORT ANRUFEN, DEN HUND ZUM TIERARZT BRINGEN

Augenverletzungen

Ernsthafte Augenverletzungen sind zum Beispiel ein Schnitt durch die Hornhaut, durch den die Iris hervortritt, oder ein vorgefallener Augapfel, über dem das Lid nicht mehr geschlossen werden kann. Die weniger offensichtlichen inneren Augenverletzungen beeinträchtigen das Sehvermögen gleichermaßen. Deshalb sollten alle Augenveränderungen als potentiell schwerwiegend behandelt werden. Halbgeöffnete Augenlider, starker Tränenfluß und Hornhauttrübungen sind Zeichen, daß etwas nicht in Ordnung ist.

Blutungen

Jede starke Blutung aus einer Extremitäten- oder Halsschlagader ist ein ausgesprochener Notfall. Übe Druck auf die Stelle aus, da alles, was einen weiteren Blutverlust verhindert, für den Hund lebensrettend sein kann. Magen-Darm-Entzündungen mit sichtbarem Blut in Erbrochenem oder Stuhl sind ebenfalls Notfälle.

Eklampsie

Eine säugende Hündin, die anfängt zu zucken oder die »steif« wird, stellt meist einen Notfall dar. (Siehe auch S. 69 und S. 156)

Erstickungsanfall

Bei einem Erstickungsanfall sieh nach, ob die Zunge blau oder leicht violett ist. Der Hund wirkt gequält, streckt seinen Hals vor, reibt mit den Pfoten gegen die Schnauze und atmet geräuschvoll.

Ständiger Harn- oder Kotdrang

Der Versuch, Harn oder Kot abzusetzen, bleibt erfolglos. Vergleiche auch die gebärende Hündin (S. 58), um zu beurteilen, ob Dein Hund tierärztliche Hilfe braucht.

Kollaps

Der Hund kann aus vielen Ursachen Kollapssymptome zeigen, nicht jede davon ist ein Notfall. Achte auch hier auf eine Verfärbung der Zunge in violett oder weiß. Der Atmungstyp ist ein wichtiges Merkmal. Die Läufe sind versteift, rudern wie wild oder sind ganz schlaff.

A - Z DER HUNDEKRANKHEITEN

Krämpfe oder »Anfälle«

Außer beim Verdacht auf eine Vergiftung oder drohendes Ersticken, ist es meist besser, einen Anfall vorübergehen zu lassen, ehe man den Hund durch den Transport zum Tierarzt stark aufregt. Vergiftungsbedingte Krämpfe müssen schnellstens tierärztlich behandelt werden. Tollwutverdächtige Hunde darf man keinesfalls anfassen.

Lähmung

Eine verlagerte Bandscheibe kann sich durch eine plötzliche Lähmung der Hintergliedmaßen äußern. Wenn eine Bandscheibe nach einem verhältnismäßig niedrigen Sprung oder Sturz reißt, erfordert dies eine Notfallbehandlung.

Magendrehung

Eine plötzliche Aufblähung der linken Bauchwand, begleitet von Atemschwierigkeiten und dem Versuch zu erbrechen, ist ein Alarmsignal, daß der Hund schnellstens tierärztliche Behandlung braucht.

Ohrprobleme

Jedes plötzliche Kopfschütteln, besonders wenn der Hund kurz zuvor durch ein reifes Feld gelaufen ist, spricht für einen Fremdkörper, wie z.b. Grassamen, im Ohr. Wenn das heftige Schütteln länger als 30 Minuten andauert, benachrichtige den Tierarzt, daß Dein Hund wahrscheinlich einen Fremdkörper im Ohr hat.

Schmerzen

Es ist schwierig zu ermessen, wie starke Schmerzen ein Hund hat. Mancher verängstigte Hund wird bei einer geringfügig erscheinenden Verletzung furchtbar schreien, während viele große Rassen viel stoischer sind oder auch eine höhere »Schmerzschwelle« haben und nur entsprechend wenig Schmerzäußerungen von sich geben.

Schock

Flüssigkeitsverluste etwa bei starkem Durchfall, Ruhr oder anderen Blutungen können zu einem irreversiblen Schock führen. Manche innere Krankheiten wie akute Bauchspeicheldrüsenentzündung verursachen einen schweren Schock und Bauchschmerzen, auch wenn man dem Hund von außen kaum etwas anmerkt. Die Schockvermeidung und -behandlung ist sehr wichtig, deswegen sollte sobald wie möglich tierärztliche Hilfe in Anspruch genommen werden.

Gleichgewichtsstörungen

Innenohrerkrankungen oder ein Schlaganfall lassen einen Hund taumeln, unentwegt im Kreis gehen, mit steifen oder überkreuz-

WANN DU ZUM TIERARZT GEHEN MUSST

ten Gliedern bewegen oder beim Versuch, sich umzudrehen, umfallen.

Vergiftung
Versehentliche oder absichtliche Vergiftungen erfordern sofortige tierärztliche Hilfe. Jede Chemikalie, Pflanze oder sonstige Substanz sollte aufbewahrt werden, um dem Tierarzt die Identifizierung zu erleichtern und gegebenenfalls ein Gegengift verabreichen zu können.

Verletzungen
Jede Gliedmaßendeformierung, Hautwunde, starker, anhaltender Schmerz, ein Schnitt, der einen Knochen oder ein Gelenk freilegt oder eine perforierte Stichwunde in Brust oder Bauch müssen umgehend vom Tierarzt behandelt werden.

ANMERKUNG: Das Einteilen von Fällen während der Sprechstunde, je nach Schweregrad der Verletzungen und nach der Einschätzung der klinischen Symptome, nennt man Triage. Nach diesem System wird in vielbeschäftigten Tierkliniken verfahren, wenn zwei oder mehr Notfälle gleichzeitig eingeliefert werden, wie bei Verkehrsunfällen oder anderen schweren Verletzungen. Der Tierarzt und die Helferinnen sollten fortwährend die Atmung überwachen sowie auf Blutverluste und all die anderen Anzeichen achten, die darauf hinweisen, daß ein lebensbedrohlicher Zustand vorliegt.

2. VEREINBARE EINEN KURZFRISTIGEN TERMIN MIT DEINEM TIERARZT

Abszesse, infizierte Wunden
sind kein Notfall, belasten aber den Hund und müssen eventuell mit einer Drainage und Antibiotika angemessen behandelt werden. Analbeutelentzündungen sind ein weiteres Beispiel für bakterielle Infektionen.

Blasensteine
Obwohl die meisten Hunde mit Blasensteinen keine totale Blockade mit der Symptomatik von Harndrang entwickeln, gibt es doch Fälle mit einer totalen Harnröhrenverstopfung, die umgehender Hilfe bedürfen.

Durchfall
Wenn ein Futterentzug für 24 Stunden und Verabreichung von Elektrolytlösungen keine Wirkung zeigen, sollte man den Tierarzt aufsuchen. Für den Fall, daß sich der Zustand innerhalb von 48 Stunden bessert, kann man den Termin immer noch absagen.

A - Z DER HUNDEKRANKHEITEN

Gesteigerter Durst
Dies ist eines der am häufigsten genannten Symptome in der Tierarztsprechstunde, daher solltest Du genau kontrollieren, wieviel und wie oft der Hund trinkt, um dem Tierarzt bei der Diagnose zu helfen. Eine mitgebrachte Urinprobe kann direkt auf Diabetes und Nierenerkrankungen untersucht werden.

Erbrechen
Wenn der Hund nach jeder Mahlzeit erbricht oder das Erbrechen den ganzen Tag über anhält, solltest Du den Tierarzt aufsuchen.

Fieber
Es ist schwer, den Zustand eines Hundes zu beurteilen, der eine infektionsbedingt veränderte Körpertemperatur hat, wenn der Besitzer kein klinisches Thermometer zu gebrauchen weiß. Manche Virusinfektionen lassen die Temperatur auf 40,5° C ansteigen, jede Temperatur über 39° C ist ein Warnsignal.

Futterverweigerung
Ein Hund, der sein Futter verweigert, aber ansonsten keine Symptome wie z.B. Erbrechen oder Temperaturanstieg zeigt, kann etwas Gefährliches wie einen verschluckten Fremdkörper haben oder aber an einer Verhaltensstörung leiden. Oft bedarf es sorgfältiger Beobachtung, um hinter das Problem zu kommen. Achte auch auf andere Symptome, wie zum Beispiel häufiges Hinlegen, mühselige Atmung, verminderten Kotabsatz oder veränderte Wasseraufnahme und Harnabsatz.

Gelbsucht
Jegliche Gelbfärbung der Haut, der Augen, des Zahnfleisches oder der Ohrinnenseiten sollte dem Tierarzt vorgestellt werden, und die Ursache muß, sobald sie gefunden ist, behandelt werden.

Husten
Wiederholter oder tiefer, rauher Husten muß untersucht werden. Du solltest dabei an eine Infektionserkrankung wie Zwingerhusten oder Bronchitis denken. Ein Untersuchungstermin zu einem Zeitpunkt, an dem keine anderen Tiere angesteckt werden können, sollte mit der Tierarztpraxis vereinbart werden.

Juckreiz
Juckreiz entsteht plötzlich, wenn ein Floh den Hund beißt oder allmählich, wenn ein allergischer Hund ein staubiges Zimmer betritt oder in ein neues Heim kommt.

Lahmheit
Ursache sind häufig geschwollene Gelenke, schmerzende Gliedmaßen oder Steifheit beim Aufstehen.

WANN DU ZUM TIERARZT GEHEN MUSST

Ohrenprobleme
Nicht jede Ohrerkrankung ist ein Notfall, aber jeder verdächtige Ausfluß, ständiges Kopfschütteln und Kratzen mit den Hinterläufen, wobei der Hund mit der Pfote richtig ins Ohr greift, sind doch recht dringlich. Schwellungen, Reizungen und ähnliche Probleme solltest Du möglichst früh untersuchen lassen.

Othämatom
Eine plötzliche Schwellung der Ohrmuschel/der Behänge sollte nicht längere Zeit unbehandelt bleiben.

Schwellung
Jede plötzliche heiße, schmerzhafte oder nässende Schwellung sollte untersucht werden. Auch geschwollene Milchdrüsen der Hündin müssen behandelt werden, ebenso neu entstandene Knoten oder schwarzpigmentierte Warzen.

Verletzungen
Viele Wunden, die zwar nicht bluten, sich aber infizieren könnten, sollten innerhalb der ersten 24 Stunden kontrolliert werden. Ein kleiner Schnitt, der die Haut ganz durchtrennt und genäht werden muß, eine Stichwunde an der Pfote oder eine abgebrochene Kralle mit leichter Blutung sind weitere Beispiele für Verletzungen, die zwar keine sofortigen Notfallmaßnahmen, aber tierärztliche Behandlung erfordern.

Verstopfung
Wiederholtes Pressen beim Versuch, Kot abzusetzen, strengt den Hund an. Wenn milde Abführmittel keinen Erfolg bringen, solltest Du den Hund auf eine mögliche Verstopfung durch knochenhaltigen Kot oder Prostatavergrößerung untersuchen lassen.

Wurmbefall
Bandwurmglieder unter der Rute, Spulwürmer in Erbrochenem oder Durchfall müssen dem Tierarzt mittgeteilt werden. Wenn keine weiteren Symptome vorliegen, kann der Hund routinemäßig entwurmt werden, ohne ihn beim Tierarzt vorzustellen.

3. ZUSATZFRAGEN ANLÄSSLICH DER JÄHRLICHEN IMPFUNG ODER ROUTINEKONTROLLE

• Jeder der erwähnten Punkte, die den Tierarzt zum Zeitpunkt ihres Auftretens nicht zu beunruhigen schienen.
• Verstopfte oder entzündete Analdrüsen.
• Jede unerwartete Verhaltensänderung anderen Hunden oder Menschen gegenüber.

A - Z DER HUNDEKRANKHEITEN

- Übelriechender Atem.
- Atemnot oder verschärfte Atmung nach mäßiger Bewegung.
- Starker Haarausfall, kahle Stellen.
- Augenprobleme: Trübung, Jucken oder starker Tränenfluß.
- Flohkontrolle - Gibt es neue Methoden?
- Erhöhter Durst.
- Lahmheit nach Ruhephasen oder nach ausgiebiger Bewegung.
- Hinken oder Pfote-hochhalten.
- Gewichtsverlust.
- Knoten, beispielsweise eine Fettgeschwulst, die schon seit einiger Zeit besteht.
- Zu lange Krallen.
- Juckreiz, vor allem, wenn er zu einer bestimmten Jahreszeit oder in bestimmten Situationen auftritt.
- Ungewöhnliche Ausdünstungen.
- Gewichtszunahme und verminderte Leistungsfähigkeit, gemessen daran, welche Strecken der Hund bei seinen täglichen Spaziergängen zurücklegt.
- Verdacht auf Wurmbefall.

EINFACHE ERSTE-HILFE-MASSNAHMEN

Das Prinzip der »Ersten-Hilfe für Hunde« ist, Leben zu erhalten, Schmerzen und Leiden zu lindern und ganz allgemein eine Zustandsverschlechterung zu vermeiden. In Abwesenheit eines Tierarztes hat jeder Besitzer oder Passant das Recht, einem verletzten Hund Erste-Hilfe zu leisten und sollte sich dieser drei Grundsätze erinnern. Es muß eine Grenze geben, bis zu der die Behandlung durch Erste Hilfe gehen darf; der Hund sollte in den meisten Fällen schnell in eine Tierarztpraxis gebracht werden, wo professionell und mit geeigneten Gerätschaften weiterbehandelt werden kann.

VERSORGUNG VON HUNDEN NACH EINEM UNFALL

1. Versuche die Wunde durch Untersuchung der verletzten Bezirke sowie des gesamten Hundes zu beurteilen. Manche Wunden sind so mit Blut und Straßenschmutz verunreinigt, daß man kaum feststellen kann, welcher Körperteil wirklich betroffen ist. Du solltest immer die Atmung des Hundes kontrollieren, die Farbe seiner Zunge und Lippen, falls das Maul offen ist, dazu seine Augen. Suche nach Anzeichen für einen Schock oder großen Blutverlust - sowohl innerlich als auch äußerlich - und nach Kopf- und Halsverletzungen. Wenn der Hund umherläuft, weist eine hängengelassenes Glied auf einen Knochenbruch oder eine Ausrenkung hin.

2. Sorge dafür, daß die Atemwege frei sind. Ist der Hund bewußtlos, so ziehe die Zunge nach vorne. Falls vorhanden, lockere ein enges Halsband / Kette.

3. Bringe jede anhaltende Blutung durch Druck auf die Wunde zum Stillstand. Am besten eignet sich ein steriler Wundtupfer (Autoverbandskasten! Anm. d. Übers.). Aber auch jedes andere einigermaßen saubere Material kann auf eine Wunde gelegt oder darum gewickelt werden.

4. Verständige einen Tierarzt. Du solltest ihm sagen können, was für Wunden man sieht, wann der Unfall passiert ist und wie lange der Transport in die Praxis dauern wird. Wenn der Unfall nicht zuhause geschah, ist eine genaue Ortsbeschreibung sehr wichtig, vor allem wenn ein Rettungsfahrzeug geschickt wird, um das Unfallopfer abzuholen. Wertvolle Zeit geht verloren, wenn der Fahrer erst nach dem Hund suchen muß.

WUNDVERBÄNDE UND BEHANDLUNG

Bei kleinen Schnitten in der Hautoberfläche ist eine Reini-

A - Z DER HUNDEKRANKHEITEN

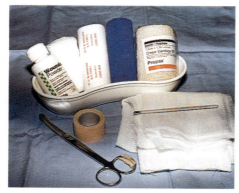

Erste-Hilfe-Box zur Wundbehandlung.

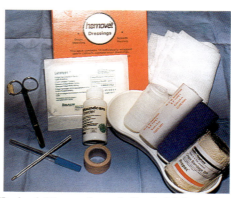

Erste-Hilfe-Box zur Blutstillung.

gung mit steriler Kochsalzlösung der mit Desinfektionsmitteln vorzuziehen. Desinfektionsmittel, die Phenole enthalten, sollten bei offenen Wunden gar nicht verwendet werden. Wundpuder können eine saubere, aber offene Fläche verstopfen, so daß dem Tierarzt später die Untersuchung der Wunde erschwert ist.

Bei größeren Wunden muß man oft zuerst den Blutverlust stoppen. Als zweites sollte die Art der Verletzung festgestellt werden, und wie weit man als Ersthelfer gehen darf. Einfache Schnittwunden weisen meist Zerreißungen der Haut oder des darunterliegenden Fleisches auf; da aber in den ersten sechs Stunden kaum eine Infektionsgefahr besteht, muß der Hund innerhalb dieses Zeitraumes zum Tierarzt gebracht werden, wo die Wunde gesäubert und, falls erforderlich, genäht wird.

Stichwunden sehen oberflächlich meist harmlos aus, können aber ziemlich tief sein und, im Falle einer Bißwunde, unter der Haut eher eine Rißwunde darstellen, da Muskel- und Fettgewebe durch die Kiefer des anderen Hundes richtiggehend zerquetscht wurden. Eine Infektion, Fremdmaterial in der Wunde und Substanzverlust könnten die Heilung solcher Wunden behindern.

EINFACHE ERSTE-HILFE-MAßNAHMEN

Wunden mit ausgedehntem Hautverlust treten nicht selten bei jenen Verkehrsunfällen auf, bei denen der Hund über den Straßenboden mitgeschleift wird. Man nennt diesen Verletzungstyp Abschürfung (Abrasion). Eine besondere Art von Hautverlust am Lauf heißt »degloving injury« (zu deutsch: »ausgezogen er Handschuh«). Hier ist die gesamte Haut vom Lauf abgezogen und hinterläßt eine große, blutende Wunde. Dies kann vom Umfang einer einzigen Zehe bis hin zu einem ausgedehnten Bereich über die Länge eines Laufes reichen.

Hautverbrennungen kommen bei Hunden nicht sehr häufig vor, da sie heiße Flächen und Elektrokabel meiden. Wenn der Hund in der Küche mit heißem Fett oder kochendem Wasser übergossen wird, kann die Haut und das darunterliegende Gewebe absterben, je nachdem, wie lange der Kontakt mit der heißen Substanz dauerte. Kühle die Wunde sofort mit reichlich Eiswasser und bringe den Hund dann schnellstens zum Tierarzt, damit er ein Schmerzmittel bekommt. Danach muß das tote Gewebe entfernt werden, damit sich wieder neue Haut bilden kann.

WUNDVERSORGUNG

Der Ersatzhelfer sollte mit der Wundreinigung erst beginnen, wenn die Blutung zum Stillstand gekommen ist. Wenn Du geronnenes Blut entfernst, das die Wunde quasi »versiegelt«, kann dies die Verletzung nur verschlechtern. Am besten schneidest Du das Haar rund um die Wunde weg und streichst vorsichtig mit einem in milder Desinfektionslösung getränkten Wattetupfer über die Wundränder. Laß das Zentrum der Wunde unberührt, da hier größere Blutgefäße und Nerven bloßliegen könnten und zu heftiges Bearbeiten nur Probleme auslöst.

Suche nach freigelegten Knochenstücken, irgendwelchen Löchern in der Brustwand, durch die beim Atmen Luft eingesaugt wird, oder nach größeren Auswölbungen im Bauchbereich. All dies deutet nämlich auf Schäden hin, deren Behandlung die Fähigkeiten eines Laienhelfers bei weitem übersteigen, und die man am besten ganz in Ruhe lassen sollte bis ein Tierarzt helfen kann. Die einzige Ausnahme stellt eine luftsaugende Wunde am Brustkorb dar. In diesem Fall mußt Du ein feuchtes Wattepolster auflegen, darüber eine Plastikfolie (beispielsweise von einem geöffneten Plastikbeutel), und das Ganze dann über die Brustwunde einbandagieren, um eine weitere Luftbewegung aus der Brust zu unterbinden.

In einer Erste-Hilfe-Situation solltest Du in der Regel nicht versuchen, gebrochene Gliedmaßen zu schienen. Falls nötig, trage den Hund, ohne den verletzten Lauf zu stützen, so daß sein Eigengewicht ihn nach unten ziehen kann. Eine Ausnahme stellen hier jegliche Verletzungen des Halses oder der Wirbelsäule dar, bei denen lebenswichtige Nervenstränge durch unbedachtes Hochheben geschädigt werden können. Hier solltest Du, je nach Größe des Hundes, eine Sperrholzplatte oder ein Serviertablett unter den Hund schieben, um ihn so unbeweglich wie möglich transportieren zu können.

Straßenschotter und Haare können auf der Wundoberfläche festkleben. Gelegentlich sieht man Fremdkörper aus der Wunde hervorstehen: Ein abgebrochenes Holzstück, wenn der Hund in einen im Spiel geworfenen Stock gelaufen ist, Grassamen stekken zwischen den Zehen, oder scharfe Glas- oder Metallsplitter ragen aus dem Ballen. Meist ist es am besten, solche Gegenstände an Ort und Stelle zu belassen, bis sie vom Tierarzt entfernt werden können. Oft muß der Hund in Narkose gelegt werden, um den oder die Fremdkörper vollständig entfernen zu können.

Nach Stockverletzungen im Rachen können Holzreste zurückbleiben. Es kann dann ein oder zwei Jahre dauern, bis sich die Holzspreißel bis an die Oberfläche des Halses vorgearbeitet haben, und dort als »Granulom« bezeichnete Schwellungen hervorrufen.

VERBANDTIPS
Stretchverbände eignen sich gut als Erste-Hilfe-Verbandsmaterial, da sie sich den schwierigen Formen von Hundeläufen und -körpern besser anpassen als die halbsteifen, offenmaschigen Verbände. Ein 7,5cm breiter Baumwoll-Kreppverband oder das halbsynthetische Vetband leisten ebenfalls gute Dienste, um ein spitz zulaufendes Körperteil wie einen Lauf oder die Rute zu verbinden. Lege keine Watte unmittelbar auf die Wunde, da die Flusen festkleben können. In medizinischem Paraffinöl getränkte Mulltupfer oder poröse, synthetische Wundpflaster eignen sich am besten als unmittelbare Wundauflage.

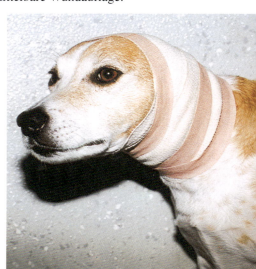

Ein Ohrverband.

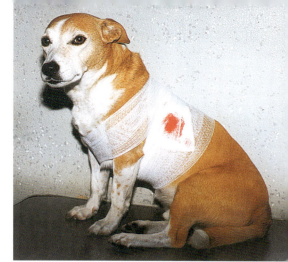

Ein Brustverband.

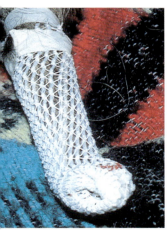

Ein Rutenverband.

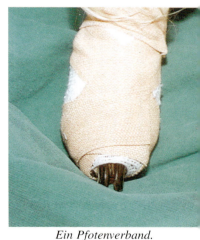

Ein Pfotenverband.

Wenn Du einen Kreppverband benutzt, bedecke jede gewickelte Lage zu zwei Dritteln mit der folgenden Lage, bandagiere im Uhrzeigersinn erst oberhalb, dann unterhalb der Wunde. Übe beim Verbinden einen festen, gleichmäßigen Zug aus. Wenn der Verband zu straff sitzt, schwillt der Lauf unterhalb des Verbandes an; sitzt er hingegen zu locker, entfernt ihn der Hund in der Regel wieder ziemlich schnell. Mit Klebestreifen kannst Du den Verband unterstützen, sie lassen außerdem noch Luft von außen an die Wunde gelangen sowie Flüssigkeit von der Wunde nach außen abfließen. Ein zu straffes Pflaster, das die ganze Verletzung bedeckt, kann zwar vom Hund nicht abgezogen werden, führt aber, wenn es nicht täglich gewechselt wird, zu einer nässenden und schwitzenden Wunde. Sicherheitsnadeln eignen sich nicht gut für den Verschluß von Gliedmaßenverbänden, aber

A - Z DER HUNDEKRANKHEITEN

manchmal kann man mit ihnen einen Kopfverband ganz gut fixieren. Vermeide enge Verbände über Knochenvorsprüngen, wie z.b. am Karpus (Handwurzelgelenk). Eine durch einen straffen Verband eng an den Vorderlauf gedrückte fünfte Zehe kann eine schmerzhafte Wunde verursachen, wenn vorher nicht ein Wattepolster zwischen Zehe und Haut plaziert wurde.

VERGIFTUNGEN

Zum Glück sind Vergiftungen heutzutage seltener - dennoch gibt es plötzliche Todesfälle, und keiner weiß genau, ob der Hund etwas Giftiges aufgenommen haben könnte. Versuche herauszufinden, ob der Hund an irgendetwas herangekommen sein könnte. Wenn Rattenköder ausgelegt wurden, bringe in Erfahrung, welche Giftart verwendet wurde. Für manche Gifte gibt es ein Gegengift, das eingesetzt werden kann, wenn das Gift erst einmal identifiziert wurde; ansonsten entspricht die Behandlung der bei allgemeinem Schock, da es ein »universelles Gegengift« nicht gibt. Es hat schon Hunde gegeben, welche Medikamente ihres Besitzers stibitzt haben. Manche Antidepressiva, Eisenpräparate sowie Arthritistabletten können bei Hunden großen Schaden anrichten, vor allem, wenn die Vierbeiner zuckerüberzogene Dragées verschlingen.

Vom Ersthelfer sollten Substanzen eingeflößt werden, welche die Schleimhäute des Verdauungstraktes auskleiden und beruhigen, sofern es sich um ein reizendes oder zersetzendes Gift handelt. Vermische hierzu ein geschlagenes rohes Ei mit einem Eßlöffel kalter Milch und einem Teelöffel Traubenzucker oder normalem Zucker. Das Eiprotein gerinnt auf einem angegriffenen Untergrund und Zucker hilft gegen den Schock. In manchen Situationen darf allerdings nichts über den Fang eingegeben werden, vor allem, wenn Schluckbeschwerden bestehen.

Die Verabreichung eines Brechmittels ist wirkungsvoll, wenn der »Tablettendiebstahl« innerhalb der ersten Stunde entdeckt wird. Ein großer Bleichsodakristall (Natriumkarbonat) ist das beste Mittel, um einen Hund zum Erbrechen zu bringen. Wird er die Kehle hinabgedrückt, so dauert es meist keine zehn Minuten, bis der Hund seinen Mageninhalt entleert. Apomorphin oder Xylazin können als Brechmittel gespritzt werden, und da man selten Bleichsoda zuhause hat, kann man auch folgendes Hausmittel ausprobieren, wenn gar nichts anderes verfügbar ist: Zwei Teelöffel Senf in einer Tasse warmem Wasser aufgelöst. Von Salzwasser wird Hunden selten übel, es kann außerdem eine bereits vorhandene Austrocknung noch verschlimmern.

Wenn ein vergifteter Patient komatös ist, ist es leichter, eine Magensonde über den Rachen zu schieben. Mittels eines kleinen Schlauchs, den man durch den größeren einführt, kann eine Ma-

92

EINFACHE ERSTE-HILFE-MAßNAHMEN

genspülung mit warmem Wasser oder Kochsalzlösung durchgeführt werden, gefolgt von einer Aktivkohlesuspension oder Heilerde, um etwa im Körper verbliebenes Gift zu absorbieren.

KOLLAPS (SCHOCK)

Kurzandauernde Bewußtseinsverluste oder »Ohnmachtsanfälle« (Synkopen) sind ein noch nicht sehr gut erforschtes Leiden beim Hund, das wahrscheinlich auf eine plötzliche Unterversorgung des Gehirns mit Blut zurückzuführen ist. Das Hirn benötigt nämlich reichlich Sauerstoff und Glucose, um arbeiten zu können. Diese Art von Kollaps tritt normalerweise bei Herz- oder Lungenleiden auf, die zu einem verminderten Blutstrom ins Vorderhirn führen, nervöse und psychische Faktoren können aber ebenfalls eine Rolle spielen.

Ein Kollaps kann auch vorliegen, wenn ein Hund im Freien herumrennt und plötzlich zu Boden fällt, oder beim Hund, der zuhause in seinem Körbchen liegt, nicht mehr aufstehen und gehen kann. Es ist oft schwer, die Ursache für einen Kollaps zu finden, manche Hunde bewegen sich auch bereits wieder, wenn der Tierarzt sie daheim oder in der Praxis zu sehen bekommt. Schock ist ein weitverbreiteter Begriff, für den Arzt hat er aber eine ganz bestimmte Bedeutung, und zwar ein Kreislaufversagen, welches in der Regel Flüssigkeitsinfusionen und die Injektion kortisonartiger Medikamente notwendig macht.

Die Erste-Hilfe-Behandlung eines kollabierten Hundes verlangt die Freihaltung der Luftwege, damit die Atmung unbehindert vonstatten gehen kann. Massiere zur Anregung sanft seine beiden Seiten, und sprich beruhigend auf den Hund ein. Als nächstes sollte er gründlich klinisch untersucht werden, bei nächster Gelegenheit sollte auch Blut genommen werden, um die Ursache für den Kollaps zu finden.

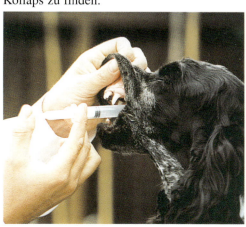

Flüssige Medizin kann mit einer Plastikspritze eingegeben werden.

VERABREICHUNG VON MEDIKAMENTEN

Der Ersthelfer sollte dem Hund sowenig wie möglich oral eingeben, da zur Wundbehandlung, für Röntgenaufnahmen oder ähnliche Prozeduren eine Vollnarkose nötig werden kann.

Die Nachbehandlung des Hundes macht meist eine Verabreichung von flüssigen oder festen Medikamenten erforderlich. Flüssige Medizin kann seitlich ins Maul geträufelt werden, wobei man die Unterlippe als Rinne benutzt. Mancher Medizin ist ein Plastiklöffel passender Größe beigefügt. Es könnte aber einfacher sein, sich eine 5 bis 10 ml-Spritze vom Tierarzt zu beschaffen, die Medizin aufzuziehen und dann seitlich ins Maul zu spritzen. Halte stets die Hundenase nach oben, bis der Hund auch tatsächlich geschluckt hat.

Tabletten bieten sich dafür an, sie unters Futter zu mischen. Der Inhalt mancher Gelatinekapseln läßt sich auch übers Futter streuen, wenn die Kapsel ein Stück geöffnet wird. Wenn der Hund sich weigert, die »vorbehandelte« Mahlzeit zu fressen, muß man ihm die Tabletten direkt eingeben. Öffne sein Maul ein wenig, indem Du die Backen in den Zwischenraum der vorderen Backenzähne drückst. Lege Deinen Daumen ans Gaumendach des Hundes und drücke ihn nach oben, so kann der Hund nicht beißen und muß seinen Fang weiter öffnen. Gib nun die Tablette hinten auf die Mitte der Zunge, den Daumen immer noch am Gaumen, und hebe den Kopf des Hundes noch etwas weiter hoch, damit er die Tablette schlucken muß.

Injektionen werden vom Tierarzt gerne verabreicht, da dies schnell geht, der Hund sicher die ganze Dosis bekommt, auch normalerweise nicht wehtut. Injektionen können unter die Haut (subkutan) erfolgen, in den Muskel (intramuskulär) oder in die Vene (intravenös), sehr selten auch ins Gelenk (intraartikulär). Der Medikamententyp und die zu behandelnde Krankheit bestimmen die Injektionsart. Normalerweise dürfen Spritzen nur vom Tierarzt gegeben werden. Die einzige Ausnahme ist der zuckerkranke Hund, dem im Abstand von 24 Stunden zuhause Insulin verabreicht werden muß. Die Injektionstechnik bekommt man in der Tierarztpraxis gezeigt, und so mancher Besitzer zieht mit der Zeit die kleinen Insulinmengen sehr geschickt auf und spritzt seinen Hund sicher selbst.

TEIL II

KRANKHEITS-SYMPTOME

A - Z DER HUNDEKRANKHEITEN

EINIGE der wichtigsten Krankheitssymptome werden nachstehend angeführt, ihre Bedeutung für die Früherkennung von Krankheiten wird dabei, wenn möglich, betont. Mit bestimmten Krankheitssymptomen und möglichen Diagnosen befassen wir uns näher in Teil III - Behandlung von Krankheiten.

ANFÄLLE UND OHNMACHT

Wenn ein Hund zusammenbricht, kann er entweder mit gelösten Gliedmaßen daliegen oder man beobachtet Zähneklappern, Speicheln, Zuckungen der Beine und eine beträchtliche psychische Belastung des Hundes und damit auch seines Besitzers. Wenn die Blutversorgung des Gehirns zeitweilig unterbrochen ist - und der Anfall weniger als fünf Sekunden dauert - könnte der Hund einfach staksig gehen oder er fällt einfach nur mit schlaffen Läufen zu Boden. Dauert der Sauerstoffmangel jedoch länger an, könnten für kurze Zeit Zuckbewegungen und Harninkontinenz auftreten. Epileptische Anfälle sind oft sehr heftig; einmal gesehen, erkennt man sie immer wieder. Eine Hündin mit Eklampsie zeigt meist anhaltendes Zittern und einen glasigen Blick.
Mögliche Ursachen: Eklampsie (s. S. 156), Epilepsie (s. S. 160), Ohnmacht (s. S. 219). Einige Vergiftungen lösen ähnliche Attacken aus, die unbehandelt meist verheerend enden (siehe Vergiftungen S. 266).

ATEMSCHWIERIGKEITEN

Schnelles Atmen oder »Hecheln« muß gegenüber Kurzatmigkeit abgegrenzt werden. Tierärzte bezeichnen es als »Dyspnoe«, wenn ein Tier irgendwelche Probleme hat, seine Lungen ausreichend mit Luft zu füllen. Die Farbe der Zunge und der Schleimhäute gibt Auskunft, ob eine ernsthafte Verminderung der Sauerstoffzufuhr im Körpergewebe vorliegt. Jede Farbveränderung von rosa zu blaßlila oder tiefem Schwarzviolett kann bedeuten, daß Atmungsprobleme die Ursache sind.
Mögliche Ursachen: Bronchitis (s. S. 140), Herzversagen (s. S. 183), Kollaps (s. S. 197), Herzerkrankungen (s. S. 182), Lungenentzündung (s. S. 206), Atemwegserkrankungen (s. S. 128), Schock (s. S. 249), Schlaganfall (s. S. 248).

AUGENPROBLEME

Es gibt verschiedene Anzeichen für Augenerkrankungen, und es ist wichtig, diejenigen zu erkennen, die zu ernsthaften Erkrankungen oder sogar zum Verlust des Augenlichts führen können.
1. Das gerötete Auge hat man vor sich, wenn das sonst Weiße am Augapfel nun rot ist, manchmal hängt auch das Unterlid herab und gibt den Blick auf die leuchtend rote Bindehaut frei. Beim gesunden Auge ist diese blaßrosa.
Mögliche Ursachen: Glaukom (s. S. 174), Konjunktivitis (Binde-

KRANKHEITSSYMPTOME

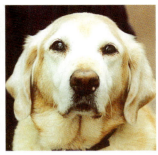

Glaukom des rechten Auges.

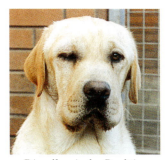

Die allergische Reaktion verursacht Schwierigkeiten, das Auge zu öffnen.

hautentzündung, s. S. 135), Ektropium (s. S. 157), Skleritis (Entzündung der Lederhaut, s. S. 250), Uveitis (s. S. 264).

2. Das juckende Auge veranlaßt den Hund, immer wieder mit den Pfoten über sein Gesicht zu wischen oder den Kopf am Boden oder Gras zu reiben, um die Reizung zu lindern.

Mögliche Ursachen: Konjunktivitis (Bindehautentzündung, s. S. 135) ist der häufigste Grund, Insektenstiche, Allergien (s. S. 123), Fremdkörper (s. S. 165) und periokuläre Dermatosen (Hauterkrankungen der Augenumgebung, s. S. 179) sind ebenfalls mögliche Ursachen. Beide Räudearten: Sarkoptesmilben (s. S. 245) und Demodexmilben (s. S. 149), sowie Autoimmunerkrankungen (s. S. 130) reizen ebenfalls die Augenumgebung.

3. Beim schmerzhaften Auge kneift der Hund die Lider zusammen und kann kein grelles Licht ertragen.

Mögliche Ursachen: Glaukom (s. S. 174) oder Keratitis (Hornhautentzündung, s. S. 194), evtl. mit einem tiefreichenden Geschwür, Uveitis (s. S. 264). Augenschmerzen treten auch bei einem Zahnwurzelabszeß, einem Abszeß der Augenhöhle oder einem Knochenbruch auf.

4. Das hervortretende Auge.

Mögliche Ursachen: Bulbusprolaps (Augapfelvorfall, s. S. 232), häufiger sind Glaukom (s. S. 174) oder vorstehende Augen durch

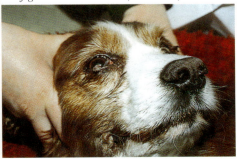

Hornhauttrübung, möglicherweise erstes Zeichen eines Lidtumors.

97

A - Z DER HUNDEKRANKHEITEN

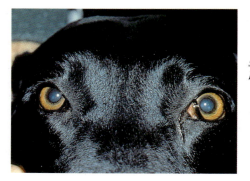

Hervortretendes Auge (links) bei einem 8jährigen schwarzen Labrador. Die Nickhaut ist vorgefallen und es besteht vermehrter Tränenfluß auf der Hornhaut. Ursache ist ein Tumor des Sehnervs.

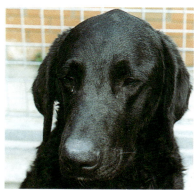

Entropium mit Augenausfluß.

Schilddrüsenerkrankung (s. S. 247) oder andere Störungen.
5. Das tränende Auge erkennt man meist an einem feuchten Gesicht oder an sogenannten »Tränenstraßen«.
Mögliche Ursachen: *Distichiasis (doppelte Wimpernreihe, s. S. 153), Entropium (s. S. 160), Verlegung des Tränen-Nasen-Kanals, jede schmerzhafte Hornhauterkrankung, am Augapfel reibende Wimpern oder Atopie (s. S. 128).*
6. Einen Nickhautvorfall (Drittes Augenlid) erkennt man als weißen Film auf der Hornhaut im nasenseitigen Augenwinkel. Wenn sich das Dritte Augenlid durch eine geschwollene Nickhautdrüse vorwölbt, bezeichnet man es als »Cherry eye«.
Mögliche Ursachen: *Allergien (s. S. 123), Chemose (Augenödem, s. S. 204), Cherry eye (s. S. 217), jeder Verlust des Fettpolsters hinter dem Augapfel oder Augenschmerzen.*

BAUCHSCHMERZEN

Es ist nicht immer leicht zu erkennen, daß der Hund Schmerzen hat: Er wirkt vielleicht verkrampft, bewegt sich vorsichtig oder möchte einfach nicht gestört werden. Er sucht oft einen möglichst kühlen Platz zum Hinlegen und versucht so, seine Schmerzen zu lindern. Bauchschmerzen sind oft begleitet von Übelkeit, Stuhldruck oder

KRANKHEITSSYMPTOME

Durchfall. Größe und Umfang des Bauches können Hinweise auf die Ursache der Beschwerden liefern.
Mögliche Ursachen: Magendrehung (s. S. 209), Dickdarmentzündung (Kolitis, s. S. 152), Blasenentzündung (Zystitis, s. S. 136), Durchfall (s. S. 154), Magen-Darm-Entzündung (Gastroenteritis, s. S. 168), Darmeinstülpung (s. S. 148), Bauchspeicheldrüsenentzündung (Pankreatitis, s. S. 132), Vergiftung (s. S. 266), Gebärmuttervereiterung (Pyometra, s. S. 170).

BLÄHUNGEN UND VERSTOPFUNG
Verstopfung kann ein Zeichen für ungenügende Flüssigkeitsaufnahme oder Ernährungsfehler sein. Viele Hunde produzieren nicht genug Magensäure, um Knochen, die sie zu fressen bekommen, aufzulösen. Aus diesem Grund ist von der Verfütterung von Knochen im allgemeinen abzuraten. Jede Futterumstellung, Darmstörung oder Fremdkörper können zu einer verzögerten Darmpassage führen. Jede Stauung ist oft mit vermehrter Gasbildung verbunden.

Gasbildung stellt eher für den Besitzer eines im Haus gehaltenen Hundes eine Belästigung als für den Hund eine Erkrankung dar. Der unangenehme Geruch der »Winde« kann durch Luft ausgelöst werden, die von einem zu gierigen Fresser mit dem Futter abgeschluckt wird. Manche Diäten auf der Basis pflanzlicher Proteine führen zu starken Gärungsprozessen im Darm, auch die Verfütterung von Gewürzen und Eiern können für geruchsintensive Blähungen ursächlich sein. Ein Mangel an Verdauungsenzymen kann ebenfalls zu einer Vergärung unverdauter Nahrungsrückstände im Dickdarm führen (s. Malabsorption S. 207). Auch Koprophagie, d.h. Fressen von eigenem oder Kot anderer Tiere, verursacht unter Umständen Verdauungsstörungen und Gasbildung.
Mögliche Ursachen: Flatulenz (s. S. 135), Malabsorption (s. S. 210), Koprophagie (s. S. 197).

BLASSES ZAHNFLEISCH UND BINDEHAUT
Jegliche Blässe kann von einer eingeschränkten Blutversorgung der Peripherie zugunsten der Zentralorgane des Körpers herrühren. Manche gestressten Hunde zeigen durch die Kontrolle des sympathischen Nervensystems eine Farbveränderung. Blässe ist schon immer das Anzeichen für Anämie: Der anämische Hund wirkt außerdem schwach und lethargisch und zeigt kaum Appetit. Blutsaugende Parasiten können eine Anämie verursachen. Die Anämie selbst ist keine Krankheit, sondern ein Symptom, daß irgendetwas die Blutzellen zerstört, oder aber deren Neubildung behindert, deshalb ist es wichtig, ihre Ursache herauszufinden. In der Regel wird etwas Blut untersucht, eventuell werden noch eine Knochenmarksbiopsie oder andere Tests nötig sein. Auch eine Kotprobe sollte im Zuge einer Untersuchung untersucht werden.
Mögliche Ursachen: Anämie (s. S. 126), Läuse (s. S. 202), Zecken (s. S. 274).

A - Z DER HUNDEKRANKHEITEN

BLUTVERLUST
Kann von einer äußeren Verletzung stammen. Die Blutung könnte verheerende Folgen haben, wenn eine größeres Gefäß verletzt wurde. Man erlebt dies, wenn zum Beispiel ein Hund gegen eine

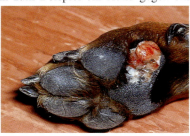

Eine Blutung kann von einem ulzerierenden Tumor ausgehen.

Glastüre oder ein Fenster gesprungen und auf den Glasscherben gelandet ist, sich den Hals oder die Achsel zerschnitten hat. Dies ist ein Extremfall, der Hund stirbt innerhalb von Minuten, selbst wenn noch versucht wurde, die Wunde abzudrücken und zu verschließen. Die meisten Blutverluste verlaufen wesentlich langsamer. Obwohl sehr viel Blut herumzuspritzen scheint, wird der Kreislauf des Hundes als Reaktion auf Schock und Blutverlust aufrechterhalten.

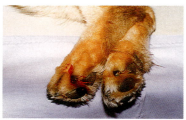

Blutende Zehenverletzung.

Kompressen und Druckverbände helfen die Blutung zu verlangsamen und unterstützen die Erholung. Abgesehen von Bagatellfällen muß der Hund warm und ruhig gehalten werden. Transportiere den Hund gleich zum Tierarzt, wo die Blutung gestillt, die Wunden versorgt und der Schock mit Infusionen und weiteren Maßnahmen, falls nötig, behandelt werden kann.

Mehr Geschick ist vonnöten, um innere Blutungen festzustellen. Nasenbluten, Blutungen aus den Ohren, aus dem Maul, aus dem Anus oder aus Penis und Scheide weisen auf spezifische Probleme hin, die weitergehende Untersuchungen erfordern. Die hämorrhagische Gastroenteritis (Blutige Magen-Darm-Entzündung) ist eine schwere Erkrankung, tritt oft bei kleinen Hunden auf. Hier ist das Blut in Erbrochenem oder Kot entweder hellrot (frisches Blut) oder dunkel (verdautes Blut). Blutverlust kann auch andere Ursachen haben: Gerinnungsstörungen (Koagulopathien), Bakterienruhr (Dysenterie) und aufgebrochene Tumore.
Mögliche Ursachen: *Anämie (s. S. 126), Dickdarmentzündung (s. S. 152), Blasenentzündung (s. S. 136), Bluterguß (s. S. 137), Hämo-*

KRANKHEITSSYMPTOME

philie (Bluterkrankheit, s. S. 137), Bösartige Tumore (s. S. 259), Parvovirose (s. S. 229), Warfarin-Vergiftung (s. S. 266), Penisverletzungen (s. S. 230), Gebärmuttervereiterung (s. S. 170), Wunden (s. S. 273).

DURCHFALL

Loser oder weicher flüssiger Stuhl stellt beim Hund ein häufiges Problem dar und kann viele Ursachen haben. Hunde sind von Natur aus Abfallverwerter, deshalb stellt Durchfall vielleicht den einfachsten Weg dar, auf dem ein Hund unverträgliche Dinge wieder loswerden kann, die er verschlungen hat, wie verwestes Fleisch oder Lebensmitteltoxine. Der erfahrene Hundehalter unterscheidet zwischen milden, vorübergehenden Durchfallattacken, die meist mit Erbrechen beginnen, das innerhalb von 48 Stunden von wäßrigem oder schleimigem Durchfall abgelöst wird und ernsteren Attacken. Eine längere Episode mit häufigem Durchfall führt zu erheblichem Flüssigkeitsverlust und Schock (s. S. 249). Dauert der Durchfall länger als 24 Stunden an, sollte der Tierarzt zu Rate gezogen werden, ob ein lebensbedrohender Begleitumstand vorliegt. Dysenterie - sichtbares Blut im Kot - kann entweder frisches Blut aus dem Dickdarm oder dunkles, verdautes Blut aus Magen oder Dünndarm sein. Dies ist immer ein wichtiger Hinweis auf eine schwerwiegendere Erkrankung.

Mögliche Ursachen: *Campylobacter (s. S. 144), Durchfall (s. S. 154), Dysenterie (s. S. 155), Exokrine Pankreasinsuffizienz (EPI, s. S. 226), Gastro-Enteritis (s. S. 168), Giardien (s. S. 173), Malabsorptionssyndrom (s. S. 210), Parvovirose (s. S. 229), Salmonelleninfektion (s. S. 244).*

ERBRECHEN (VOMITING)

Erbrechen ist ein durch Nervenimpulse ausgelöster Reflex, der die Ausstoßung des Mageninhaltes bewirkt. Dies kann sich in wiederholtem Herauswürgen von Schleim äußern, nachdem der Hund Rohfasern wie Gras gefressen hat. Der Brechreiz kann aber auch schwerwiegender sein, wie beim wiederholten Erbrechen auf Grund von Nierenversagen oder abdominalen Tumoren, wenn der Hund

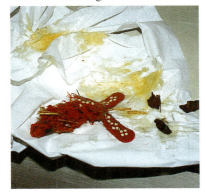

Durch Fremdkörper ausgelöstes Erbrechen.

101

trotz geringer Futteraufnahme immer wieder versucht, im Tagesverlauf sich zu übergeben. Erbrechen kann kurz vor oder bald nach Durchfall auftreten, dies sollte dann dem Tierarzt mitgeteilt werden. Wiederholtes Erbrechen muß untersucht werden und zwar einschließlich Bluttests, Röntgenaufnahmen und Endoskopie. Blut im Erbrochenen solltest Du immer erwähnen - es muß allerdings nicht so ernst sein, wie es zuerst scheint - vor allem, wenn es nur einmal der Fall war, da hier eine Heilung sehr schnell eintritt. Kurzfristiges Erbrechen kann nach Magenüberladung auftreten. Der Hund scheint sich durch solch ein Übergeben nicht stören zu lassen, versucht meist sogar, etwas von diesem Futter wieder aufzunehmen.
Mögliche Ursachen: Fremdkörper (s. S. 165), Gastro-Enteritis (s. S. 168), Bösartige Tumore (s. S. 259), Parvovirose (s. S. 229).

ERWEITERUNG DES BAUCHRAUMES

Der bei weitem häufigste Grund für eine Erweiterung des Bauchraumes ist Verfettung, diese muß klar von der Flüssigkeitsansammlung bei Aszites (s. S. 128), auch Bauchwassersucht genannt, unterschieden werden.

Die Diagnosestellung bei Erkrankungen im Bauchraum erfordert meist Abtasten, Röntgen, Ultraschall, Blutuntersuchungen und eine Untersuchung der Flüssigkeit aus dem Bauchraum. Das Abtasten auch des tiefen Bauchraumes erfordert viel Geschick und sollte dem erfahrenen Tierarzt vorbehalten bleiben.

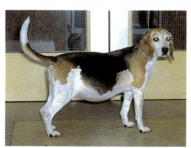

Milztumor: Ein Beagle mit Hämangiosarkom.

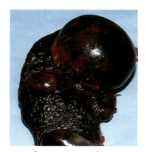

Operativ entfernter Milztumor.

Durch Abtasten können Organvergrößerungen festgestellt werden, auch Fremdkörper und abnorme Gebilde wie z.B. ein Milztumor, sowie Darmeinstülpungen. Eine Magenaufgasung verursacht eine trommelartige Aufblähung der linken Bauchwand, die leicht zu erkennen ist. Eine versteifte Bauchwand spricht für Leibschmerzen - der Hund versucht durch Anspannung der Bauchmuskulatur weitere Schmerzen zu vermeiden. Dieses Symptom sollte stets als Warnsignal eines ernsteren Problems innerhalb der Bauchhöhle angesehen werden; Du solltest möglichst bald einen Tierarzt aufsuchen.

KRANKHEITSSYMPTOME

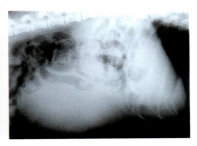

Die Röntgenaufnahme des Tumors zeigt eine Umfangserweiterung der Milz.

Mögliche Ursachen: *Aszites (s. S. 134), Cushing Syndrom (s. S. 146), Fremdkörper (s. S. 165), Bösartige Tumore der Leber oder Milz (s. S. 259).*

GELBSUCHT (IKTERUS)

Eine Verfärbung der sichtbaren Hautmembrane durch den Farbstoff Bilirubin muß nicht unbedingt eine Lebererkrankung bedeuten, da dieser Farbstoff ein Abbauprodukt des völlig normalen Blutfarbstoffes Hämoglobin ist. Gelbsucht oder Ikterus, wie diese Verfärbung genannt wird, deutet zwar meist auf ein Lebergeschehen hin, der sogenannte »prähepatische Ikterus« allerdings rührt von einem massiven Abbau bzw. einer Zerstörung der roten Blutkörperchen (Erythrozyten) her. Unverträglichkeitsreaktionen bei einer Bluttransfusion können eine Auflösung der Blutzellen verursachen, dies geschieht jedoch noch nicht bei der ersten Bluttransfusion. Zu einer Zerstörung der roten Blutkörperchen kommt es auch bei Autoimmunerkrankungen, bei Leptospirose, manchmal bei Nierenversagen oder bei fiebrigen Erkrankungen.

Gelbsucht durch Leberzellschaden taucht bei viraler Hepatitis, Leptospirose, Lebertumoren und bei Leberzirrhose auf. Viele Vergiftungen schädigen die Leber - die gelbe Farbe bildet sich einige Tage, nachdem das Gift aufgenommen wurde. Tumore, die Druck auf die Gallengänge ausüben, verursachen wieder einen anderen Typ Ikterus; eine Verengung der Gallengänge finden wir bei Pankreatitis (Entzündung der Bauchspeicheldrüse), bei Tumoren des Zwölffingerdarmes, der Gallengänge oder der Bauchspeicheldrüse. Gallensteine und blockierte Gallengänge kommen beim Hund sehr selten vor.

Mögliche Ursachen: *Zirrhose (s. S. 276), Ikterus (s. S. 188), Gelbsucht (s. S. 171), Leptospirose (s. S. 203), Bösartige Tumore (s. S. 259), Pankreatitis (s. S. 132), Vergiftung (s. S. 266).*

UNANGENHME GERÜCHE

Ursache der meisten unangenehmen Gerüche sind Hautsekrete, Mundgeruch und Ausscheidungen aus anderen natürlichen Körperöffnungen wie Ohren, Rectum oder Vagina. Der Hautzustand ist für die Ausdünstungen mancher Hunde ursächlich. Sarkoptesräude hat

A - Z DER HUNDEKRANKHEITEN

nicht diesen typischen Geruch, welcher der Demodexräude zu eigen ist und einen ganzen Raum mit »Räude-Mief« anfüllt.

Der Fang, genauer gesagt die untere Lippenfalte, kann einen ganz unglaublich übelriechenden Gestank verbreiten, wenn der Hund an einem Lefzenekzem (vor allem bei Spaniels) leidet. Viele Zahnfleisch- und Zahnerkrankungen geben einen ähnlich penetranten Geruch ab. Aber auch wenn die Zähne und das Zahnfleisch offensichtlich sauber sind, kann der Atem schlecht riechen. Ursache sind dann hier möglicherweise Mandelentzündung oder seltener Lebererkrankungen. Der Mundgeruch bei Nierenversagen ist ein typisch »urämischer«. Ein leicht süßlicher Atem kann bei Hunden mit unbehandelter Diabetes verbunden werden.

Als weitere »Geruchsquellen« in der Kopfregion müssen die Ohren untersucht werden; die Gehörgänge solltest Du immer auf Ausfluß kontrollieren, der sogar an den Gesichtshaaren festkleben kann.

Es kann auch eine Überproduktion der Analdrüsen vorliegen, das Sekret kann dann auslaufen und die Haare rund um die Rute und an den Hinterläufen verschmutzen. Normalerweise wird das übelriechende Sekret entleert, wenn man Druck auf die Analdrüsen ausübt. Als Sekret einer Duftdrüse haftet die ölige Substanz an Teppichen und Bettzeug und bleibt uns noch lange erhalten, nachdem die Analdrüsen des Hundes entleert wurden.

Blähungen erkennt man meist leicht am Geruch - dieser variiert je nach Art des im Darm befindlichen Futterbreis.

Mögliche Ursachen: *Analbeutelerkrankungen (s. S. 125), Demodex-Räude (s. S. 149), Diabetes (s. S. 151), Ekzeme (s. S 157).*

GEWICHTSVERLUST

Jeder ungeplante Gewichtsverlust sollte dem Tierarzt mitgeteilt werden, da dies eines der ersten Anzeichen für eine ernsthafte Erkrankung sein könnte. Manche Krankheiten führen zu einer verminderten Futter- und Wasseraufnahme, was sich durch Gewichtsverlust bemerkbar macht. Hunde, die ins Tierheim kommen oder Welpen, die in ihr neues Zuhause übersiedeln, können vorübergehend etwas abnehmen (Siehe Ernährung, Fellpflege und Bewegung, Seite 31).

Krankheiten, die innere Organe befallen, wie Exokrine Pankreasinsuffizienz und das Malabsorptionssyndrom, verursachen durch die ungenügende Nährstoffaufnahme einen Gewichtsverlust; diese sind aber ziemlich selten und in bestimmten Rassen zu finden. Auch bösartige Tumore können Gewichtsverlust bewirken, allerdings erst in den späteren Stadien mit Appetitlosigkeit. Die Untersuchung in einem früheren Stadium kann vermeiden, daß man einen später unheilbaren Tumor als die Ursache für die Abmagerung des Hundes entdecken muß. Nierenerkrankungen sind wahrscheinlich der zweithäufigste Grund für Gewichtsverlust. Durch die geschädigten Nieren, die vermehrt Proteine ausscheiden, wird der Körper

104

KRANKHEITSSYMPTOME

gezwungen, Muskelprotein abzubauen, um so den notwendigen Blutproteinspiegel aufrechtzuerhalten. Die Giftstoffe, die sich beim Nierenversagen ansammeln, führen zu Appetitlosigkeit und können Erbrechen mit weiterem Gewichtsverlust auslösen.
Mögliche Ursachen: *Exokrine Panrkeasinsuffizienz (s. S. 226), Malabsorption (s. S. 210), Bösartige Tumore (s. S. 259).*

HAARVERLUST (ALOPEZIE)

Starkes Haaren kann auf jede schwerere Krankheit folgen, häufiger jedoch ist der Grund eine unangemessene Haltung bei Umgebungstemperaturen, die keinen »natürlichen« Haarwechsel zweimal im Jahr fördern. Haarverlust kann an verschiedenen Körperstellen auftreten. Eine Hündin verliert ihr Fell am Bauch rund um die Zitzen, ehe ihre Welpen zur Welt kommen, später, während der Säugeperiode kann sie auch Haare im Flankenbereich verlieren. Symmetrische haarlose Stellen beiderseits des Körpers deuten auf eine hormonell bedingte Ursache hin. Hypophysärer Zwergwuchs (durch ein Versagen der Hirnanhangsdrüse), Hypothyreoidismus (Unterfunktion der Schilddrüse), Cushing-Syndrom, Hodenfehlfunktion, Ovarielle Imbalanzen mit Östrogenmangel sind solche Beispiele, auf die der Hund untersucht werden sollte.

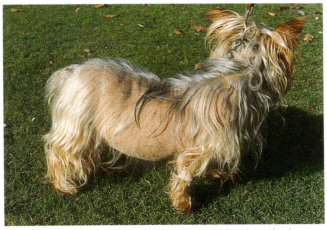

Ein Yorkshire Terrier, der am Cushing-Syndrom leidet.

Verletzungen wie Verbrennungen und Verbrühungen, bei denen die Haarfollikel zerstört wurden, haben dauerhafte Haarlosigkeit zur Folge. Auch Demodex-Räude und manche bakterielle Hauterkrankungen können permanent kahle Stellen hinterlassen. Es gibt einige erbliche Alopezien, die sich durch charakteristischen Haarverlust auszeichnen. Dackel können eine »Flankenglatze« bekommen, man findet dies auch bei anderen kurzhaarigen Rassen, möglicherweise liegt eine genetische Ursache zugrunde. Die Farbmutantenalopezie,

105

A - Z DER HUNDEKRANKHEITEN

die vor allem beim blauen Dobermann, aber auch bei anderen Rassen vorkommt, hat ebenfalls eine erbliche Ursache.
Mögliche Ursachen: Alopezie (s. S. 176), Bakterielle Hauterkrankungen (s. S. 179), Verbrennungen und Verbrühungen (s. S. 139), Cushing-Syndrom (s. S. 146), Demodex-Räude (s. S. 149), Hormonelle Alopezie (s. S. 177).

HAUTERKRANKUNGEN

Hautprobleme sind wohl die häufigste Ursache, wegen der Hunde beim Tierarzt vorgestellt werden. Die Erscheinungsformen von Hauterkrankungen können sehr verschiedenartig sein. Oft ähneln

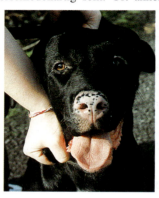

Gefleckte Nase und Pigmentverlust, die im Zusammenhang mit Vitiligo auftreten können.

sich aber auch die Symptome zweier unterschiedlicher Krankheiten. Juckreiz ist wahrscheinlich die häufigste Beschwerde, aber auch Haarverlust sowie ausgeprägter Haarausfall, der zu kahlen Stellen

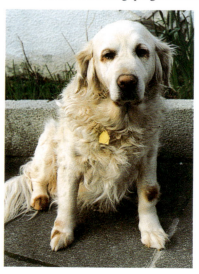

Atopie bei einem Golden Retriever.

KRANKHEITSSYMPTOME

führt, wird fast genauso oft als Problem genannt. Manchmal weist der Hund auch eine blutende Wunde auf, welche von Mastzelltumoren oder von Analfurunkulose herrühren kann.

Die Haut sollte unter starkem Licht genau auf Parasiten untersucht werden. Scheitle die Haare und begutachte auch die Bauchhaut, die Zwischenzehenhaut, die Achseln und das Kinn, da man diese Gebiete nicht automatisch einer Inspektion unterzieht.

Abgebrochene Haare legen den Verdacht nahe, daß sich der Hund selbst beißt, bei Pilzbefall findet man kahle Flecken mit abgebrochenen Haaren am Rand.

Jeder Haarverlust, Schuppenbildung oder ungewöhnliche Farbveränderung können Anzeichen für eine Hauterkrankung sein. Symmetrischer Haarverlust auf beiden Seiten des Körpers spricht für eine hormonell bedingte Hauterkrankung.

Kurzhaarige Hunde neigen zu Haarbalgentzündungen, dabei sammelt sich getrocknetes Serum als gelbliche Krusten auf der Hautoberfläche an.

Manche Rassen neigen eher zu Atopie als andere (s. S. 128).

Mögliche Ursachen: Allergien (s. S. 123), Atopie (s. S. 128), Flöhe (s. S. 164), Ekzeme (s. S. 157), Furunkulose (s. S. 166), Hormonell bedingter Haarausfall (s. S. 177), Bösartige Tumore (s. S. 259), Milben (s. S. 213), Räude (s. S. 236), Staphylokokken-Infektion (s. S. 251), Vitiligo (s. S. 269), Zink (s. S. 275).

HITZSCHLAG

Unwohlsein und starker Anstieg der Körpertemperatur, gerötete Schleimhäute und Schwäche mit anschließendem Kollaps sind Symptome für einen Hitzschlag. Die Ursache ist meist zu langer Aufenthalt in der Sonne, begleitet von Unvermögen, den Körper durch Hecheln abzukühlen, was beides zu einem Anstieg der Körpertemperatur führt.

Hunde, die in schlecht gelüfteten Autos zurückgelassen werden, sind einem hohen Risiko ausgesetzt. Aber auch ein Hund, der ohne Schatten und Wasser in einem betonierten Hof eingesperrt ist, kann schnell überhitzen. Betroffenen Hunden geht es äußerst schlecht, ohne schnelle Behandlung sterben sie.

Mögliche Ursache: Hyperthermie (s. S. 246).

HUSTEN

Akuter (sich schnell wiederholender) Husten weist auf eine Reizung der Atemwege hin, wie sie durch das Einatmen von Rauch oder Staub ausgelöst wird. Jede Verletzung der Luftwege - durch Zug an der Halskette, eine Rauferei oder einen Verkehrsunfall - kann ebenfalls tiefen und besorgniserregenden Husten auslösen; eine mögliche Blutung in die Lunge verschlimmert den Husten weiter. Fremdkörper - wie ein versehentlich eingeatmetes Samenkorn oder Ährenteilchen - erzeugen ebenfalls diesen akuten Husten. Es ist für den Hund schwierig, solche Teilchen wieder nach oben zu bringen.

A - Z DER HUNDEKRANKHEITEN

Ein weiteres Problem ist, daß Hunde dazu neigen, allen hochgehusteten Schleim etc. wieder abzuschlucken, so daß man von außen oft gar keinen Anhaltspunkt hat.

Zwingerhusten oder Infektiöse Rhinotracheitis ist einer der häufigsten Gründe für tiefen und ständigen Husten. Eine allergische Lungenentzündung oder eine Inhalation von Mageninhalt während oder nach einer Narkose lösen eine schwere akute Hustenreaktion aus.

Hartnäckiger, eher flacher Husten wird als chronischer Husten bezeichnet. Herzkrankheiten und Lungenstauung sind häufige Ursachen solchen Hustens. Chronische Bronchitis ruft - oft beim älteren Hund - ebenfalls Husten hervor, und zwar als Folge einer andauernden Exposition gegenüber Reizstoffen in der Luft wie Rauch oder Abgase.

Den Luftröhrenwurm Oslerus findet man bei Greyhounds und anderen infizierten Hunden selten, er ruft chronischen Husten hervor, der durch kleine Knötchen unten an der Luftröhre erzeugt wird. Jeder Druck auf die Luftwege, beispielsweise durch einen Tumor oder ein vergrößertes Herz, verursacht einen anhaltenden Husten, der weder durch eine Veränderung der Umgebungstemperatur noch der Luftfeuchte gelindert werden kann.

Mögliche Ursachen: Bronchitis (s. S. 140), Herzkrankheiten (s. S. 182), Zwingerhusten (s. S. 277), Lungenwürmer (s. S. 207), Tracheitis (Luftröhrenentzündung, s. S. 206).

JUCKREIZ

Juckreiz (Pruritus) ist eines der häufigsten Symptome von Hautkrankheiten, in vielen Fällen ist er sogar der Wegweiser zu vielen allergischen Hautreaktionen. Vorhandensein und Ausmaß des Juckens ist eines der wichtigsten Symptome, wenn ein Hund das erste Mal wegen eines Hautleidens untersucht wird.

Mögliche Ursachen, die es zu bedenken gilt, sind allergische Reaktionen auf Parasiten, vor allem Flöhe, Läuse und Sarkoptesmilben. Malassezia Hefepilzinfektionen der äußeren Haut verursachen Schuppenbildung und Juckreiz. Die Herbstgrasmilbe Trombicula läßt den Hund an seinen Pfoten kratzen und beißen. Cheyletiella-Milben lösen Juckreiz aus, vor allem aber muß sich der Besitzer des Hundes oder jemand, der mit ihm umgeht selbst häufig kratzen.

Die Atopie stellt bei einigen Rassen eine sehr häufige Ursache für Juckreiz dar. Eine bakterielle Follikulitis (Haarbalgentzündung) kann als Sekundärinfektion einer Atopie hinzukommen und verursacht noch stärkeren Juckreiz.

Bei Ohrinfektionen mit Überproduktion von Sekret kratzt sich der Hund an Hals und Kopf.

Die Analdrüsen führen manchmal zu einer akuten feuchten Dermatitis, die sich der Hund am Hinterteil selber beigebracht hat, da er hier häufig die Zähne einsetzt, weil er sich hier mit den Hinterläufen nicht kratzen kann.

KRANKHEITSSYMPTOME

Als Reaktion auf bestimmte Medikamente kratzt sich ein Hund oft nach einer Spritze an der Stelle, die juckt oder ringsum.
Mögliche Ursachen: Atopie (s. S. 128), Allergien (s. S. 123), Bakterielle Hauterkrankungen (s. S. 179), Flöhe (s. S. 164), Läuse (s. S. 202), Räudemilben (s. S. 213).

KNOTEN UND SCHWELLUNGEN

Schwellungen sieht oder fühlt man unter der Haut - bei kurzhaarigen Rassen leichter als bei Langhaarrassen. Abszesse oder Fremdkörper verursachen z. B. heiße und schmerzhafte Schwellungen. Geschwulste können weich und unter der Haut leicht verschiebbar

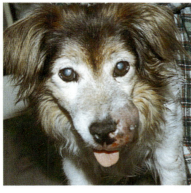

Tumor: Ein Immunozytom der oberen Lefzenpartie.

sein, wie Lipome (Fettgeschwulst), andere sind derb und fest mit den darunterliegenden Körperteilen verbunden.

Alle diese Gebilde sind möglicherweise gefährlich und sollten gleich nach ihrer Entdeckung dem Tierarzt gezeigt werden. Ein Hämatom (Bluterguß) kann eine plötzliche Verdickung des Ohrs verursachen, aber auch in Muskeln oder Gelenken auftreten.
Mögliche Ursachen: Abszeß (s. S. 121), Fremdkörper (s. S. 165), Hämatom (s. S. 137), Lipom (s. S. 205), Bösartige Tumore (s. S. 259), Warfarin-Vergiftung (s. S. 266).

LAHMHEIT

Ein Hund lahmt, wenn er einen Lauf beim Gehen oder beim Laufen nicht voll belastet. Es gibt verschiedene Schweregrade der Lahmheit, angefangen von einer leichten Steifheit, die man beim älteren Hund sieht, wenn er aufsteht, und die meist verschwindet, wenn er ein paar Schritte gelaufen ist, bis hin zum äußerst schmerzhaften gebrochenen Glied oder akuten Gelenksentzündung.

Manche Lahmheiten haben ihre Wurzel in der Wirbelsäule, und eine umfassende tierärztliche Untersuchung ist nötig, um den Schmerzgrad festzustellen und die genaue Ursache herauszufinden.

Es ist wichtig zu wissen, wie und wann sich die Lahmheit entwickelt hat, und ob der Hund eher nach einer längeren Ruhepause

A - Z DER HUNDEKRANKHEITEN

oder nach längerer Bewegung, wie einem langen Spaziergang auf hartem Straßenbelag, lahmt. Ein Hund schont von sich aus seinen Lauf bereits bei kleineren Verletzungen, dies erklärt auch die Wichtigkeit der Ruhigstellung bei der Behandlung von Lahmheiten.

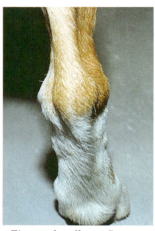

Ein geschwollenes Sprunggelenk führt zu Lahmheit.

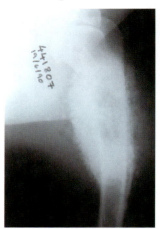

Osteosarkom: Röntgenaufnahme eines Hundelaufs.

Es gibt bestimmte Behandlungsmethoden für Knochen- und Gelenksentzündungen. Normalerweise macht der Tierarzt eine Röntgenaufnahme, bevor er seine Diagnose stellt und entsprechende chirurgische oder medikamentöse Maßnahmen einleitet.

Bei manchen Leiden ist vorübergehend vollständige Käfigunterbringung notwendig, bei anderen wird gemäßigte Bewegung für bestimmte Zeiten an der Leine empfohlen. Ruhigstellung kann auch bedeuten, daß der Hund sich nur kontrolliert bewegen darf, damit die Gelenke zwar »gelenkig« bleiben, aber keine extremen Aktionen durchführen, wie es bei freiem Auslauf passieren kann.

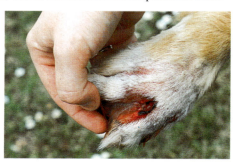

Eine Pfoteninfektion, die Entzündung und Blutung verursacht.

Mögliche Ursachen: *Es gibt viele spezifische Lahmheitsursachen: Arthritis (s. S. 127), Barlow-Syndrom (s. S. 132), Kreuzbandverlet-*

zungen (s. S. 200), Hüftgelenksdysplasie (s. S. 185), Bandscheibenerkrankungen (s. S. 131), Wachstumsstörungen (s. S. 196), Bösartige Tumore (s. S. 259), Krallenerkrankungen (s. S. 198), Osteo-Arthritis (vom Knochen auf ein Gelenk übergreifende Entzündung, s. S. 221), Osteochondrose (Knorpelerkrankungen, s. S. 222), Panostitis (Knochenentzündung, s. S. 226), Rheumatische Arthritis (s. S. 239), Spondylose (Brückenbildung an Rückenwirbeln, s. S. 250).

LYMPHKNOTENVERGRÖSSERUNG

Die »Filterdrüsen« des Lymphsystems sind im ganzen Körper verteilt, die direkt unter der Haut liegenden erkennt man nur, wenn sie angeschwollen sind. Diese Schwellung kann ein wichtiges Krankheitssymptom sein. Die Rachenmandeln können gleichzeitig vergrößert sein, so daß Schluckbeschwerden auftreten, und die inneren Brust- und Bauchlymphknoten können durch Druck auf benachbarte Organe andere Störungen verursachen. Die häufigste Ursache für eine Vergrößerung ist Reaktion auf eine Infektion: Streptokokken, Mykobakterien, Aktinomyces, Nocardien. Pilzinfektionen wie durch Aspergillus, parasitäre Infektionen durch Demodex oder Toxoplasmose rufen für gewöhnlich keine vergrößerten Lymphdrüsen hervor. Immunvermittelte Erkrankungen wie rheumatische Arthritis und Systemischer Lupus Erythematodes (SLE) sind dagegen weitere, die Lymphknoten ansprechende Leiden. Ein sehr ernstes Problem bedeuten tumoröse Vergrößerungen eines oder mehrerer Lymphknoten. Das Ausmaß des vorhandenen Tumors mag von seiner Art abhängen: Es gibt Lymphome, Lymhosarkome, bösartige Histiozytome, Leukämie, Multiple Myelome und systemische Mastzellerkrankungen.

Mögliche Ursachen: *Autoimmunerkrankungen (s. S. 130), Leukämie (s. S. 204), Bösartige Tumore (s. S 259).*

NASENAUSFLUß

Ein leichter, wäßriger Ausfluß aus den Nasenlöchern ist normal, eine erhöhte Menge und Verkrustungen an den Nasenlöchern deuten aber möglicherweise auf ein beginnendes Krankheitsgeschehen in der Nase hin. Wenn der Ausfluß zäh, gelblich oder grünlich wird, spricht dies für eine Infektion der Nasenhöhlen.

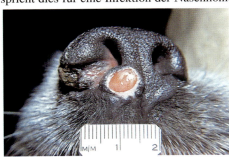

Ein Karzinom an der Nase eines Cocker Spaniels vor der Bestrahlung.

A - Z DER HUNDEKRANKHEITEN

Es gibt virale, bakterielle und pilzbedingte Infektionen. Diese können auch im Gefolge eines Tumors oder eines Fremdkörpers in der Nase auftreten. Pilzinfektionen und Fremdkörper verursachen oft blutigen Nasenausfluß oder Nasenbluten. Der Ausfluß kann aus

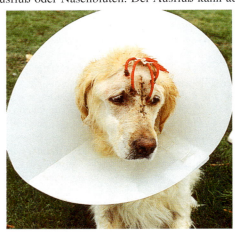

Behandlung nach Aspergillose - einer Infektion der Nasenhöhle.

einem oder beiden Nasenlöchern kommen, dies ist allerdings schwierig festzustellen, wenn der Hund sich ständig über die Nase leckt. Hunde mit laufender Nase atmen meist erschwert und hörbar, oft niesen und »schnorcheln« sie. Wenn der Ausfluß hinten in die Kehle abläuft, husten und würgen sie. Auf jeden Fall sollte der Tierarzt dem Ausfluß auf den Grund gehen, hierzu wird er die Nasenhöhlen untersuchen, unter Umständen sogar unter Vollnarkose mit Hilfe eines Endoskops. Bevor eine endgültige Diagnose gestellt werden kann, müssen vielleicht auch noch Proben in ein Labor geschickt werden.

Mögliche Ursachen: *Fremdkörper (s. S. 165), Bösartige Tumore (s. S. 259), Rhinitis (Schnupfen) (s. S. 240), Sinusitis (Nebenhöhlenentzündung) (s. S. 215).*

NERVENSYSTEMERKRANKUNGEN

Es ist schwierig, Nerven- oder Gehirnleiden zu erkennen, bis die Krankheit schon weiter fortgeschritten ist und bereits irreversible Veränderungen eingetreten sind. Jede unerwartete Änderung des Verhaltens, Appetits sowie plötzliche Blindheit deuten auf irgendeine Störung im Gehirn hin. Nervenlähmungen rühren oft von Verletzungen her und können die motorischen Nervenbahnen betreffen, welche die Muskeln kontrollieren und/oder die sensorischen Nervenbahnen, welche z.B. für die Schmerzwahrnehmung zuständig sind. Eine verlängerte Bewußtlosigkeit bezeichnet man als Koma, und es ist sehr schwierig, eine Reaktion des Hundes zu erreichen, obwohl er manchmal sogar Futter abschluckt. Epilepsie und andere toxische Leiden, die das Gehirn beeinträchtigen, lösen Zuckungen

KRANKHEITSSYMPTOME

aus. Gleichgewichtsstörungen und Taumeln können durch das Vestibularsyndrom verursacht worden sein. Nachschleppen der Hinterläufe kann durch einen Bandscheibenvorfall (s. S. 131), Spondylose (s. S. 250), und die progressive, zur Zeit noch unheilbare Chronische Degenerative Radiculomyelopathie CDRM (s. S. 145) bedingt sein.

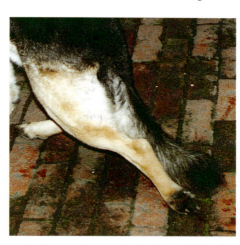

Zehennachschleifen in Zusammenhang mit chronischer degenerativer Radikulomyelopathie (CDRM).

Verhaltensstörungen wie Depressionen, ein Leiden, daß in der Tiermedizin nicht sehr ausführlich dokumentiert wird, kommt auch bei Hunden vor - manchmal nach dem Tod eines Menschen oder eines Tieres, die dem Hund sehr »nahestanden«. Ein depressives Haustier ist normalerweise sehr ruhig, hat nur wenig Appetit, zeigt kaum Interesse an Dingen, die es vormals durchaus beachtete. Hyperaktive Hunde haben grenzenlose Energien, sind aber physiologisch »normal«. Anzeichen wie andauernde und rastlose Bewegung, schlechtes Lernvermögen, Mangel an Aufmerksamkeit und manchmal auch Aggressivität sind für hyperaktive Hunde typisch. Ein Besuch beim Tierarzt ist ratsam, um abklären zu lassen, ob nicht eine Erkrankung zugrunde liegt. Blutuntersuchungen, einschließlich des Tests auf eine Schilddrüsenüberfunktion, und vielleicht auch die Stimulierung mit Dextro-Amphetamin können helfen, die klare Diagnose »Hyperaktivität« zu stellen.
Mögliche Ursachen: *Chronische degenerative Radiculomyelopathie CDRM (s. S. 145), Epilepsie (s. S. 184), Horner-Symdrom (s. S. 184), Hyperaktivität (s. S 187), Bandscheibenschaden (s. S. 131), Nervenverletzungen (s. S. 216), Bösartige Tumore (s. S. 259), Spondylose (s. S. 250), Vestibularsyndrom (s. S. 268).*

OHRENPROBLEME
Jede plötzliche Reizung des Ohres kann durch einen Fremdkörper, wie einen Grassamen im Gehörgang verursacht sein. Sehr

A - Z DER HUNDEKRANKHEITEN

schnell entwickelt sich eine massive Reizung des Ohres, verbunden mit heftigem Kopfschütteln und dem Versuch, das Gesicht den Boden entlang zu reiben. Ohrinfektionen rufen in der Regel weniger schnell eine Reizung hervor, sie sind eher mit Ausfluß und unangenehmem Geruch aus dem Ohr verbunden.

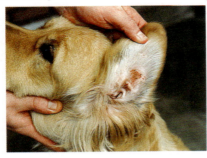

Otitis mit trockener Krustenbildung.

Ein geschwollener Behang ist oft auf ein Othämatom (s. S. 224) zurückzuführen. Man geht davon aus, daß eine Reizung des Behangs und der sichtbaren Teile des Gehörganges im Gefolge einer allergischen Reaktion (s. Atopie S. 128) auftreten kann. Wenn die Entzündung mit Ohrenschmalz und Ausfluß aus den tieferen Bereichen des Gehörganges von einer Infektion herrührt, könnte außerdem mit einem perforierten Trommelfell und einer Mittelohrentzündung verbunden sein.

Mögliche Ursachen: *Atopie (s. S. 128), Othämatom (s. S. 224), Fremdkörper (s. S. 165), Sarkoptesräude (s. S. 245), Otitis externa (s. S. 219), Mittelohrentzündung (s. S. 220).*

PARASITEN

1. Ektoparasiten (Äußerlich) Hautveränderungen durch Parasiten können von einer leichten Reizung ohne erkennbare Veränderung der Hautoberfläche wie bei Cheyletiella (s. S. 144) bis zu einer starken Verdickung und Nässen der geröteten Haut wie bei einer generalisierten Demodex-Räude mit sekundärer Pyodermie (tiefe eitrige Hautentzündung) reichen. Die meisten Parasiten wie Flöhe, Läuse, Herbstgrasmilben u. a. führen zu einer starken Hautreizung, sobald der ungebetene Gast »angreift«. Eine Ausnahme stellen die hierzulande heimischen Zecken dar, die als Winzling den Hund befallen, sich solange mit Blut vollsaugen, bis sie auf die Größe von 1 cm angeschwollen sind und sich dann wieder fallen lassen, um ihre Eier abzulegen. Über diese ganze Zeit hindurch scheinen die Zecken nur minimale Irritationen auszulösen. Einmal abgesehen von den Infektionen, die sie auf Hunde übertragen können, scheint die schlimmste Folge ein hartes Knötchen zu sein, das zurückbleibt, wenn sich die Zecke wieder fallen läßt. Ein Parasit »am falschen Ort« wird einem Hund größere Probleme bereiten: Die Ohrmilbe Otodectes der Katze kann, wenn sie auf den Hund übertragen wurde, eine akute Ohrentzündung auslösen, während die wandernde Hakenwurmlarve Uncinaria eine Dermatitis (Hautentzündung) an den Läufen des Hundes verursachen kann, auch wenn es ihr nicht gelingt, zu den Eingeweiden zu gelangen.

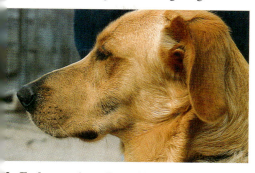

Demodikose-Fleck unterhalb des Auges.

2. Endoparasiten (Innerlich) Würmer sind Ursache eines struppigen, glanzlosen Fells, von Durchfall, vermehrtem Appetit und manchmal auch Husten, wenn sie in einem bestimmten Stadium die Luftröhre und Lunge durchwandern. Bei uns gibt es keine lebensbedrohlichen Endoparasiten, obgleich manche, wie Giardien, schwere Durchfälle beim Hund verursachen können. Das größte Risiko stellt die mögliche Übertragung auf den Menschen dar. Starker Spulwurmbefall, der außerdem Durchfall und ein schlechtes Allgemeinbefinden mit sich bringt, kann durch eine Darmblockade sogar zum Tode führen. Die üblichen Bandwurm-Infektionen führen zu größerem Appetit, Kümmern und Durchfall, der Echinokokkus-Bandwurm hingegen stellt wiederum ein beträchtliches Zoonose-Risiko dar. (Zoonose = vom Tier auf den Mensch übertragbare Krankheit).
Siehe auch: Cheylletiellose (s. S. 144), Flöhe (s. S.164), Giardien (s. S. 173), Hakenwürmer (s. S. 178), Läuse (s. S. 202), Lungenwürmer (s. S. 207), Räudemilben (s. S. 213), Hautpilz (s. S. 179), Spulwürmer (s. S. 273), Bandwürmer (s. S. 131), Peitschenwürmer (s. S. 230), Hefepilze (s. S. 179).

STEIFBEINIGKEIT

Die häufigste Ursache für einen steifen Gang ist die Osteoarthritis. Andere Erkrankungen wie die Autoimmunkrankheit Systemischer Lupus erythematodes (SLE) können sich gleichfalls durch Steifheit in Verbindung mit Appetitverlust und Müdigkeit äußern. Auch rheumatische Arthritis ist eine Autoimmunerkrankung mit ähnlichen Symptomen einschließlich Bewegungsunlust. Jede fiebrige Erkrankung des Hundes, wie Mandelentzündung oder Hepatitis kann mit steifen Gelenken, Lahmheit und beschleunigter Atmung einhergehen. Viele Leiden, die Leibschmerzen auslösen, können den Eindruck von Steifheit hervorrufen, da der Rücken leicht gekrümmt

A - Z DER HUNDEKRANKHEITEN

wird und der Hund sich, aus Angst vor stärkeren Leibschmerzen, nur zögernd bewegt. Manchmal wird Schmerz in der Hals- oder Brustregion als allgemeine Steifheit fehlgedeutet, hier läßt sich der Hund aber zum Laufen ermuntern, und Du siehst, daß nur ein bestimmter Teil des Körpers steif ist, nicht der ganze Körper. Glücklicherweise kommt Tetanus beim Hund nur sehr selten vor. Man kann ihn auch durch den steifbeinigen Gang erkennen, weiterhin vermag der Hund wegen der Muskelstarre die Kiefer nicht mehr zu öffnen.

Mögliche Ursachen: Bauchschmerzen (s. S. 98), Arthritis (s. S. 127), Autoimmunerkrankungen (s. S. 130), Hepatitis (s. S. 180), Rheumatische Arthritis (s. S. 239), Mandelentzündung (s. S. 211).

TEMPERATUR

Die Körpertemperatur des gesunden Hundes liegt zwischen 38,3 und 38,7°C. Als Hundebesitzer mußt Du die Temperatur rektal mit einem Thermometer messen können, ebenso solltest Du wissen, wie man den Puls an der Innenseite des Oberschenkels fühlt. Die Pulsfrequenz steigt oder sinkt mit veränderter Körpertemperatur. Eine Temperaturerhöhung wird auch als Fieber oder Pyrexie bezeichnet (s. S. 164). Erhöhte Temperatur kann ein gutes Zeichen sein, dies spricht dafür, daß der Hund eine gute Körperabwehr besitzt und Infektionen bekämpfen kann. Solch eine Fieber-Antwort bedeutet, daß sich viele Bakterien und Viren in einem Körper nicht vermehren können, der wärmer als normal ist.

Hunde mit einem Hitzschlag können Temperaturen von über 41,1°C erreichen; bei dieser gefährlich hohen Temperatur ist absolute Abkühlung vordringlich. Eine erniedrigte oder subnormale Temperatur ist ebenfalls besorgniserregend, da sie durch eine ernsthafte Erkrankung oder Blutvergiftung, die den gesamten Körperstoffwechsel betrifft, entstehen kann. Durch unzureichende Futteraufnahme nach einer Krankheit kann die Temperatur ebenfalls absinken, vor allem, wenn sie während der Genesungsphase gemessen wird. Die Krankenpflege wird unterstützt, wenn Du den Hund warmhältst und ihm Futter oder Flüssigkeit mit Nährstoffen verabreichst. Bei der trächtigen Hündin ist ein Temperaturabfall als Anzeichen für eine baldige Geburt zu werten.

(Siehe Die Geburt der Welpen und die Nachsorge, Seite 58).

VAGINALAUSFLUß

Jeder auftretende Ausfluß außer während der Hitze, ist als Krankheitssymptom anzusehen. cremeartiger oder gelblicher Ausfluß deutet für gewöhnlich auf eine Vaginitis (Scheidenentzündung) hin. Brauner, mehr flüssiger Ausfluß spricht eher für Endometritis (Entzündung der Gebärmutterschleimhaut); ein dicker, teerartiger, schwarzer Ausfluß kann von einem toten Welpen herrühren und ein grünlicher-schwarzer Ausfluß läßt eine Pyometra (Gebärmuttervereiterung) vermuten.

KRANKHEITSSYMPTOME

Mögliche Ursachen: Endometritis (s. S. 159), Pyometra (s. S. 170), Vaginitis (s. S. 246).

VERDAUUNGSSTÖRUNGEN

Vermehrte oder verminderte Nahrungsaufnahme sind meist das erste Anzeichen von Störungen und sollten dem Tierarzt berichtet werden. Appetitlosigkeit kommt bei den meisten Infektionskrankheiten mit erhöhter Temperatur vor, wird aber auch in Zusammenhang mit vielen anderen Erkrankungen, vor allem des Verdauungstraktes, beobachtet. Bei einer Darmblockade kann der Hund bei totaler Futterverweigerung oft trotzdem trinken, ohne erbrechen zu müssen. Ein plötzlicher Heißhunger kann von einem Unterzucker aufgrund kalter Witterung herrühren, er kann aber auch bei Krankheiten wie dem Cushing Syndrom, Diabetes, dem Malabsorptionssyndrom oder Exokriner Pankreasinsuffizienz auftreten. Die Untersuchung durch den Tierarzt umfaßt meist eine Blutwertebestimmung, anschließend wird möglicherweise eine spezielle Diät verordnet.

Manche Hunde sind äußerst schlechte Fresser, sie haben zuweilen aus ihrer frühen Entwicklungsphase Verhaltensstörungen. Welpen stellen sich in der Entwöhnungsphase von der totalen Abhängigkeit von Muttermilch auf die Aufnahme von fester Nahrung um. Das Saugen bei der Mutter und etwas später das Fressen geschehen im Wettbewerb mit den Geschwistern. Die Nahrungsaufnahme gewährleistet engen Kontakt zur Mutter, wir finden eine gegenseitige Interaktion, bei der einerseits die Mutter die Welpen säubert und auf ihr Fiepen reagiert und andererseits die Welpen Milch fordern. Etwas später in der Entwicklung wird der Hund zum Einzelfresser und der Mensch zum »Futterspender«, der auf die Forderungen des Hundes reagiert.

Psychogenes Erbrechen kann beim ab fünf Monate alten Welpen vorliegen, wenn er spontan und unwillkürlich Futter erbricht, meist etwa drei Stunden nach dem Fressen. Störungen der Futteraufnahme im späteren Leben treten ebenfalls auf, wenn der Hund zu sehr auf eine bestimmte Person fixiert ist. Das Futter wird auch öfter verweigert bis eine neue Geschmacksvariante oder Konsistenz präsentiert wird. Zu häufiges Füttern von Snacks kann ebenfalls zu Mäkligkeit führen, wenn dem Hund dann seine »Hauptmahlzeit« vorgesetzt wird.

Mögliche Ursachen: Cushing Syndrom (s. S. 146), Diabetes (s. S. 151), Exokrine Pankreasinsuffizienz (EPI, s. S. 226), Malabsorptionssyndrom (s. S. 210), fortgeschrittene Nierenentzündung (s. S. 117), Pharyngitis (Rachenkatarrh, s. S. 236), verschiedene Verhaltensstörungen.

VERSTOPFUNG UND STUHLDRANG

Außer bei Hunden, die eine große Menge Knochen gefressen haben, die unverdaut durch den Darm wandern und Tieren, deren vergrößerte Prostata auf den Enddarm drückt, ist Verstopfung beim

117

A - Z DER HUNDEKRANKHEITEN

Hund sehr selten. Stuhl- bzw. Harndrang (s. Tenesmus S. 256) kann bei einer Reihe von inneren Krankheiten auftreten. Die Blockade der Harnröhre, bei welcher der Hund Harndrang zeigt, könnte mit Verstopfung verwechselt werden, vor allem, wenn keine genaue Überwachung des kranken Hundes erfolgt.

Mögliche Ursachen: Harnsteine (s. S. 178), Verstopfung (s. S. 268), Blasenentzündung (s. S. 136), Fremdkörper (s. S. 165), Prostataerkrankungen (s. S. 233), Tenesmus (s. S. 256).

WÜRGEN

Wiederholtes Husten, als ob etwas in der Kehle des Hundes steckt, ist in den meisten Fällen durch das Würgen und »Räuspern« nach einer Zwingerhusteninfektion bedingt.

Die Ursache von Würgen und Speicheln kann ein Stock oder Knochen sein, der sich im Gaumen zwischen den Backenzähnen verkeilt hat. Fremdkörper wie Zweige oder Holzstöckchen können sich hinten im Fang verhaken - der Gegenstand tritt in den Rachen ein, kann sich dann aber nicht weiter bewegen. Runde Objekte wie Squashbälle, Knochenstücke oder Plastikspielzeug können, je nach Größe, im Hals, im Magen oder im Dünndarm steckenbleiben. Nadeln, Nägel oder Angelhaken können in die Zunge oder den Rachen stechen; manchmal stellen Schnüre, Plastiknetze oder Stoff ein Passagehindernis dar. Der eingeklemmte Gegenstand, der den Hund zum Würgen bringt, kann in der Größe vom zentimeterlangen Stock bis zu einem Tennisball reichen.

Hunde kauen oft auf Spielzeug, an Stöcken und anderen Fremdkörpern herum. Im Alter zwischen 6 Wochen und 6 Monaten, insbesondere während des Zahnwechsels ist das Zerbeißen von Gegenständen am stärksten. In diesem Alter ist es auch am wahrscheinlichsten, daß Hunde Fremdkörper schlucken, die dann entweder direkt steckenbleiben oder Darmblockaden verursachen. Manche Hunde verlieren die primär welpenbedingte Angewohnheit des Zerkauens nie, möglicherweise ist Langeweile die Ursache.

Vollständige Blockierung des Rachens ist das gefährlichste Anzeichen, auf das man achten muß: der Hund kann nicht mehr schlukken, würgt immer wieder und trocknet sehr schnell aus, da der Speichel aus dem Maul läuft und nicht abgeschluckt werden kann, um so den Flüssigkeitsverlust wieder auszugleichen. Würgen und nach Luft-Schnappen können auf blockierte Atemwege und einen Erstickungsanfall hindeuten. Auch Blaufärbung von Zunge und Maulschleimhäuten kann mit Atemschwierigkeiten zusammenhängen.

Ein verschluckter kompakter Fremdkörper kann 6 Wochen oder noch länger im Magen bleiben und bis auf gelegentliches Erbrechen nur wenige Probleme auslösen.

Seltener verursachen angeschwollene Drüsen oder Abszesse im Halsbereich aus den gleichen Gründen Atemprobleme mit Würgen und Erstickungsanfällen.

Mögliche Ursachen: Ohnmacht (s. S. 219), Anfälle (s. S. 96),

KRANKHEITSSYMPTOME

Fremdkörper (s. S. 165), Zwingerhusten (s. S. 277), Megaösophagus (erweiterte Speiseröhre, s. S. 211), Pharyngitis (Rachenkatarrh, s. S. 236), Vestibularsyndrom (s. S. 268).

ZAHNERKRANKUNGEN

Manche Welpen haben mißgebildete Zähne, manchmal bleiben die Milchzähne auch noch lange stehen, nachdem die zweiten Zähne durchgebrochen sind. Abgesehen von geringfügigen Fehlstellungen, die nur die Ausstellungskarriere eines Hundes gefährden, verursachen solche Zahnprobleme selten Krankheiten.

Wurzelhauterkrankungen kommen bei älteren Hunden häufig vor, sie betreffen die Übergänge von Zahnfleisch und Zähnen. Zuerst bereitet die Freilegung der Zahnwurzeln noch keine offensichtlichen Schmerzen - durch sie werden aber die Zähne in ihrer Verankerung gelockert und fallen eventuell später aus. Kalzium-

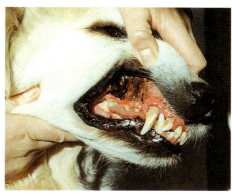

Gingivitis und zurückweichendes Zahnfleisch bei starker Zahnsteinbildung.

salze aus dem Speichel bilden Zahnbelag, auch Zahnstein oder Plaque genannt. Vermehrter Zahnstein übt einen konstanten Druck auf das Zahnfleisch aus und beschleunigt so den Verlauf von Wurzelhauterkrankungen. Futterreste verfangen sich häufig zwischen der Zahnsteinkante und dem darunter befindlichen Zahnfleischrand.

Untersuche den Hund auf Rötungen im Bereich des Zahnfleischrandes und auf braune Flecken an den Backenzähnen, welche auf Karies hinweisen. Mundgeruch ist oftmals der erste Hinweis auf krankhafte Veränderungen in der Maulhöhle. In diesem Falle sollte der Hund dem Tierarzt zur Untersuchung vorgestellt werden.

Mögliche Ursachen: *Gingivitis (Zahnfleischentzündung, s. S. 274), Wurzelhauterkrankungen (s. S. 190).*

TEIL III

A - Z
DER BEHANDLUNG
VON KRANKHEITEN

A-Z DER BEHANDLUNG VON KRANKHEITEN

ABSZESS
Eine eitergefüllte Schwellung, die eine mit Fieber verbundene Erkrankung auslösen kann.

SYMPTOME
Abszesse in inneren Organen wie der Leber sind beim Hund wenig verbreitet. Die meisten Abszesse befinden sich in oder direkt unter der Haut.

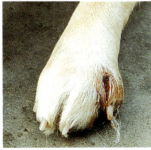

Ein Pfotenabszeß mit Schwellung.

URSACHE
Eine bestimmte Form von Abszeß wird durch eingedrungene Fremdkörper hervorgerufen. Im Sommer sieht man häufig in die Zwischenzehenhaut eingewanderte Grassamen.

BEHANDLUNG
Einsetzen von Antibiotika und manchmal chirurgische Ableitung der Flüssigkeit (Drainage).

ADDISON´SCHE KRANKHEIT
Eine durch Unterproduktion der Nebennierenrindenhormone ausgelöste Erkrankung.

SYMPTOME
Das Krankheitsbild wird bestimmt von unspezifischen Symptomen wie Schwäche, Lethargie, Magen-Darm-Verstimmung und Gewichtsverlust. Ein Bluttest kann einen Anstieg von eosinophilen Granulozyten und des Kaliumspiegels anzeigen.

URSACHE
Dieses seltene Leiden wird durch Unterproduktion der Nebennierenrinde, auch Hypoadrenokortizismus genannt, ausgelöst.

A-Z DER HUNDEKRANKHEITEN

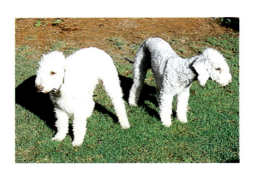

Addison'sche Krankheit (Bedlington Terrier). Der gesunde Hund ist links abgebildet.

BEHANDLUNG
Eine Behandlung durch die Verabreichung der beiden Nebennierenrindenhormone in Tablettenform kann erfolgversprechend sein.

ALTERNDE HUNDE
Siehe geriatrische Hunde S. 124.

AGGRESSION
Ist im Prinzip ein Verhaltensproblem, bei dem der Hund auf eine vermeintliche Bedrohung mit einem unerwünschten Angriff und Beißen reagiert.

SYMPTOME
Jede scheinbar grundlose Attacke auf Menschen oder andere Hunde kann als Aggressivität interpretiert werden. Zähnefletschen und Ohrenanlegen sowie die Körper- und Rutenhaltung können einen bevorstehenden Angriff signalisieren. Eine Belohnung dieses Verhaltens, wie sie bei der Ausbildung von Wachhunden praktiziert wird, verstärkt aggressive Tendenzen, während der sofortige Abbruch von Lob oder Belohnung eine andere Form der Aggressivität durch Frustration auslösen kann.

URSACHE
Aggression wird oft durch eine Revierverletzung ausgelöst, aber auch, nachdem ein Hund angegriffen wurde als er am wenigsten mit Schmerzen gerechnet hatte (Berührungsschmerz ist ein wichtiger Reiz). Es kann passieren, daß ein Hund, der hart bestraft wurde, von da an aggressiv reagiert, wenn man sich ihm unbedacht nähert. Die Neigung zu Aggressivität kann durch hormonelle Veränderungen noch verstärkt werden. Scheinträchtige Hündinnen entwickeln manchmal sehr starke Beschützerinstinkte und beißen, während zu anderen Zeitpunkten keinerlei Aggresivität beobachtet wird. Einfarbigen Cocker Spaniels, vor allem roten, wurde nachgesagt, daß sie unsicherer seien und eher zum Angstbeißen neigen als die geschimmelten. Aggressivität mag durchaus eine genetische Komponente

A-Z DER BEHANDLUNG VON KRANKHEITEN

haben, doch kann der Einfluß der Mutter auf das spätere Verhalten ihrer Welpen nicht ausgeschlossen werden, auch wenn in manchen Rassen bestimmte Linien eine vererbte Tendenz zu aggressivem Verhalten aufzuweisen scheinen. Veränderungen im Hormonspiegel können sowohl bei der Hündin als auch beim Rüden als mitauslösende Ursache in Frage kommen.

BEHANDLUNG
Konsequentes Training hilft, aggressives Verhalten zu vermindern, außerdem sollte man versuchen, dem Hund die Angst vor bestimmten Situationen zu nehmen, indem man sein Vertrauen aufbaut. Es gibt einige Medikamente, die gegen »feindseliges« Verhalten eingesetzt werden können, ebenso Mittel, welche die Angst des Hundes vor Bedrohungen herabsetzen. Gegen Aggressivität bei männlichen Hunden wird sehr häufig eine Kastration vorgeschlagen, da hierdurch die Hauptquelle von Testosteron, dem hauptschuldigen Hormon beim »Machohund«, beseitigt wird. Eine Kastration der Hündin kann hormonbedingte Stimmungsschwankungen bessern.

ALLERGIEN

Eine Krankheit, bei welcher der Körper nach vorangegangener Aussetzung gegenüber einem Allergen übertrieben reagiert. Ein Allergen kann eine proteinfreie Substanz oder ein Protein sein, welches eine Allergie oder eine bestimmte Überempfindlichkeit auslöst.

SYMPTOME
Eine sehr häufig diagnostizierte Erkrankung, für eine Vielzahl von Leiden verantwortlich. Sie reichen von Durchfall bis zu Hautreizungen wie Dermatitis.

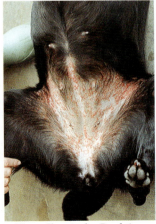

Eine allergische Reaktion.

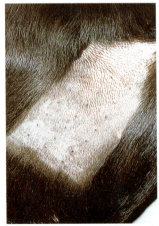

Zur Diagnose von Allergien kann ein Intadermaltest durchgeführt werden.

A-Z DER HUNDEKRANKHEITEN

URSACHE

Im Prinzip ist eine Allergie die Reaktion des Hundekörpers auf einen Fremdstoff oder Allergen. Das Immunsystem verhält sich so, als wäre diese meist eher harmlose Substanz ein unerwünschter »Eindringling« und löst eine überschießende Reaktion aus. Das Immunsystem hat ein eigenes »Gedächtnis«. Eine ähnliche Reaktion kann jedes Jahr erneut auftreten oder jedesmal, wenn der Hund dem Allergen begegnet oder ein verdächtigtes Futter frißt. Es ist möglich, daß nach fünf oder sieben Jahren die Immunreaktion etwas abnimmt, ältere Hunde leiden oft weniger als früher an ihren Allergien.

BEHANDLUNG

Wenn der Auslöser erst einmal erkannt ist, hilft die Vermeidung des Allergens, soweit dies möglich ist, die Symptome abzumildern. Es gibt eine breite Palette an Medikamenten, die gegen Allergien eingesetzt werden, sei es in Tablettenform, als Spritze oder als Lotion zur äußerlichen Anwendung. Der Tierarzt wird Dich beraten, welche Antihistaminika oder Kortikosteroide am besten geeignet sind. Du kannst Deinen Hund auch desensibilisieren lassen. Die Vermeidung von Gluten (Eiweißkleber in Getreideprodukten) in Verbindung mit einer Ein-Protein-Diät wird zur Behandlung von bestimmten Allergien empfohlen.

ALTERNDE HUNDE (GERIATRISCHE HUNDE)

Manche Hunde wirken mit 13 Jahren noch fit und gesund, andere wiederum erwecken bereits ab 7 Jahren den Eindruck eines alten Hundes. Regelmäßige Bewegung und eine kontrollierte Ernährung, um Fettleibigkeit vorzubeugen, sind wichtig, um den Alterungsprozess zu verlangsamen. Die größeren und »Riesen«rassen scheinen am stärksten von vorzeitiger Alterung betroffen zu sein.

SYMPTOME

Neben Herz-, Gelenks- und Harnabsatzbeschwerden sieht man auch Verhaltensänderungen als massive, bedauerliche Auswirkungen des Alterns. So versuchen einige Hunde grellem Licht zu entgehen, indem sie sich in Ecken zurückziehen, sie sind orientierungslos und bellen grundlos in der Nacht. Manche Hunde beginnen, gierig zu fressen, häufiger aber werden sie wählerisch. Man muß ihnen oft verschiedene Geschmacks- und Konsistenzvarianten anbieten, damit sie das Interesse am Fressen behalten.

Harn- und Kotinkontinenz sind ebenfalls Probleme des senilen Hundes.

BEHANDLUNG

Eine gründliche Allgemeinuntersuchung sowie ein Bluttest sollten durchgeführt werden, bevor der alte Hund gezielt behandelt wird. Anpassung der Ernährung und medizinische Versorgung können das Leben des älteren Hundes wesentlich verbessern.

A-Z DER BEHANDLUNG VON KRANKHEITEN

ANALADENOM
Diese Erkrankung tritt bei älteren Rüden als eine Geschwulst unter der Rute auf.

SYMPTOME
Blutende Wucherungen um den Anus.

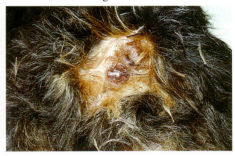

Analadenom.

URSACHE
Das Tumorwachstum ist abhängig von den männlichen Geschlechtshormonen, deren Produktion beim älteren Hund oft aus dem Gleichgewicht gerät. Es handelt sich dabei um einen gutartigen Tumor, der aber durch sein starkes Wachstum und Geschwürbildung über Blutungen zum Tod führen kann.

BEHANDLUNG
Da der Tumor gutartig ist, ist eine chirurgische Entfernung der Wucherungen, ehe sie sich vergrößern, sinnvoll. Meist wird der Hund gleichzeitig kastriert.

ANALBEUTELERKRANKUNGEN
Hunde habe eigene Wege, sich gegenseitig zu erkennen: Die Drüsen, die die Analbeutel auskleiden, produzieren den stärksten Eigengeruch des Hundes. Wenn ein Hund Kot absetzt, wird eine kleine Menge Analdrüsensekret mit abgegeben, sozusagen als Visitenkarte.

SYMPTOME
Im Extremfall beißt sich der Hund in die Haut um die Rutenwurzel, versucht so, den Schmerz zu bekämpfen. Bei leichteren Beschwerden sieht man den Hund »schlittenfahren«, um durch Druck auf den Drüsenbereich die Analbeutel zu entleeren.

URSACHE
Wenn der Hund seine Analdrüsen nicht vollständig entleeren kann, schwellen sie an und schmerzen, was dem Hund sehr unangenehm ist. Auch kann sich ein Abszeß bilden.

BEHANDLUNG
Eine ballaststoffreiche Kost erleichtert dem Hund die Entleerung

A-Z DER HUNDEKRANKHEITEN

seiner Analbeutel. In manchen Fällen müssen sie regelmäßig von Hand ausgedrückt werden. Hierbei sollte man Einmalhandschuhe tragen und etwas Zellstoff verwenden.

ANÄMIE

Als Anämie bezeichnet man einen Mangel an roten Blutkörperchen, die den Sauerstoff durch den ganzen Körper transportieren.

SYMPTOME
Betroffene Hunde haben blasse Augen- und Maulschleimhäute, wirken lethargisch und schwach.

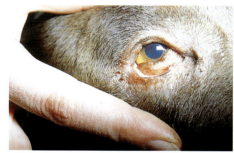

Anämie (und Hämatom).

URSACHEN
Hauptursachen für Anämie sind: Blutverlust, Zerstörung der roten Blutkörperchen (meist durch Autoimmunerkrankungen) oder ein Versagen des Knochenmarks, genügend rote Blutzellen zu bilden (meist bei Eisenmangel, Vergiftungen oder Tumorzellen, die ins Knochenmark eindringen). Ein Blutverlust kann äußerlich oder innerlich auftreten und wird oft durch Unfälle (Verletzungen) verursacht. Schwere innere Blutungen können bei aufgebrochenen Eingeweidetumoren oder nach einer Warfarinvergiftung (Rattengift! Anm. d. Übers.) auftreten.

BEHANDLUNG
Die Abklärung einer Anämie erfordert eine vollständige tierärztliche Untersuchung, gefolgt von Bluttests und möglicherweise Röntgenaufnahmen und Knochenmarksbiopsie. Die Therapie hängt von der jeweiligen Ursache ab und kann, in schweren Fällen, eine Bluttransfusion erforderlich machen. Es wird empfohlen, eine protein- und eisenreiche Kost einschließlich Leber, Nieren und Herz während der Genesung zu füttern, auch wenn es den meisten Futtermischungen nicht an Eisen mangelt. Eine Notfallbehandlung wird im Falle einer starken inneren Blutung notwendig.

ANÖSTRUS

Definiert als Ausbleiben der Hitze, ist Nichteintreten der Hitze

A-Z DER BEHANDLUNG VON KRANKHEITEN

bei Hündinnen sehr selten. Das Wort Anöstrus gebraucht man normalerweise, um den Zeitabschnitt des Zyklus zu bezeichnen, der zwischen dem Ende einer Tragezeit (oder Scheinträchtigkeit) und den ersten Läufigkeitsanzeichen liegt. Manche Rassen haben ihren ersten Zyklus im Alter von nahezu 18 Monaten, und viele ältere Hündinnen werden seltener heiß, vielleicht nur noch einmal pro Jahr.

SYMPTOME
Manche jüngere Hündinnen zeigen nur wenig oder gar keinen Ausfluß, der Besitzer erkennt keine Anzeichen einer Läufigkeit.

URSACHE
Der Grund für eine solche »Spätentwicklung« ist teils genetisch, teils ernährungsbedingt; die Temperatur und die Tageslichtlänge sind bekannt dafür, den Zyklus vieler Tierarten zu beeinflussen.

BEHANDLUNG
Man kann den Hormonspiegel durch Bluttests bestimmen lassen. Wenn ein Suböstrus vorliegt und die Hündin keinerlei Brunstsymptome zeigt, kann eine kleine Dosis Östrogen zum richtigen Zeitpunkt das Züchten ermöglichen.

ARTHRITIS
Kann einfach als Gelenksentzündung beschrieben werden.

SYMPTOME
Kommt normalerweise bei älteren Hunden vor, die steif oder chronisch lahm gehen. Das Gelenk/die Gelenke sind oft angeschwollen.

URSACHE
Es gibt, je nach Ursache der Gelenksentzündung, viele verschiedene Arthritisarten: z.B. die traumatische Arthritis durch Beschädigung der Gelenksflächen; infektiöse oder septische Arthritis nach einem Biss oder über den Blutkreislauf wie bei der Lyme-Disease (Borreliose) oder immunverbundene Arthritis wie bei rheumatischer Arthritis. Eine Arthritis kann eines oder mehrere Gelenke gleichzeitig betreffen. Die häufigste Form der Arthritis ist die Osteoarthritis, als Folge degenerativer Gelenkserkrankungen (DID). Auf dem Röntgenbild erkennt man sie durch die gefürchteten knöchernen Zubildungen rund ums Gelenk.

BEHANDLUNG
Der Umgang mit Arthritis verlangt eine Diät, die verhindern soll, daß der Hund Übergewicht bekommt, da dies die Gelenke unnötigen Belastungen aussetzt. Mäßige Bewegung, wie z.B. mehrere kontrollierte kürzere Spaziergänge täglich, ist wildem Spiel und Stöckchenwerfen vorzuziehen, da dieses die Gelenkbänder belastet und den Gelenkknorpel übermäßig verschleißt. Glücklicherweise gibt es eine Reihe neuer medizinischer und chirurgischer Methoden, die dem

A-Z DER HUNDEKRANKHEITEN

Hund Erleichterung verschaffen und ihm die Rückkehr zu einer besseren Beweglichkeit ermöglichen. Siehe Hüftgelenksdysplasie (Seite 185), Osteochondrosis (Seite 222).

ATEMNOT

Der Atmungsapparat befördert die Luft von der Nase zu den Lungen, und es ist äußerst wichtig, daß die Luftwege frei sind. Der Sauerstoff muß die Lungen erreichen können, um den ganzen Körper zu versorgen; Abfallgase müssen abgeführt werden. Wenn diese lebenswichtigen Vorgänge nicht aufrechterhalten werden, entsteht Atemnot.

SYMPTOME

Der Hund erscheint ängstlich und atmet rasch mit weit geöffnetem Maul. In jedem Fall sollten die Augen- oder Maulschleimhäute untersucht werden, um festzustellen, ob durch Sauerstoffmangel eine Blaufärbung erfolgt ist.

URSACHE

Jede Einengung der Luftwege kann zu Atemnot führen. Der Kehlkopf könnte durch einen Ball blockiert sein, der sich hinten im Rachen verkeilt hat oder es könnte eine Kehlkopflähmung vorliegen. Rassen mit kompakten Schädeln wie Bulldoggen und Möpse bekommen oft aufgrund eines großen, weiche Gaumensegels und einen kleinen Kehlkopf Probleme. Die Luftröhre kann teilweise durch einen Trachealkollaps blockiert werden, und gelegentlich atmen Hunde Fremdkörper ein, die sich dann an der Luftröhrenbasis oder in einer Hauptbronchie festsetzen. Tumore und Verdickungen durch entzündliche Veränderungen oder Schleimbildung können ebenfalls die Luftwege einengen. Bei allergischen Erkrankungen kann es zu Krämpfen und verengten Luftwegen sowie zum Anschwellen des Kehlkopfes kommen. Lungenentzündung, Brustfellentzündung und Lungenblutungen oder -emphyseme lösen zuweilen schwere Atemnot aus.

BEHANDLUNG

Das Öffnen des Fangs und das Herausziehen der Zunge können einen freieren Luftstrom zu den Lungen ermöglichen. Enge Halsbänder müssen abgenommen werden, und jegliche Flüssigkeit, welche die Nasenlöcher oder den Rachen blockiert, muß mit einem Tuch - oder was auch immer gerade zur Hand ist - herausgewischt werden. Hervorragend wirkt Anlegen einer Sauerstoffmaske - bei extremer Atemnot und halb bewußtlosen Patienten kann auch die Mund-zu-Nase-Beatmung versucht werden.

ATOPIE

Hierbei handelt es sich um einen klinischen Symptomkomplex, der genetisch bedingte Überempfindlichkeit mit einschließt.

A-Z DER BEHANDLUNG VON KRANKHEITEN

SYMPTOME
Atopie verursacht Hautreizungen mit Lecken und Kratzen, was zu Selbstverletzung und Sekundärinfektionen führen kann. Am häufigsten betroffen sind Gesicht, Ohren, Läufe und Pfoten und der Unterbauch. Bei hellhaarigen Rassen bilden sich durch die nässenden Augen Tränenstraßen und durch den Speichel orangegefärbte Pfoten. Auch findet man kahle Stellen durch das ständige Lecken an den Vorderläufen, außerdem rote und juckende Ohren. Rote Bauchhaut und Haarverlust sind nicht ungewöhnlich. Bei manchen Hunden zeigt sich Atopie lediglich durch einen entzündeten Gehörgang als Otitis externa.

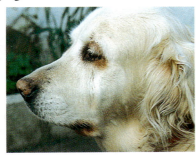

Tränenschlieren im Gesicht, durch Atopie verursacht.

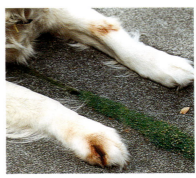

Speichelverfärbungen als Folge von Atopie.

URSACHE
Ein allergisches Leiden des Hundes, das durch eine genetische Veranlagung, auf Umweltstoffe Antikörper (IgE) zu bilden, ausgelöst wird. Atopie tritt bei manchen Rassen gehäuft auf, vor allem bei Englischen Settern, Terriern, Boxern, Labradors und Golden Retrievern. Das häufigste Allergen (allergieauslösender Stoff) für atopische Hunde ist die Hausstaubmilbe und ihre Ausscheidungen. Diese Milben vermehren sich in warmen, feuchten Räumen, folglich tritt das Problem vor allem auf, wenn Arbeitsrassen wie Labrador oder Golden Retriever als Familienhunde im Haus gehalten werden, und ihnen nur beschränkt Gelegenheit zum Aufenthalt und zur Bewegung an der frischen Luft geboten wird. Es gibt bei bestimmten Rassen möglicherweise eine jahreszeitabhängige Häufung.

A-Z DER HUNDEKRANKHEITEN

BEHANDLUNG
Die Behandlung dieser Krankheit erfordert, den Kontakt zum auslösenden Allergen zu minimieren. Dies kann durch die Meidung von zentralbeheizten Wohnräumen mit Teppichböden und wenig Belüftung unterstützt werden. Haltung im Freien kann den Reiz oft senken. Hunde, die in kälterer Umgebung leben, bekommen ein dickeres Fell, was dazu beitragen kann, die Haut zu schützen. Jede tierärztliche Therapie umfaßt Parasitenkontrolle, Verabreichung einer Ein-Protein-Diät oder einer unüblichen Proteinzufuhr sowie Hautberuhigung durch Antihistaminika. Essentielle Fettsäuren werden als Futterzusatz empfohlen, manchmal auch Kortikosteroide vorsichtig eingesetzt. Antibiotika sind bei Sekundärinfektionen erforderlich. Die Desensibilisierung muß über mehrere Monate durchgeführt werden, um einen Erfolg zu erzielen, kann bei manchen Hunden von großem Nutzen sein, wenn sie mindestens ein Jahr lang durchgehalten wird.

AUTOIMMUNERKRANKUNG

Bei dieser Krankheit reagiert der Hund auf Anwesenheit körpereigener Zellen oder Antikörper mit exzessiver Immunantwort.

SYMPTOME
Es gibt viele verschiedene Typen von Autoimmunerkrankungen: Pemphigus z.B. betrifft die Haut und ruft Blasen, Pusteln und Geschwüre hervor; systemischer Lupus Erythematodes richtet sich gegen viele Organsysteme wie Haut, Nieren, Gelenke und Blut.

URSACHE
Eine Krankheit, bei der das Abwehrsystem des Körpers Antikörper bildet, die sich aber gegen gesunde Teile des eigenen Körpers richten. Werden solche antinukleäre Antikörper gebildet, können die Zellen vieler innerer Organe sowie Blutzellen zerstört werden. Solche Erkrankungen werden auch als »Immunvermittelte Krankheiten« beschrieben.

BEHANDLUNG
Die gezielte Therapie erfordert strenge tierärztliche Überwachung, sie schließt meist Steroide in hoher Dosierung und ähnliche immunsuppressive Medikamente mit ein.

A-Z DER BEHANDLUNG VON KRANKHEITEN

BANDSCHEIBENSCHÄDEN (INTERVERTEBRAL DISC DISEASE)

Das als »Bandscheibe« bekannte knorpelige Polster zwischen den einzelnen Wirbelkörpern kann sich abnutzen, herausgedrückt und vorgetrieben werden oder auch vorfallen. Dies führt zu dem Leiden, das man beim Menschen »Bandscheibenvorfall« nennt.

SYMPTOME
Bandscheibenschäden treten mit Symptomen von »Rückenschmerzen« bis hin zu plötzlichen und schweren Lähmungen auf.

URSACHE
Die Zwischenwirbelgelenke haben eine stoßdämpfende Scheibe, die sich aus einem inneren, weichen Kern (»Nukleus«) und einem bindegewebigen, äußeren Ring (»Annulus«) zusammensetzt. Als Teil des Alterungsprozesses wandelt sich der gallertartige Kern um in härteres, kalkiges Material. Jede ungewohnte Belastung des Rückens, vor allem bei langrückigen Rassen wie Dackeln, kann zum Bruch des porösen Ringes führen, wodurch Teile des Bandscheibenkörpers hervortreten und auf die Nervenfasern des Rückenmarks drücken.

BEHANDLUNG
Bei schweren, plötzlichen Lähmungen, können intravenöse Injektionen von Kortikosteroiden angebracht sein, auch eine chirurgische Entfernung des vorgefallenen Bandscheibenmaterials. Schwächere Fälle können konservativ mit entzündungshemmenden Medikamenten und mäßiger Ruhigstellung behandelt werden. Besondere Beachtung muß den Ausscheidungen von Blase und Darm gewidmet werden, da diese oft beeinträchtigt sind.

BANDWURMBEFALL

Bandwürmer sind weltweit verbreitet, jede Art hat einen bestimmten Zwischenwirt. Der häufigste Bandwurm ist wahrscheinlich der kurze Dipylidium caninum. Er befällt den Darm, verursacht aber nur selten Krankheitssymptome, außer bei sehr starkem Befall.

SYMPTOME
Bandwurminfektionen werden oft erst durch das Auftreten cremeweißer Einzelsegmente, die in den Rutenhaaren kleben, festgestellt. Diese Segmente können sich langsam bewegen, wenn sie ausgeschieden wurden, und eine Uhrglasform entwickeln. Später, wenn sie eingetrocknet sind, sehen sie wie abgeflachte Reiskörner aus.

A-Z DER HUNDEKRANKHEITEN

BEHANDLUNG/PROPHYLAXE
Zwischenwirte des Dipylidium caninum sind Flöhe oder Läuse, deshalb umfaßt die Bandwurmkontrolle auch die Freihaltung des Hundefells von Ektoparasiten. Es gibt eine ganze Reihe wirkungsvoller Wurmmittel, eine Infektion kann aber immer wieder auftreten, sobald ein Floh, der eine Wurmlarve enthält, verschluckt wird. Routinemäßige Entwurmungen gegen Bandwürmer sollten je nach Risikofaktoren alle drei bis sechs Monate wiederholt werden.

Die Taenia Bandwürmer, können Hunde infizieren, die rohes Kaninchenfleisch (T. serialis, T. pisiformis) oder das Fleisch von Schaf-, Rind- und Schweinekadavern (T. ovis, T. hydatigena, T.multiceps) fressen, sie sind heute weniger verbreitet. Echinokokkus Bandwürmer sind eine Zoonose, die für den infizierten Menschen gefährlich werden kann. Echinokokkus findet man heute nur noch, wo Hunde an Schafkadaver gelangen können.

BARLOW´S DISEASE (Metaphyseale Osteopathie)
Diese Krankheit befällt die Enden der wachsenden Röhrenknochen, ihre korrektere Bezeichnung lautet »Metaphyseale Osteopathie«. Sie gefährdet schnellwüchsige Welpen vor allem großer Rassen im Alter zwischen drei und sieben Monaten.

SYMPTOME
Der Welpe zeigt heiße, schmerzhafte Schwellungen an den Enden der langen Röhrenknochen, sie führen zu Lahmheit und Bewegungsunlust. Die Läufe können so schmerzen, daß der Welpe kollabiert, oft steigt die Körpertemperatur bis auf 40° C. Die Diagnose wird in der tierärztlichen Untersuchung anhand typischer Veränderungen auf dem Röntgenbild gestellt.

URSACHE
Die genaue Ursache für diese Erkrankung ist noch unbekannt, verantwortlich könnte eine Überversorgung mit Mineralien sein. In der Vergangenheit wurde Vitamin C-Mangel als eine eventuelle Ursache vermutet, aber eine tägliche Zufütterung kann zu einem überhöhten Kalziumspiegel führen und sollte deshalb unterlassen werden.

BEHANDLUNG
Kontrollierte Fütterung und Einnahme von Medikamenten gegen die schmerzenden Gelenke sind für den heranwachsenden Junghund oft ausreichend, Entzündungshemmer und Schmerzmittel können verabreicht werden.

BAUCHSPEICHELDRÜSENENTZÜNDUNG (PANKREATITIS)
Eine Entzündung der Bauchspeicheldrüse kommt ziemlich selten vor, sie stellt aber ein Leiden dar, das äußerst schmerzhaft ist und tödlich verlaufen kann.

A-Z DER BEHANDLUNG VON KRANKHEITEN

SYMPTOME
Hunde mit akuter Pankreatitis erkranken plötzlich, haben hohes
Fieber, sind sehr abgeschlagen und zeigen Bauchschmerz und wie-
derholtes Erbrechen.

URSACHE
Die Bauchspeicheldrüse ist dem Dünndarm angelagert. Nach einer
akuten Bauchverletzung kann sie erkranken. So eine Verletzung
kann durch einen Verkehrsunfall auftreten oder nach unkluger chirurgischer Manipulation während einer Operation. Von sehr fettrei-
cher Ernährung, manchen Medikamenten oder Giftstoffen wie
Alkohol nimmt man an, daß sie spontane Pankreatitis auslösen können. Hundebesitzer sollten die Risikofaktoren reduzieren: Vermeide
Fettleibigkeit, füttere keine größeren Mengen und lasse Deinem
Hund keine überflüssigen Glukokortokoid-Spritzen geben.

BEHANDLUNG
Eine akute Pankreatitis ist ein veterinärmedizinischer Notfall, der
erfahrene Hilfeleistung erfordert, um so schnell wie möglich den
Schock zu bekämpfen und die Elektrolytwerte wieder auszuglei-
chen. Es darf nichts mehr gefüttert werden, auch Wasser und
Elektrolyte sollten vorerst nur über den Tropf verabreicht werden.
Manch ein betroffener Hund entwickelt nach etwa 4 Tagen eine
Gelbsucht. Dies kann passieren, wenn austretende Pankreasenzyme
eine Fettgewebsnekrose und eine Blockade des Gallenganges aus
der Leber verursachen. Manche Hunde entwickeln im Anschluß eine
Diabetes. Glücklicherweise spricht die Mehrheit der Hunde innerhalb von 48 Stunden auf die Behandlung an; manche Hunde mit
akuter Pankreatitis erfordern allerdings eine Spezialtherapie oder
eine chirurgische Kontrolle des Bauchraumes. Eine fettarme Diät ist
für alle Hunde, die eine Pankreatitis überstanden haben, ratsam.

BAUCHSPEICHELDRÜSENSTÖRUNGEN
(Pankreasinsuffizienz/Exokrine Pankreasinsuffizienz (EPI))
**Die Funktion der Bauchspeicheldrüse besteht einerseits in der
Sekretion von Verdauungsenzymen, andererseits in der Insulinproduktion. Ein Versagen der exokrinen (Verdauungs-) Ausscheidungen führt zu Erkrankungen beim Hund.**

SYMPTOME
Betroffene Tiere wirken unterernährt und mager, sie ermüden
schnell und haben oft gewaltigen Appetit. Sie produzieren große
Mengen fahlgrauen oder fettigen gelben Kot. Die Vergärung von
Zucker- und Proteinresten durch Bakterien im Dickdarm kann zu
Durchfall und einem gasgeblähten Bauch führen.

URSACHE
Bei diesem auch als EPI bekannten Leiden bildet die Bauchspeicheldrüse keine ausreichenden Mengen an Verdauungsenzymen.

133

A-Z DER HUNDEKRANKHEITEN

Normalerweise werden diese Enzyme in den Dünndarm sekretiert, um Proteine, Kohlenhydrate und Fette aus der Nahrung zu verdauen. Bei EPI führt der Mangel an diesen Verdauungsenzymen dazu, daß das Futter nicht normal abgebaut und aufgenommen werden kann. Man findet die Erkrankung häufiger bei Deutschen Schäferhunden, sie wurde auch bei Collies und anderen Rassen beobachtet. EPI tritt vor allem bei jüngeren Tieren zwischen 6 Monaten und 5 Jahren mit einer Schrumpfung der Pankreaszellen auf. Die Ursache hierfür ist unbekannt. Die insulinproduzierenden Pankreaszellen sind von dieser Schrumpfung nicht betroffen. Eine bakterielle Überwucherung des Dünndarms erschwert das Geschehen oft noch.

BEHANDLUNG
Einmal anhand des TLI-Bluttests diagnostiziert muß die Ernährung auf eine leicht verdauliche, fettarme und ballaststoffarme Diät umgestellt werden. Zusätze von Traubenzucker und Kokosöl können gegeben werden, um die verfügbare Energie zu erhöhen. Pankreasextrakt kann als Pulver oder Kapseln direkt vor der Fütterung unter das Futter gemischt werden. Da der Extrakt durch die Magensäuren zerstört wird, können Wirkstoffe wie Cimetidin eine halbe Stunde vor Verabreichung gegeben werden, um sicherzustellen, daß der Zusatz auch in den Dünndarm, wo er benötigt wird, gelangt. Die Kosten für eine Langzeittherapie bei EPI liegen hoch und müssen leider in solchen Fällen mit in die Überlegungen einbezogen werden.

BAUCHWASSERSUCHT (ASTZITES)
Hierunter versteht man die Ansammlung erheblicher Flüssigkeitsmengen in der Bauchhöhle.

SYMPTOME
Eine sichtbare Ausdehnung des Bauches durch Flüssigkeit entwickelt sich langsam und muß von der Person, die jeden Tag mit dem Hund zusammen ist, nicht sofort bemerkt werden. Kurzatmigkeit, ausgelöst durch den Druck aufs Zwerchfell, kann auffallen. Möglicherweise kann man den Erguß ertasten, doch sollte man sehr vorsichtig sein, um einen möglichen Tumor nicht durch unvorsichtiges Zusammenquetschen des Hundebauches zum Reißen zu bringen.

URSACHE
Bauchwassersucht tritt oft in Folge von Herz-, Leber- oder Nierenerkrankungen auf. Man unterscheidet Transsudate und Exsudate. Inhalt sind Blut, Urin, Darmflüssigkeit oder, am häufigsten, eine klare, serumartige Flüssigkeit.

BEHANDLUNG
Der Tierarzt kann mit einer Kanüle etwas von der Flüssigkeit abziehen. Dieser Vorgang heißt Parazentese und hilft, die Art der Flüssigkeit und den Grund für die Ansammlung herauszufinden. In einfachen Fällen helfen bereits der Einsatz von Diuretika (Entwässerungsmittel) und eine Futterumstellung.

A-Z DER BEHANDLUNG VON KRANKHEITEN

BESAMUNG, ARTIFIZIELL (KÜNSTLICH)

Diese Zuchtmethode wird erst in jüngerer Zeit eingehend erforscht und erfolgreich durchgeführt. In Großbritannien hat die Guide Dogs for the Blind Association die umfassendste praktische Erfahrung mit den entsprechenden Techniken. Export und Import von Hundesamen erlauben es, Welpen der erfolgreichsten Zuchtrüden der Welt züchterisch einzusetzen. Die Metropolitan Police führt auf diesem Gebiet in ihrem Zuchtzentrum ein ähnliches Programm durch. Die zur Zeit einzigen Bedenken bestehen hinsichtlich der Identität der gewonnenen und eingelagerten Spermien, damit korrekte Ahnentafeln für die durch künstliche Besamung gezeugten Welpen erstellt werden können.

BINDEHAUTENTZÜNDUNG (KONJUNKTIVITIS)

Eine der häufigsten Augenerkrankungen beim Hund.

SYMPTOME
Hierbei ist die Innenauskleidung der Augenlider betroffen. Durch den starken Juckreiz reibt sich der Hund häufig die Augen. was das Leiden weiter verschlimmert. Die ansonsten blaßrosa Bindehäute erscheinen meist leuchtend rot, und ein klebriger oder angetrockneter Ausfluß findet sich an oder um die Augenlider.

URSACHE
Man sollte das Vorhandensein eines Fremdkörpers wie eines Haares oder Samens auf der Oberfläche des Augapfels in Betracht ziehen. Oft verursacht auch eine feine Verletzung wie der Kratzer einer Katzenkralle auf der Hornhaut eine akute Konjunktivitis. Infektionen sind eine weitere häufige Ursache.

BEHANDLUNG
Die Spülung mit Kontaktlinsenflüssigkeit oder mit sterilem Wasser (im Wasserkessel kochen und auf Körpertemperatur abkühlen lassen) bringt meist eine sofortige Linderung. Danach sollte eine gründliche tierärztliche Untersuchung und Verabreichung von bestimmten Medikamenten erfolgen.

BLÄHUNGEN (FLATULENZ)

Übermäßige Gasansammlung in Magen oder Darm. Normalerweise wird dieses Gas über den Anus als »Flatus« (»Wind«) abgegeben.

SYMPTOME
Flatulenz ist ein unangenehmer, aber meist harmloser Zustand im Verdauungstrakt, bei dem Gas zwar leise, aber so geruchsintensiv ausgeschieden wird, daß alle im Raum es mitbekommen.

URSACHE
Der Gärungsprozeß im Dickdarm wird durch pflanzliche Kohlen-

A-Z DER HUNDEKRANKHEITEN

hydrate und Ballaststoffrückstände ausgelöst, manche Hunde schlucken aber zusätzlich größere Luftmengen ab, wenn sie gierig hinunterschlingen. Diese Luft wandert durch den Magen in den Dickdarm.

BEHANDLUNG
Mehrere kleine Mahlzeiten, gefolgt von Bewegung, helfen, das Gas im Freien loszuwerden. Futtermittel mit Erbsen- oder Bohnenmehl sollten gemieden werden, aber auch manche reinen Fleischmahlzeiten produzieren übermäßige Gase. Auch Milchprodukte sollten vermieden werden. Oft müssen einfach verschiedene Futterzusammensetzungen ausprobiert werden, bis man ein hochverdauliches, rückstandsarmes Hundefutter gefunden hat.

BLASENENTZÜNDUNG (ZYSTITIS)
Entzündung der Harnblasenwände.

SYMPTOME
Erkrankte Tiere versuchen häufiger Urin abzusetzen. Das Wasserlassen dauert länger und sie haben oft noch Harndrang, obwohl die Blase bereits entleert zu sein scheint. Eventuell findet man im Urin blutige Schlieren. Urinieren im Haus und häufigere Inkontinenz (Blasenschwäche) können die ersten Anzeichen einer Zystitis sein.

URSACHE
Entzündung der Blasenwand, meist durch bakterielle Infektion. Diese kommt häufiger bei der Hündin vor, da sie eine kürzere Harnröhre hat. Erstmals wird eine Infektion meist während des Östrus bemerkt.

BEHANDLUNG
Die Diagnose »Zystitis« stellt der Tierarzt nach einer gründlichen Untersuchung und Urintests. Eine frische »Mittelstrahl«-Probe sollte zum Untersuchungstermin mitgebracht werden. Der Harntest weist bei Zystitis häufig Blut und Protein im Urin nach, sowie einen alkalischen pH-Wert. Durch mikroskopische Harnsedimentuntersuchungen und Bakterienbestimmungen versucht man, die Ursache herauszufinden. Langandauernde Blasenentzündungen erfordern häufig weitere Untersuchungen einschließlich Röntgenaufnahmen. Eine Zystitis kann auch durch Blasensteine verursacht werden, welche die Blasenwand reizen. Hierauf sollte man gezielt untersuchen, wenn ein Rüde oder eine Hündin mehrere Anfälle hat. Die Erste-Hilfe erfordert, den Hund zum Trinken zu ermuntern und häufig mit ihm Gassi zu gehen, damit er Gelegenheit hat, seine Blase zu entleeren. Normalerweise werden bestimmte Antibiotika verabreicht, die mit dem Urin ausgeschieden werden, nachdem sie den Blutkreislauf durch die Nieren verlassen, um hier dann hohe Werte zu erreichen. Manchmal verschreibt der Tierarzt auch eine bestimmte Diät, die den pH-Wert des Urins verändert.

A-Z DER BEHANDLUNG VON KRANKHEITEN

BLUTERKRANKHEIT (HÄMOPHILIE)

Eine Blutkrankheit, bei der gestörte Blutgerinnung und Blutungsneigung selbst nach kleinen Verletzungen vorliegen.

SYMPTOME
Hämophilie ist charakterisiert als ein Versagen der Blutgerinnung, erkennbar an verlängerter Blutung nach kleinen Verletzungen oder Zahnverlust.

URSACHE
Definitionsgemäß ist die Ursache eine erbliche Blugerinnungsstörung durch den Mangel an einem Gerinnungsfaktor, der für die normale Gerinnung nötig ist. Hämophilie A (Faktor VIII-Mangel) findet man beim Hund häufiger, sie betrifft vor allem Deutsche Schäferhunde. Oft erfährt man erst durch den plötzlichen Tod des Hundes nach einem rapiden Blutverlust aufgrund einer größeren Verletzung von der Krankheit. Die Blutung kann auch in Körperhöhlen oder Gelenken auftreten, ohne daß man äußerlich etwas davon bemerkt.

BEHANDLUNG
Bestimmte Hämophilie-Typen können durch Medikamente und Überwachung beeinflußt werden. Wenn betroffene Hunde das Erwachsenenalter erreichen, dürfen sie nicht zur Zucht eingesetzt werden.

BLUTERGUß (HÄMATOM)

Eine Blutansammlung unter der Haut oder in einem Organ nennt man Hämatom. Blutergüsse nach Gewebequetschungen sind weitere Beispiele.

SYMPTOME
Jede blutgefüllte Schwellung, die nach einer Verletzung entsteht. Die häufigste Stelle, an der man ein Hämatom sieht, ist das Ohrleder.

URSACHE
Eine Blutansammlung unter der Haut findet man meist als sogenanntes »Othämatom« am Ohrlappen. Die Blutgefäße werden durch

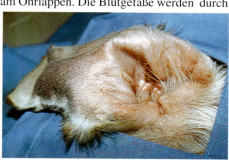

Foto eines Othämatoms.

A-Z DER HUNDEKRANKHEITEN

ständiges Ohrenschütteln und -kratzen durchlässig, worauf solange Blut in den Raum zwischen Haut und Ohrknorpel sickert bis ein »Blutschwamm« entstanden ist. Die Ohren erscheinen ungleichmäßig, da das Blut oft so schwer ist, und das Ohr nach unten zieht. Hämatome können aber auch an anderen Körperstellen auftreten und stammen häufig von Bissen oder Unfällen.

BEHANDLUNG
Kühle das Ohr sofort mit einer eiskalten Kompresse, um ein weiteres Austreten von Blut aus den erweiterten Gefäßen zu verhindern. Außerdem hilft dies, die Ohrreizung zu lindern, so daß der Hund sich nicht mehr weiter kratzen oder schütteln muß. Kleinere Hämatome schrumpfen, sobald ihr Inhalt resorbiert wird. Die größeren hingegen, vor allem am Ohr, erfordern chirurgische Behandlung. Außerdem müssen Maßnahmen ergriffen werden, die eine weitere Blutung verhindern.

BLUTVERGIFTUNG (TOXÄMIE)
Bei einer Toxämie liegt im Körper eine Vergiftung durch giftige Substanzen vor.

SYMPTOME
Reduzierter Appetit, Schocksymptome und Dehydration (Austrocknung) können auftreten.

URSACHE
Toxine können durch Bakterien gebildet werden. Man sieht dies beispielsweise bei Abszessen, die zu einer Erkrankung des ganzen Hundes, nicht nur der infizierten Stelle, führen können. Toxine können sich aber auch im Körper ansammeln, wenn die Funktion lebenswichtiger (Ausscheidungs-)Organe eingeschränkt ist, beispielsweise bei Leber- oder Nierenversagen. Solche Toxine können wiederum die Funktion anderer lebenswichtiger Organe, wie des Gehirns oder des Herzens, beeinträchtigen, möglicherweise mit Todesfolge.

BEHANDLUNG
Die Behandlung mit Antibiotika reicht nicht immer aus. Ein Abszeß muß chirurgisch gespült werden, um das tote und giftige Material aus der Abszeßhöhle zu entfernen. Toxämien können zum Schock mit Kreislaufkollaps führen. Dieser erfordert eine Intensivbehandlung mit Infusionen und bestimmten Medikamenten. Wenn die Nieren normal arbeiten, können die Toxine mit intravenösen Flüssigkeiten aus dem Körper gewaschen werden. Leider ist bei vielen derartigen Vergiftungen die Futter- und Wasseraufnahme deutlich herabgesetzt, außerdem treten durch Erbrechen und Durchfall zusätzliche Flüssigkeitsverluste auf, so daß sich der Zustand verschlechtert, weil der Hund austrocknet.

A-Z DER BEHANDLUNG VON KRANKHEITEN

BLUTVERLUST (HÄMORRHAGIE)
Starker Blutverlust aus gerissenen Blutgefässen, oft nach Verletzungen.

SYMPTOME
Äußere Blutungen erkennt man leicht an dem Blut auf oder nahe der Körperoberfläche. Eine innere Blutung ist schwieriger zu erkennen - Blut kann sich im Bauchbereich oder in der Brusthöhle ohne sofort erkennbaren Verlust ansammeln. Wenn ein inneres Organ bei einem Unfall verletzt oder ein Tumor aufgebrochen ist, übersieht man zuweilen die Symptome wie Hecheln, blasse Schleimhäute, Schwäche und Schock.

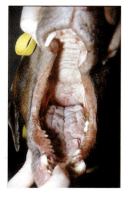

Hautblutungen im Maul.

URSACHE
Äußere Verletzungen, geplatzte Blutgefäße oder ein schlechtes Gerinnungsvermögen können zu unerwartetem Blutverlust führen. (s. Hämophilie, S. 137, Warfarin-Vergiftung, S. 266).

BEHANDLUNG
Unnötiger Blutverlust muß durch Erste-Hilfe-Maßnahmen eingedämmt werden, und, falls der Blutfluß anhält und das Leben des Hundes bedroht ist, bedarf es aller Mittel der tierärztlichen Kunst.

BRANDWUNDEN UND VERBRÜHUNGEN
Hierbei handelt es sich beim Hund um eher seltene Verletzungen. Sogar wenn er ein Kabel zerkaut, spürt der Hund normalerweise die Elektrizität in den Kabeln, bevor er sich das Maul verbrennt oder gar einen tödlichen Schlag erleidet.

Die häufigste Verbrühung geschieht durch Übergießen mit heißem Fett oder anderen kochenden Flüssigkeiten in der Küche. Wenn die verbrühende Flüssigkeit zu lange auf der Hautoberfläche verbleibt, beschädigt sie die Hautschichten schwer, was manchmal zu bleibenden Narben und Haarverlust

führt. Bei rundlichen Tieren mit flachem Rücken besteht ein höheres Risiko von Haarverlust.

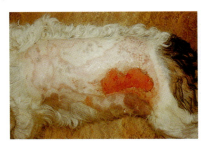

Verbrennungen an der Flanke eines Terriers.

BEHANDLUNG
Die Erste Hilfe verlangt sofortige Hautkühlung durch Übergießen mit reichlich Eiswasser. Heiße Fette und Öle stellen eine größere Gefahr dar, da sie an der leicht fettigen Hundehaut haftenbleiben und so länger einwirken. Ein sehr mildes Reinigungsmittel sollte in solchen Fällen angewendet werden, um das im Haar haftende Fett zu entfernen, gefolgt von weiterem Eiswasser. Schwer verbrühte oder verbrannte Hunde müssen tierärztlich gegen den Schock behandelt werden, außerdem muß bei ihnen eine sorgfältige Wundbehandlung durchgeführt werden, um den Heilungsprozess zu fördern. Eine antibiotische Abdeckung verhütet Sekundärinfektionen. Sind umfangreiche Hautschäden eingetreten, wird dadurch eine Hauttransplantation nötig.

BRONCHITIS

Die Entzündung einer oder mehrerer Bronchien. Man unterscheidet eine akute und eine chronische Form.

SYMPTOME
Bei einer Bronchitis zeigt der Hund trockenen oder feuchten Husten (den Auswurf sieht man meist nicht, da er abgeschluckt wird) und wiederholtes Würgen. Die Atmung geht schnell, mitunter besteht in der Bewegung Kurzatmigkeit, nach Anstrengung hört man ein pfeifendes Keuchen. Hunde, die zu wenig Luft bekommen, haben eine leicht violette Zunge und sitzen mit auswärts gedrehten Ellenbogen und angehobener Brust da. Hunde können bis zur Erschöpfung husten, was zu Kollaps und Bewußtlosigkeit führen kann.

URSACHEN
Bronchitis, die Entzündung der Bronchien, führt zu einer Verengung der Luftwege und übermäßiger Produktion von Sekret. Die Krankheit kann durch Infektionserreger, Viren, Bakterien, oder nicht-infektiöse Reizstoffe oder Allergene wie eingeatmeten Staub, Rauch oder Schimmelpilzsporen ausgelöst werden. Bei allergischer Bron-

A-Z DER BEHANDLUNG VON KRANKHEITEN

chitis, manchmal auch Bronchialasthma genannt, verkrampft sich die Bronchialmuskulatur, wodurch sich die Luftwege weiter verengen. Eine Bronchitis kann chronisch werden, was gehäuft bei älteren Hunden kleiner und mittlerer Rassen auftritt. Zwingerhusten kann auch bei jungen Hunden zu einer chronischen Bronchitis führen.

BEHANDLUNG
Die Diagnose einer Bronchitis durch den Tierarzt erfordert eine vollständige klinische Untersuchung und zusätzliche Maßnahmen wie Röntgen, Endoskopie der Luftwege sowie eine Analyse des Bronchialsekretes, das man durch eine Bronchienspülung erhält. Die anschließende Behandlung hängt von der zugrundeliegenden Ursache ab. Hierzu können Gewichtsreduktion, Bewegungseinschränkung sowie ein Brustgeschirr anstelle eines Halsbandes gehören. Betroffene Hunde dürfen nicht in schlecht belüfteten Räumen gehalten werden, in denen verstärkt Hausstaubmilben, Tabakrauch und irgendwelche chemischen oder Heizungsdämpfe sowie Schimmel auftreten. Unter tierärztlicher Aufsicht können Antibiotika, Bronchodilatoren (Erweiterer) und Mittel, die den Schleim verflüssigen, verordnet werden. Es sollte eine gleichmäßige Umgebungstemperatur eingehalten werden, damit der Hund sich wohlfühlt. Manchmal hilft es auch, die Luft anzufeuchten. Wenn der Tierarzt den Bronchitistyp festgestellt hat, können auch Inhalationen angewandt werden. Hustenunterdrückende Mittel sind nicht immer empfehlenswert.

BRÜCHE

BECKENBRUCH

Die Beckenknochen sind relativ schwach und können bei einem Verkehrsunfall brechen, etwa wenn ein Auto den Hund an der Hinterhand erwischt.

SYMPTOME
Starke Schmerzen im hinteren Körperbereich, häufig auch Kot- und Urinverhaltung nach einem Unfall.

URSACHE
Frakturen (Brüche) eines oder mehrerer Beckenknochen sind normalerweise die Folge einer Unfallverletzung, wobei immer das Risiko von Komplikationen betreffs der Blase, der Nerven und des Weichteilgewebes besteht. Bei der Genesung einer Hündin können deren Geburtswege enger werden.

BEHANDLUNG
Schmerzmittel, Röntgen und eventuell eine Zurückverlagerung der gebrochenen Knochen stellen die Grundlagen einer tierärztlichen Behandlung dar, eine Prognose hinsichtlich einer vollständigen Wiederherstellung ist jedoch anfangs immer unsicher. Käfigruhe, mit weichen Unterlagen, die ein Wundliegen verhindern, sowie Überwachung der Ausscheidungsfunktionen sind ebenfalls wichtig.

A-Z DER HUNDEKRANKHEITEN

DAMMBRUCH (PERINEALHERNIE)

Wenn die Muskeln und Bänder schwach werden, kann sich der hinterste Teil der Leibeshöhle unter der Rute auswölben.

SYMPTOME
Bei Perinealhernien bilden sich an einer oder beiden Seiten des Anus Schwellungen.

URSACHE
Die Krankheit wird durch einen »Zusammenbruch« der tragenden Muskulatur hervorgerufen. Meist denkt man zuerst, die Auswölbung sei durch vergrößerte Analdrüsen entstanden. Eine immer größer werdende einseitige Schwellung neben dem Rektum kann durch einen Riß der Beckenstützmuskulatur zustandekommen, so daß Fett - ja sogar die Blase - aus dem Bauch in den Bruchsack neben dem Rektum vorfallen können. Wenn die Blase in der Bruchpforte eingeklemmt wird, kann kein Harn mehr abgesetzt werden.

Ein Bruch durch wiederholtes Pressen, wie man es bei älteren Rüden mit Prostatavergrößerung antrifft, kann auch zu diesem Leiden führen.

BEHANDLUNG
Abführmittel und Medikamente, die den Kot weicher machen, können anfangs helfen. Auf Dauer muß der Bruch aber durch eine Operation, vielleicht auch mit Kastration, beseitigt werden.

KNOCHENBRÜCHE (FRAKTUREN)

Jeder Bruch der Knochenoberfläche wird als Fraktur bezeichnet.

SYMPTOME
Die klassischen Symptome sind Verformung der Bruchstelle, Schmerz, Schwellung und Wärmebildung. An der Bruchstelle herrscht eine abnorme Beweglichkeit und ein beachtlicher Funktionsverlust. Bewegt man den Lauf unvorsichtig, so kann man das Knirschen der gebrochenen Knochen hören.

URSACHE
Meist eine Unfallverletzung. Knochenbruchstücke sind scharf, Du kannst eine Verletzung noch verschlimmern, wenn Du unvorsichtigerweise versuchst, den Bruch zu »richten«.

BEHANDLUNG
Erste Hilfe bedeutet hier, den gebrochenen Knochen möglichst zu schonen. Oft nimmt ein Hund von selbst eine bestimmte Stellung ein, nur wenn er unvorsichtig bewegt wird, tut es ihm weh. Nach einem Unfall ist es ohnehin wichtiger, die Atemwege freizuhalten, offene Wunden zum Schutz vor Infektionen abzudecken, den Blutverlust zu kontrollieren und den Schock zu verringern.

Schienen und Bandagieren können den Zustand noch verschlimmern, so daß man mit der Frakturbehandlung am besten abwartet, bis eine komplette Untersuchung inklusive Röntgen stattgefunden hat.

WEICHTEILBRUCH (HERNIE)

Gewebsschwäche oder eine ungewöhnliche Öffnung der Körperwand kann zum Vorfall von Fett oder eines inneren Organes führen, was sich in einer unerwarteten Auswölbung äußert. Mit Herniotomie bezeichnet man die operative Korrektur dieses Defektes.

SYMPTOME
Jede unerwartete Schwellung in der Leisten- oder Nabelgegend und in der Analregion (Perineum) sollten an eine Hernie (Bruch) denken lassen.

URSACHE
Jeder Defekt oder Schwäche der Körperwände kann ein Austreten des Inhaltes nach sich ziehen, eine solche Auswölbung bezeichnet man als Hernie. Das Zerreißen eines Muskels nach einer Verletzung kann ähnliches auslösen, streng genommen muß dies allerdings als »Ruptur« (Riß) bezeichnet werden. Die verbreitetste Hernie ist die Umbilikalhernie oder Nabelbruch, die man beim Welpen an einer Auswölbung im Nabelbereich erkennt.

BEHANDLUNG
Kleinere Hernien verschließen sich wieder und bereiten keine Probleme, bei größeren hingegen muß durch eine Operation das vorgefallene Material zurückverlagert und die Bruchpforte verschlossen werden. Inguinalhernien (Leistenbrüche) kommen bei Hündinnen häufiger vor als bei Rüden. Der Bruchsack kann Uterus, dessen Aufhängeband, Darm oder Blase enthalten - muß chirurgisch behandelt werden. Eine Inguinalhernie beim Rüden kann eine Darmschlinge enthalten, die eingeklemmt wird, während ein Uterus, der bei der Hündin im Bruchsack liegt, eine Pyometra entwickeln kann (s. S. 170). Einen Dammriß findet man im besonderen bei älteren Rüden. Dies ist normalerweise mit Kotabsatzbeschwerden verbunden als Folge einer Prostatavergrößerung am Harnblasenhals. Dies kann zu einem Notfall werden, wenn die Blase sich nach hinten dreht und im Bruch einklemmt. Jede Vorwölbung rund um den Anus muß untersucht werden, um abzugrenzen, ob es ein Tumor, eine Analbeutelerweiterung oder ein Dammriß ist.

A-Z DER HUNDEKRANKHEITEN

CAMPYLOBAKTER
Name eines Bakteriums, das im Verdauungstrakt des Hundes vorkommt.

SYMPTOME
Dieser Organismus löst nicht immer Durchfall aus, kann aber unter Umständen eine ziemlich heftige wässrige, oft blutige Diarrhoe verursachen. Auch Erbrechen kann zu Beginn eines Anfalles auftreten.

URSACHE
Infektionsquellen können rohe Geflügelinnereien sowie der Kot von Möwen oder anderen Wildvögeln sein. Der Erreger ist möglicherweise auf Menschen übertragbar, wenn auch die Erfahrung lehrt, daß es verschiedene Arten sind, die Menschen und Hunde befallen (Siehe Diarrhoe, S. 154).

BEHANDLUNG
Eine orale Flüssigkeitstherapie und die Gabe geeigneter Antibiotika kann notwendig sein. Immer sind Vorsichtsmaßnahmen wie Händewaschen nach der Fellpflege und richtige Entsorgung von Durchfall-Kot ratsam, um jede Übertragung auf den Menschen zu vermeiden.

CHEYLETIELLOSE
Eine parasitäre Hauterkrankung, auch »wandernde Schuppen« (»Walking Dandruff«) genannt.

SYMPTOME
Es kann eine leichte Hautreizung auftreten, meist jedoch verursachen die Milben Schuppenbildung auf dem Rücken in Richtung Rutenansatz. Die ersten Anzeichen können auch beim Besitzer auftreten und zwar als starker Juckreiz an Armen, Brust, Rumpf und Gesäß. Glücklicherweise dauert die Reaktion des Menschen nicht länger an, es sei denn durch Neuinfektion über das Tier.

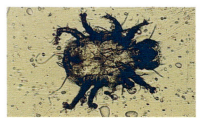

Die Milbe
Cheyletiella yasguri
(vergrößert).

A-Z DER BEHANDLUNG VON KRANKHEITEN

URSACHE
Die kleine Cheyletiella yasguri ist keine Grabmilbe, sondern lebt auf der Hautoberfläche. Sie ernährt sich, indem sie die Haut durchsticht und sich aus dem darunterliegenden klaren, farblosen Serum ernährt. Die Milben sind ziemlich plump, man kann sie sich im Fell bewegen sehen. Ihre Eier sind sehr klein und an der Wurzel der Hundehaare festgeklebt. Weibliche Milben können mindestens 10 Tage getrennt von ihrem Wirt leben und dabei andere Hunde infizieren. Es gibt zwei weitere Cheyletiella-Arten, die sich vorwiegend auf Katzen und Kaninchen spezialisiert haben.

BEHANDLUNG
Eine Behandlung mit verschreibungspflichtigen Shampoos oder mit Ivermectin-Injektionen bringt in der Regel raschen Erfolg, Flohmittel helfen hingegen weniger.

CHRONISCHE DEGENERATIVE RADICULO-MYELOPATHIE (CDRM)

Diese Krankheit führt zur Hinterhandschwäche, vorwiegend beim Deutschen Schäferhund.

SYMPTOME
Anfangs hebt der Hund bei dieser Krankheit seine Pfoten etwas langsam an, nützt vielleicht auch die mittleren beiden Krallen der Hinterpfoten stärker als üblich ab. Später dann treten ein fortschreitender Verlust der Motorik-Kontrolle, des Gefühls in den Hintergliedmaßen sowie schwankender Gang ein.

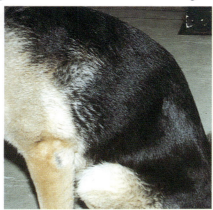

Muskelschwund bei einem Deutschen Schäferhund mit chronischer degenerativer Radiculomyelopathie (CDRM).

URSACHE
Die Ursache ist bisher unbekannt, da CDRM aber vor allem bei Deutschen Schäferhunden bestimmter Zuchtlinien vorkommt, ist wahrscheinlich ein erblicher Faktor beteiligt. Dabei sind die Nervenwurzeln des Rückenmarks betroffen: der Zustand mancher Hunde

verschlechtert sich schnell, während sich andere noch mehrere Jahre damit bewegen können.

BEHANDLUNG
Der Hund muß geröntgt werden, um andere Ursachen wie Spondylose, Bandscheibenvorfall oder Hüftgelenksdysplasie auszuschließen. Hat sich der Verdacht auf CDRM bestätigt, gibt es keine spezifische Therapie. Bestimmte Präparate wie Vitamin E oder Kortikosteroide bringen dem Hund jedoch begrenzt Linderung.

CUSHING-SYNDROM

Das Cushing-Syndrom wird durch eine Überproduktion von Nebennierenhormonen ausgelöst.

SYMPTOME
Das Cushing-Syndrom kommt hauptsächlich bei mittelalten bis alten Hunden vor, ist aber im Anfangsstadium oft nicht leicht zu erkennen. Die üblicherweise auftretenden Symptome sind erhöhter Durst und Harnabsatz, gesteigerter Appetit, Müdigkeit durch Muskelschwäche und ein mit haarloser Haut bedeckter, aufgetriebener Bauch. Der herabhängende, aufgetriebene Leib kann von einer vergrößerten Leber herrühren und die überdehnten Bauchmuskeln mit dem im Bauch abgelagerten Fett kommen durch den gesteigerten Appetit und den dicken Bauch zustande.

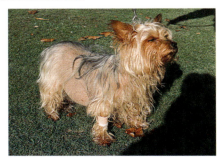

Cushing-Syndrom bei einem Yorkshire Terrier.

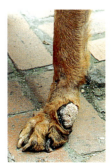

Verkalktes Geschwür an der Pfote eines am Cushing-Syndrom erkrankten Boxers.

A-Z DER BEHANDLUNG VON KRANKHEITEN

URSACHE

Ausgelöst wird diese Krankheit durch einen Tumor der Nebenniere oder - noch häufiger - durch einen Tumor der Hirnanhangsdrüse, welche die Nebennieren stimuliert. Manche Hunde entwickeln nach einer Langzeitbehandlung mit hochdosiertem Kortison bei chronischen Haut- oder Atmungsapparaterkrankungen cushingartige Symptome.

BEHANDLUNG

Der Tierarzt kann die Erkrankung mit speziellen Tests feststellen. Die Behandlung des durch einen Hirnanhangsdrüsentumor bedingten Typ ist oft recht erfolgreich, die Aussichten bei Nebennierentumoren sind weniger gut.

A-Z DER HUNDEKRANKHEITEN

DARMVERSCHLINGUNG (INTUSSUSZEPTION)

Dieses Wort ist schwierig auszusprechen - und die Vorstellung eines Darmabschnittes, der sich erst ein- und dann wieder auswärtsdreht, fällt ebenfalls nicht leicht!

SYMPTOME
Man begegnet Intussuszeption häufiger bei jüngeren Hunden mit Durchfall. Zusätzliches Erbrechen deutet darauf hin, daß der Hund eine vollständige Darmblockade hat.

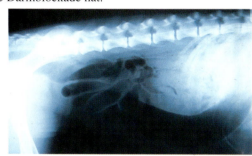

Intussuszeption (Röntgenbild).

URSACHE
Wiederholter Stuhldrang führt zu einem kleinen Stück umgestülptem Darm, der sich hierdurch von einer im Normalfall weichen Röhre in eine harte, wurstförmige Masse im Bauchbereich umwandelt. Diese Verengung führt zu weiterem Kotdrang, Durchfall mit frischem Blut und starken Bauchschmerzen.

BEHANDLUNG
Einmal erkannt, muß der Hund sofort operiert werden. Manchmal ist es möglich, die Invagination (Einstülpung) zurückzuverlagern, in vielen Fällen allerdings wird direkt ein Darmstück entfernt (Enterektomie). Es ist wichtig, nach der Operation den Durchfall zu behandeln und die Ernährung zu überwachen, da bei anhaltendem Durchfall ein Rückfall droht.

DEHYDRATION (AUSTROCKNUNG)

Ein Zustand, bei dem der Körper mehr Wasser verliert als aufgenommen und gespeichert wird.

SYMPTOME
Die Merkmale des Flüssigkeitsverlustes kann man in den Augen, der

A-Z DER BEHANDLUNG VON KRANKHEITEN

Haut und im Maul erkennen. Die Augen sehen trocken und glanzlos aus, in schweren Fällen sinkt der Augapfel richtiggehend in die Höhlen zurück. Die Haut bleibt als Falte stehen, wenn man sie abhebt, und der Grad der »Zeltbildung« läßt eine Grobschätzung zu, wie stark ausgetrocknet der Hund ist. Das Innere des Fangs wirkt trocken mit zähem Schleim um die Zähne. Möglicherweise weist der Hund auch Schocksymptome auf, nämlich kalte Gliedmaßen und nur langsamen, schwachen Puls.

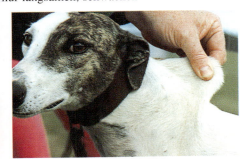

Wenn ein Hund dehydriert ist, bleibt eine angehobene Hautfalte stehen.

URSACHE
Hunde dehydrieren bei Wasserentzug oder, was häufiger vorkommt, nach größeren Flüssigkeitsverlusten durch Durchfall und Erbrechen. Eine schwerwiegende Dehydration kann auftreten, wenn der Hund sehr viel Flüssigkeit über die Nieren ausscheidet, etwa bei Nierenversagen oder schlecht kontrollierter Diabetes.

BEHANDLUNG
Das Ziel ist es, den Flüssigkeitsverlust zu korrigieren und die Körperflüssigkeiten wieder aufzufüllen. Ermuntere den Hund, kleinere Mengen Wasser zu trinken, mit Salz (Elektrolyte) und Glukose angereichert entsteht eine »Isotonische Lösung«. Ein einfaches Hausmittel bietet eine Mischung von einem Teelöffel Salz und einem Dessertlöffel Glukose auf zwei Tassen Wasser. Beim Tierarzt bekommt man aber auch Fertigpulver zum Anmischen. Liegt ein schwerwiegender Wasserverlust vor wie z.B. nach einem Hitzschlag kann intravenös fünfprozentige Dextrose verabreicht werden. Durch einen Bluttest kann man den exakten Grad der Dehydration messen, und spezielle Elektrolytlösungen können als intravenöse Infusion verabreicht werden.

DEMODEX-RÄUDE

Hierbei handelt es sich um eine Hautinfektion, die durch Demodex-Milben hervorgerufen wird. Die korrektere Bezeichnung dieser Erkrankung lautet Demodikose.

SYMPTOME
Demodikose kann eine örtlich begrenzte oder eine generalisierte

A-Z DER HUNDEKRANKHEITEN

(weiter ausgebreitete) Hautkrankheit auslösen. Die örtlich begrenzte Form findet man bei jungen Hunden (bis zu 12 Monaten) als haarlose Stellen im Gesicht und an den Läufen; 90 % der Fälle heilen ohne Behandlung spontan wieder ab. Die generalisierte Form kann sowohl junge als auch alte Tiere befallen und zeigt sich durch viele haarlose, schuppende Flecken. Diese Form wird oft durch bakterielle Folgeinfektionen kompliziert, was manchmal auch mit »Roter Räude« bezeichnet wird, und meist Hautreizung und Jucken verursacht. Oft kann der Parasit durch die mikroskopische Untersuchung von Hautgeschabseln identifiziert werden.

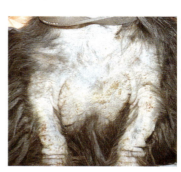

Demodex-Räude bei einem Scottish Terrier.

URSACHE
Demodikose ist eine Hautinfektion, welche durch die in Haarbälgen und Talgdrüsen lebende Grabmilbe Demodex foliculorum ausgelöst wird. Manche Hunde scheinen für die Infektion anfälliger zu sein als andere. Möglicherweise existieren auch bei bestimmten Rassen Dispositionen, schwerere Formen von Demodex-Räude zu entwickeln als andere. Es könnte einen erblichen Defekt in ihrem Immunsystem geben, so daß die Milbe sich vermehren und in der Haut ausbreiten kann. Ältere Hunde mit generalisierter Demodikose haben eventuell auch andere abwehrschwächende Krankheiten, z.B. Pyodermie (s. S. 234). Es spricht einiges dafür, Hündinnen, die Welpen mit Räude zur Welt bringen, von der Zucht auszuschließen. Der Parasit kann von der Haut der Milchleiste auf die saugenden Welpen übergehen, da die ersten Symptome bei jüngeren Hunden kahle Stellen an Gesicht und Vorderläufen sind.

BEHANDLUNG
Die Behandlung der erkrankten Haut mit Amitrazhaltigen Waschlösungen ist normalerweise am wirkungsvollsten - es gibt aber noch eine ganze Reihe weiterer Mittel, die je nach Schweregrad der Erkrankung in Gebrauch sind. Generalisierte Formen, bei denen die Haut rot und nässend ist, erfordern intensivere Behandlung einschließlich Langzeitantibiotika. Eine Totalschur ist manchmal ratsam, damit die medizinischen Waschungen besser in die Haut eindringen können.

DERMATOSE

Dermatose ist die generelle Bezeichnung für alle Hauterkrankungen. Dermatitis steht für Hautentzündung. Jedes Hautleiden erfordert eine genaue Untersuchung - man muß in der Regel die zugrundeliegende Ursache herausfinden, bevor Beratung und Behandlung eingeleitet werden können. Pyodermie, allergische Dermatose und hormonell bedingter Haarausfall sind drei Beispiele sehr unterschiedlicher Hautleiden, die alle unter den gleichen Oberbegriff fallen (siehe Pyodermie S. 234).

DIABETES

Diese viel benutzte Bezeichnung beschreibt eine Reihe von Störungen, bei denen Urinausscheidung und Durst erhöht sind.

SYMPTOME
Die zwei beim Hund auftretenden Diabetesformen sind beide mit einem deutlichen Durstanstieg sowie einer erhöhten Ausscheidung wässrigen Urins verbunden.

URSACHE
Diabetes mellitus ist besser bekannt als »Zuckerkrankheit«. Diese entsteht, wenn die Bauchspeicheldrüse zuwenig oder gar kein Insulin bildet. Am meisten Insulin produziert der gesunde Hund unmittelbar nach jeder Mahlzeit. Dies stellt sicher, daß der Zucker, der aufgenommen und während das Futter verdaut wird, in der Leber und in den Muskeln als Glykogen gespeichert werden kann. Eine versagende Insulinproduktion der Bauchspeicheldrüse bedeutet, daß der nach einer stärkehaltigen Mahlzeit im Blut zirkulierende Zucker nicht ins Speichergewebe eingebaut werden kann. Der Blutzuckerspiegel steigt dadurch extrem an, und der überschüssige Zucker muß über die Nieren wieder ausgeschieden werden, wobei er sehr viel Wasser »mitzieht«. Bei dieser Diabetesart kann es dem Hund schwerfallen, seinen Harn zu halten, was sich in konstantem Harnträufeln und Verlust der Stubenreinheit äußert - besonders nachts.

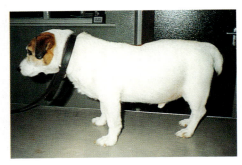

Ein an Diabetes leidender Jack Russell Terrier.

A-Z DER HUNDEKRANKHEITEN

Beim Diabetes insipidus dagegen wird sehr viel wässriger Urin ohne Zuckerüberschuß gebildet. Die Ursache liegt in einem Versagen der Hirnanhangdrüse, genügend antidiuretisches Hormon (ADH) zu produzieren, oder in einem Unvermögen der Nieren, bei Bedarf, den Urin zu konzentrieren.

BEHANDLUNG
Der Tierarzt muß Urintests durchführen, um eine Diagnose stellen zu können, außerdem wird er wiederholt Blutproben untersuchen. Bei Diabetes mellitus kann der Hund einmal oder zweimal täglich mit Insulin gespritzt werden, wenn er, nachdem er in der Tierarztpraxis stabilisiert und eingestellt wurde, wieder daheim ist. Durch regelmäßige Harnuntersuchungen muß die Insulindosis überprüft werden, dies kann man heute mit einfachen Teststreifen zuhause machen. Eine überwachte Ernährung mit einem festgelegten täglichen Bewegungs- und Fütterungsplan helfen, den Zustand stabil zu halten. Zu Art und Menge des Futters wird Dich der Tierarzt beraten: mehr lösliche Ballaststoffe und weniger stärkehaltige Nahrung werden empfohlen. Hierfür gibt es bereits einige speziell zusammengestellte Futtermischungen im Handel.

Es gibt auch Therapien für Diabetes insipidus. Man muß betonen, daß in jedem Fall eine eindeutige Diagnose gestellt werden muß, bevor man eine Behandlung auf - egal, welchen - Diabetes einleiten kann (siehe Wassermangel, akuter, S. 272).

DICKDARMENTZÜNDUNG (KOLITIS)

Eine entzündliche Erkrankung des Dickdarmes nennt man Kolitis.

SYMPTOME
Betroffene Hunde zeigen oft häufigen Stuhldrang mit Beimengungen von frischem Blut und vermehrtem Schleim. Die erhöhte Schleimproduktion erkennt man am schleimüberzogenen, weichen Kot. Manchmal ist der Stuhlgang auch fest und von einer eiweißartigen Membran bedeckt - wie eine Wurst mit einer dicken Pelle. Der geleeartige Schleim kann von rosafarbenen Blutschlieren durchzogen sein. Manchmal sieht man auch dunklere Blutklümpchen, vor allem zum Ende des Kotabsatzes. Der Kotabsatz selber kann schmerzhaft sein und läßt den Hund plötzlich unvermittelt aufjaulen. Ein Drittel der Hunde erbricht auch - oft einen Tag, ehe man den veränderten Kot bemerkt. Die Übelkeit erkennt man am Grasfressen des Hundes, da ihm dies das Erbrechen erleichtert. Häufiges Absetzen kleiner Kotmengen, manchmal auch Durchfall, ist für Kolitis beim Hund typisch.

URSACHEN
Diese sind nicht abschließend bekannt, aber bestimmte Futterumstellungen, Nahrungsmittelallergien, Parasiten sowie Bakterien können Kolitis auslösen.

152

A-Z DER BEHANDLUNG VON KRANKHEITEN

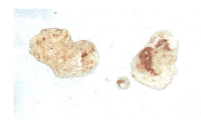

Kot eines an Kolitis erkrankten Hundes.

BEHANDLUNG
Die Diagnose erfordert Kot- und Blutuntersuchungen, unter Umständen auch eine Endoskopie, bei der auch eine Gewebeprobe aus der Darmwand entnommen werden kann. Oft wird eine ballaststoffreiche Ernährung empfohlen, außerdem muß das Füttern von Tischresten eingestellt werden. Manche Hunde brauchen ein antiallergenes Futter das nur eine »neue« Proteinquelle enthält. Nach 6 Wochen muß dann eventuell auf ein anderes Protein umgestellt werden. Spezielle Therapiemaßnahmen bekämpfen Parasiten oder Bakterien. Bleiben Symptome bestehen und verschlimmert sich die Entzündung, sollte die Behandlung mit Entzündungshemmern und eine Langzeittherapie mit Sulfasalazin-Tabletten in Erwägung gezogen werden.

DISTICHIASIS

Dieses Augenleiden wird durch eine doppelt angelegte Wimpernreihe verursacht, von denen eine oder beide einwärts wachsen und dadurch an der Hornhaut reiben.

SYMPTOME
Bei dieser Erkrankung fällt oft zuerst der starke Tränenfluß auf. Die an der Hornhaut reibenden Haare führen zu übermäßigem Wässern, manchmal entstehen auch Hornhautentzündungen und -geschwüre. In vielen Fällen aber stellen die Haare kein größeres Problem dar, sondern verursachen nur gelegentlich eine Bindehautentzündung.

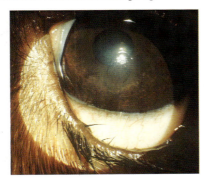

Distichiasis: Achte auf die drei ektopischen Wimpern, die gegen die weiße Lederhaut gerichtet sind. Ein Hornhautgeschwür (grün eingefärbt) ist gleichfalls auf dem Auge dieses Pekingesen zu erkennen.

A-Z DER HUNDEKRANKHEITEN

URSACHE
Distichiasis tritt bei jungen Hunden auf, bei denen eine Extrareihe
Wimpern vorhanden ist. Diese wachsen am Lidrand, und wenn sie
sich einwärts biegen, führt dies zu einer starken Reizung, weshalb
der Hund sein Gesicht reibt.

BEHANDLUNG
Mit einer Lupe kann man diese Wimpern deutlich erkennen; in
einem solchen Fall ist eine chirurgische Entfernung ratsam.

DURCHFALL (DIARRHOE)

**Die Bezeichnung Diarrhoe sagt nichts über die Häufigkeit aus,
in der Kot abgesetzt wird, sondern bezeichnet laut Definition die
Passage von weichem oder schlabbrigem Stuhl, der mehr Masse
und erhöhten Wassergehalt aufweist.**

SYMPTOME
Häufiges Absetzen von losem Stuhl. Bei akutem Durchfall wirkt der
Hund trotz der häufigen Passagen von flüssigem Kot nicht krank.
Schwerere Diarrhoe löst oft Erbrechen aus, und der Hund erscheint
durch den fortgesetzten Flüssigkeitsverlust krank und geschockt. Es
gibt einige Durchfallarten, die mit Parasiten oder schlechter Verdauung in Zusammenhang stehen, bei denen der Hund abmagert und
häufig dünnflüssigen Kot absetzt; weiterer Gewichtsverlust ist dabei
zu erwarten.

URSACHEN
Durchfall kommt beim Hund häufig vor und kann viele verschiedene Gründe haben. Es gibt Ursachen, die den Darmtrakt unmittelbar
betreffen, wie z.B. Infektionen, Futterunverträglichkeiten, Würmer,
Giftstoffe, entzündliche Darmerkrankungen sowie Tumore. Auch
Krankheiten, die sich eigentlich in anderen Teilen des Körpers
abspielen, können die Därme beeinflussen und Diarrhoe auslösen.
Hunde sind von Natur aus Aasfresser, deswegen können sie unver-
dauliche Dinge wie verwestes Fleisch oder Lebensmittelgift am
schnellsten über eine Durchfallattacke wieder loswerden. Der erfahrene Hundebesitzer weiß zwischen vorübergehenden, milden Fällen,
die oft mit Erbrechen beginnen und nach etwa 48 Stunden wässrigen
bis schleimigen Kotes wieder vorbei sind, und ernsteren Anfällen zu
unterscheiden. Anhaltender Durchfall kann zu übermäßigem
Wasserverlust und Schock führen (s. S. 249). Jeder Hund, der länger
als 24 Stunden Durchfall hat oder dessen Kot Blutbeimengungen
enthält, sollte zum Tierarzt gebracht werden. Es könnte sein, daß
eine der lebensbedrohlichen Krankheiten, die zu Diarrhoe führen
können, vorliegt.

BEHANDLUNG
Als erste Maßnahme sollte für 24-48 Stunden alles Futter entzogen
und Flüssigkeit in den Fang gegeben werden, um einer Austrock-

154

A-Z DER BEHANDLUNG VON KRANKHEITEN

nung vorzubeugen. Um die Verluste auszugleichen, sind ausgewogene Elektrolytlösungen reinem Wasser vorzuziehen. Bestimmte Mittel helfen gegen Erbrechen und Darmkrämpfe, bei Bedarf kann man auch geeignete Antibiotika einsetzen. Während der Genesung des Hundes sollte man eine milde, fettarme Diät wie gekochtes Huhn mit Reis füttern. Milchprodukte sollten vermieden werden, obwohl frischer Joghurt, nach einer Durchfallattacke verabreicht, durchaus helfen kann. Wenn sich die Diarrhoe erst einmal gebessert hat, kann man schrittweise wieder das gewohnte Futter geben.

Hunde, die immer wieder eine zu rege Darmtätigkeit oder Durchfall zeigen, können einen schwierigen Fall darstellen. Manchmal erholen sich solche Hunde nach angemessener, einfacher Behandlung, reagieren aber nach Wiederaufnahme der normalen Futterration mit einer erneuten Attacke. Solch eine chronische Diarrhoe muß genauer untersucht werden und zwar anhand von Kotproben. Auch über Bluttests können Verdauungsstörungen festgestellt werden. Kotproben werden mikroskopisch auf Parasiten untersucht und danach für eine Bakterienkultur verwendet. Mit einem Endoskop kann eine Gewebsprobe entnommen werden, auch Röntgenaufnahmen können sich als hilfreich erweisen.

DYSENTERIE

Blutbeimengungen im Kot, meist mit Durchfall verbunden.

SYMPTOME
Absatz von feuchtem oder schleimigem Kot, entweder mit Schlieren von frischem oder dunklem Blut, das bereits teilverdaut ist. Oft ist dabei die Körpertemperatur erhöht, und wenn Blut- und Flüssigkeitsverluste schwer sind, kann dies zum Schock führen.

URSACHE
Chemische Reizstoffe, Bakterien (Salmonelleninfektion, s. S. 244), Parasiten (Giardien, s. S. 173), Viren (Parvovirus, s. S. 229) oder Würmer (Hakenwürmer, s. S. 178).

BEHANDLUNG
Die übliche Behandlung bei Flüssigkeitsverlusten: Elektrolytlösungen, oral oder intravenös verabreicht. Wenn eine bestimmte Ursache vorliegt oder vermutet wird, können auch entsprechende Medikamente eingesetzt werden.

EHLERS-DANLOS SYNDROM

Eine kongenitale Erkrankung mit besonderer Hautbrüchigkeit und Überstreckbarkeit der Gelenke, auch als erbliche Kollagendysplasie bekannt.

SYMPTOME
Bei dieser äußerst seltenen Erkrankung wird die Haut recht dünn und sehr elastisch. Sie reißt fast ebenso schnell ein wie Seidenpapier. Wunden heilen äußerst schlecht und hinterlassen brüchige Narben. Ein weiteres Symptom sind die durch weiche Bänder schwachen Gliedmaßen.

URSACHE
Der Auslöser ist noch unbekannt, hat aber wahrscheinlich eine erbliche Grundlage.

BEHANDLUNG
Es gibt keine Therapie; man sollte unbedingt Hautverletzungen vermeiden.

EKLAMPSIE

Diese Erkrankung tritt bei säugenden Hündinnen auf, wenn der Blutkalziumspiegel abfällt.

SYMPTOME
Die Hündin erscheint ruhelos, hat erhöhte Körpertemperatur und beginnt zu zucken und zu krampfen. Diese Anzeichen müssen immer als äußerster Notfall behandelt, die Welpen zeitweilig von der Hündin getrennt werden.

URSACHE
Eklampsie kommt durch Blutkalziummangel der säugenden Hündin zustande. Am häufigsten tritt dies bei großen Würfen im Alter von drei bis fünf Wochen auf. Der Kalziumgehalt der Milch ist sehr hoch, und manchmal kann die Hündin einfach nicht ausreichend Kalzium aus ihrem Futter oder auch aus ihren eigenen Knochen entnehmen, um ihren Blutkalziumspiegel konstant zu halten. Die Fütterungsempfehlungen haben sich in jüngerer Zeit geändert, da möglicherweise durch Kalziumzufütterung das Eklampsierisiko sogar erhöht wird. Die Nebenschilddrüse aktiviert das Kalzium aus den Knochen, und durch Kalziumzufütterung wird die Drüsenaktivität unterdrückt. Rohfaserreiche Diäten, bei denen das darin enthaltene Lignin die Kalziumaufnahme unterdrückt, sollten ebenfalls gemieden werden. Manche Linien innerhalb einer Rasse scheinen

A-Z DER BEHANDLUNG VON KRANKHEITEN

besonders anfällig für Eklampsie zu sein. Gerade kleinere Rassen können erblich vorbelastet sein - mit Nachkommen von betroffenen Hündinnen sollte möglichst nicht gezüchtet werden.

BEHANDLUNG
Oral verabreichtes Kalzium reicht keinesfalls aus. Vom Tierarzt muß so schnell wie möglich 10 %iges Kalzium intravenös gespritzt werden. Als Vorsorge sollte man frühzeitig mit der Zufütterung der Welpen beginnen, vor allem bei großen Würfen.

EKTROPIUM

Beim Ektropium hängen die unteren Augenlider herab und drehen sich nach außen.

SYMPTOME
Entzündung der freiliegenden Augenteile und Tränenfluß.

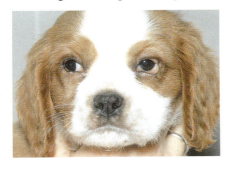

Ektropium bei einem Cavalier King Charles Spaniel Jungtier. Sowohl Ober- wie Unterlid sind geschwollen. Auch der Fang ist durch juvenile Pyodermie geschwollen.

URSACHE
Herabhängende untere Augenlider entstehen, wenn das Lid für den Augapfel zu groß ist. Dies kann erblich bedingt sein, aber auch vorkommen, wenn unterschiedliche Wachstumsraten des Schädels sowie der Gesichtshaut vorliegen. Ein Ektropium kann aber auch als Folgeerscheinung einer Gesichtsnervenlähmung oder einer Lidverletzung auftreten. Als polygenetisch bedingtes Merkmal kann Ektropium herausgezüchtet werden, stellt aber keine so schwerwiegende Behinderung wie das Entropium (s. S. 160) dar.

BEHANDLUNG
Das Offenliegen der Lidbindehäute kann zu einer Konjunktivitis führen, die mit Augensalbe behandelt werden muß. Es gibt verschiedene Operationstechniken, durch die das herabhängende Lid korrigiert werden kann.

EKZEM

Ekzem ist eine altmodische Bezeichnung für bestimmte Hautleiden. Heutzutage sollte man diesen Ausdruck ausschließlich für das atopische Ekzem verwenden (siehe Atopie S. 128).

A-Z DER HUNDEKRANKHEITEN

SYMPTOME
Jede Hautreizung läßt einen Hund sich kratzen, vor allem in warmen Räumen. Kratzen jedoch führt immer zu einer weiteren Hautschädigung und Sekundärinfektionen.

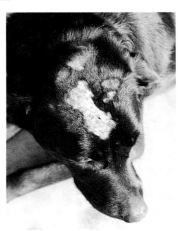

Ekzem: Bei diesem Hund wuchsen die Haare innerhalb von sechs Wochen nach der Behandlung wieder nach.

URSACHE
Der Hund kratzt sich an den unterschiedlichsten Körperstellen, wenn er allergenen Stoffen in seiner Umgebung ausgesetzt war.

BEHANDLUNG
Es ist ratsam, den Tierarzt aufzusuchen, damit dieser die Art der Hauterkrankung feststellen kann.

ENDOKARDITIS

Eine Entzündung des Endokards (Innenauskleidung des Herzens) kann schwerwiegende Folgen haben, wenn sie eine Erkrankung der Herzklappen auslöst. Diese sind am lebenswichtigen Pumpvorgang des Herzens maßgeblich beteiligt.

SYMPTOME
Die Symptome sind unspezifisch: Schwankungen der Körpertemperatur, Schwäche, Appetitlosigkeit und manchmal zeitweilige Lahmheit.

URSACHE
Es handelt sich um eine seltene, erworbene Herzerkrankung, hervorgerufen durch eine bakterielle Infektion der Herzklappen. Sie kann in jedem Alter auftreten und auch von Bakterien ausgelöst sein, die nach einer einfachen Rachen- oder Zahnentzündung in die Blutbahn eingedrungen sind.

BEHANDLUNG
Jedweder Infektionsherd bedarf antibiotischer Behandlung, da er

A-Z DER BEHANDLUNG VON KRANKHEITEN

eine Gefährdung bedeutet. Für die Verminderung des Entstehungsrisikos einer Endokarditis ist routinemäßige Zahnpflege des älteren Hundes hilfreich.

ENDOKARDOSE
Diese verbreitete Krankheit ist durch eine fortschreitende Degeneration der Herzklappen gekennzeichnet.

SYMPTOME
Meist entdeckt der Tierarzt die ersten Anzeichen, nämlich ein Rauschen, das er beim Abhören mit dem Stethoskop wahrnimmt. Dieses Rauschen (»Murmur«) entsteht durch den abnormen Blutfluß an der erkrankten Klappe.

URSACHE
Die Klappen haben sich verkürzt und verdickt, was ihnen ihre eigentliche Aufgabe, das Abdichten der Herzkammern, bei jedem Herzschlag erschwert. Hieraus kann Herzinsuffizienz entstehen. Auch wenn die Veränderungen an den Klappen bereits recht früh im Leben einsetzen, entdeckt man oft bis ins mittlere Alter keine Symptome. Bei kleinen Rassen findet man dieses Leiden häufiger. Beim King Charles Spaniel kann sich eine Herzinsuffizienz früher als bei anderen Rassen entwickeln, wird aber oft erst im Alter von drei bis fünf Jahren entdeckt.

BEHANDLUNG
Hier kommen spezielle Herzmedikamente zur Anwendung, die das insuffiziente Herz unterstützen.

ENDOMETRITIS
Entzündung der Gebärmutterschleimhaut.

SYMPTOME
Blutiger Ausfluß aus der Vulva, oft begleitet von einem Anstieg der Körpertemperatur, Nahrungsverweigerung und Übelkeit.

URSACHE
Nachgeburtliche Endometritis kann ein Krankheitsgrund nach dem Werfen sein (siehe Die Geburt der Welpen und die Nachsorge, Seite 58). Bakterien können den Uterus infizieren, wenn eine Nachgeburt verhalten wurde oder der Uterus sich nicht wieder schließt und so einen flüssigkeitsgefüllten Hohlraum zurückläßt. Dies kommt am häufigsten bei der älteren Hündin oder nach großen Würfen vor. Ein persistierender Gelbkörper ist Auslöser einer hyperplastischen Endometritis, welche wiederum infiziert werden und zu einer sogenannten Pyometra führen kann (s. S. 170).

BEHANDLUNG
Eine Hündin mit einer Endometritis nach dem Werfen muß mit

Antibiotika behandelt werden. Bei einer Pyometra kann eine Operation notwendig sein.

ENTERITIS
Dick- oder Dünndarmentzündung (s. Dickdarmentzündung S. 152, Gastroenteritis S. 168).

ENTROPIUM
Einwärts gedrehte Augenlider.

SYMPTOME
Betroffene Hunde haben ständig wässrigen Augenausfluß, die Augenlider werden durch die starken Schmerzen und die Reizung zusammengekniffen.

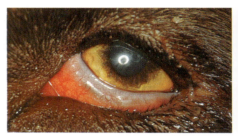

Entropium bei einem Deutsch Kurzhaar-Junghund. Man sieht die entzündete Nickhaut und das einwärts gedrehte Unterlid, wodurch die Wimpern auf der Hornhaut reiben.

URSACHE
Die Einwärtsdrehung des Lids führt dazu, daß die Wimpern an der Hornhaut (Kornea) reiben und diese reizen. Unbehandelt wird die Kornea ulzerieren (Geschwüre bilden), dies kann zu Hornhauttrübung und Blindheit führen. Manche Welpen werden mit der genetischen Veranlagung für ein Entropium geboren, aber dies ist meist erst dann zu erkennen, wenn die Welpen heranwachsen und die Gesichtshaut straffer wird.

BEHANDLUNG
Milde Augensalben lindern die Reizung und werden vom Tierarzt verschrieben. Die meisten Erkrankungen erfordern eine Operation, um die Lider nach außen zu drehen und dadurch fortgesetzten Schaden an der Kornea zu vermeiden.

EPILEPSIE
Oft beschrieben als eine kurz andauernde, aber verheerende Störung der Gehirnnerventätigkeit. Die Anfälle verlaufen krampfartig und können sich in zeitlichen Abständen wiederholen.

SYMPTOME
Anfälle bei Hunden müssen von anderen Krämpfen unterschieden

A-Z DER BEHANDLUNG VON KRANKHEITEN

werden, ebenso Ohnmachtsanfälle und »funny turns«. Von Zeit zu Zeit zeigen viele Hunde kurzzeitige Verhaltensabnormitäten, eine veränderte Aufmerksamkeit oder abnorme Bewegungen. Meist handelt es sich dabei um nicht-epileptische, »paroxysmale« Erkrankungen. Die Unterscheidung zur Epilepsie ist wichtig, und Du solltest immer in der Lage sein, Deinem Tierarzt die Art des Anfalls zu beschreiben, vielleicht sogar eine Videoaufnahme machen. Epileptische Anfälle sind als sich wiederholende Anfälle ohne erklärbaren Anlaß gekennzeichnet.

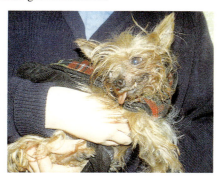

Epileptischer Anfall bei einem Yorkshire Terrier.

URSACHE
Die Epilepsie ist eine Erkrankung, die durch abnorme elektrische Aktivität im Gehirn ausgelöst wird. Diese führt zu sich wiederholenden Anfällen, die auch als »Attacken« oder »Konvulsionen« bezeichnet werden. Einige Epilepsien entstehen nach Kopfverletzungen, die meisten jedoch sind »idiopathische« Epilepsien, das bedeutet, daß es keine erkennbare Ursache gibt. Idiopathische Epilepsie tritt häufiger bei bestimmten Rassen wie Zwergpudel, Cocker Spaniel und Golden Retriever auf. Eine genetische Komponente wird angenommen - obgleich dies durch Abstammungsanalysen nicht bewiesen werden konnte. Diese »idiopathischen« epileptischen Anfälle treten bei Rüden häufiger auf und beginnen gewöhnlich zwischen 6 Monaten und 5 Jahren.

BEHANDLUNG
Hunde mit Anfällen müssen gründlich vom Tierarzt untersucht werden. Die meisten Tierärzte halten es nicht für nötig, Anfälle zu behandeln, die seltener als einmal monatlich auftreten. Aber wenn sich die Intensität verschlimmert oder sich der zeitliche Abstand verringert, gibt es eine Anzahl Medikamente, die eingesetzt werden können.

ERBRECHEN (VOMITUS)

Erbrechen ist eine Reflexhandlung, die durch Nervenimpulse ausgelöst wird, die eine Austreibung des Mageninhaltes bewirken.

A-Z DER HUNDEKRANKHEITEN

URSACHE

Erbrechen kann auftreten, wenn der Hund unterwegs Gras gefressen hat. Es kann aber auch ernsthafter sein und durch Nierenversagen oder einen Tumor in der Bauchhöhle ausgelöst worden sein. Anzeichen dafür sind, wenn der Hund nur wenig gefressen hat, aber den ganzen Tag zu erbrechen versucht. Erbrechen kann kurz vor oder nach Durchfall auftreten, dies sollte dem Tierarzt mitgeteilt werden. Wiederholtes Erbrechen erfordert Untersuchungen einschließlich Bluttests, Röntgenaufnahmen und Endoskopie. *Helicobacter* sind Bakterien, die in der Magenwand leben und bei Menschen und Katzen Beschwerden verursachen, ihre Bedeutung beim Hund muß erst noch nachgewiesen werden. Blut im Erbrochenen muß nicht immer so gefährlich sein wie man zuerst annimmt, vor allem, wenn es nur einmal auftritt und die Heilung rasch eintritt.

BEHANDLUNG

Kurzzeitiges Erbrechen kann durch Futterentzug, Verhindern von Grasfressen sowie Verabreichung kleinster Mengen Eiswassers behandelt werden. Nach 12 bis 24 Stunden können wieder kleine Futtermengen angeboten werden. Eine Flüssigkeitstherapie kann erforderlich sein und es gibt Medikamente, die das Erbrechen unterdrücken, die Magensäurebildung verringern und die Magenschleimhaut schützen.

FETTLEIBIGKEIT

Hierunter versteht man eine erhöhte Fettansammlung oder einen Gewichtsanstieg über das Limit, das für die jeweilige Rasse bei Alter und Größe des Hundes als normal angesehen wird.

SYMPTOME
Übermäßige Verfettung und erhöhtes Körpergewicht.

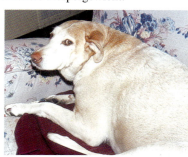

Fettleibigkeit: Eines der größten Probleme der Hundehaltung.

URSACHE
Wahrscheinlich das häufigste Problem für Hundebesitzer, da sehr viele Hunde übergewichtig werden, vor allem aus Rassen mit niedrigem Bewegungstrieb. Verfettete Hunde erkranken häufiger an Diabetes, Herzinsuffizienz oder Arthritis. Maßnahmen zur Gewichtsreduktion wirken eindeutig lebensverlängernd, indem sie das Risiko von Herzerkrankungen und Arthritis herabsetzen. Fettgeschwulste, auch Lipome genannt, kommen häufiger bei verfetteten Hunden, beispielsweise Labrador Retrievern vor. Und bei anderen Rassen neigen übergewichtige, kastrierte Hündinnen durch leichte Inkontinenz zu einer in und um die Vulva durch Urin gereizten Haut.

BEHANDLUNG
Die Maßnahmen zur Gewichtsreduzierung umfassen eine Diät unter tierärztlicher Überwachung mit regelmäßigem Wiegen. Ein energiereduziertes, fettarmes, ballaststoffreiches Futter muß in genau bestimmten Mengen gefüttert werden. Eine Reihe Spezialfertigfutter sind im Handel erhältlich. Gib Deinem Hund drei bis vier kleine Mahlzeiten täglich, sorge für angemessene Bewegung und unterlasse und verhindere jegliche Verfütterung von Leckerlis oder Tischabfällen. Fettleibige Hunde befinden sich manchmal in einem vor-diabetischen Stadium, deswegen sollte der Urin regelmäßig untersucht werden, für den Fall, daß Glukose über die Nieren in den Urin ausgeschieden wird.

A-Z DER HUNDEKRANKHEITEN

FIEBER (PYREXIE)

Fiebrige Erkrankungen kann man durch Messen des Anstiegs der Körpertemperatur feststellen.

SYMPTOME
Fieber oder Pyrexie führt zu einer Erhöhung der Körpertemperatur über das Normalmaß hinaus. Beim Hund liegt die Normaltemperatur bei 38,3 bis 39,7° C. Jede Abweichung von mehr als 0,5° C nach oben, die mehrfach gemessen wird, sollte Grund zur Besorgnis sein.

URSACHE
Fieber ist eine natürliche Reaktion auf bakterielle oder virale Infektionen - viele Organismen, die in den Körper eingedrungen sind, können sich weniger rasch vermehren, wenn die Körpertemperatur erhöht ist. Eine anhaltende Temperaturerhöhung über mehr als drei Wochen, verbunden mit Gewichtsabnahme und Müdigkeit, bedeutet meist ein Fieber unbekannter Herkunft (PUO - Pyrexia unknown origin).

BEHANDLUNG
Ein Hund mit Fieber unbekannter Genese muß vorsichtig und ausgiebig untersucht werden - Leiden wie chronische innere Infektionen, Abszesse, Endokarditis, Panostitis, Tumore und »immunvermittelte Krankheiten« wie rheumatische Arthritis und Polyarthritis können anhaltendes Fieber auslösen. Hunde können bei Hitzschlag Temperaturen von über 41,1°C aufweisen, brauchen dringendst eine Ganzkörperkühlung mit Eiswasser, Kaltwasser-Magenspülungen und intravenöse Gabe von gekühlter 5%iger Dextroselösung.

FLOHBEFALL

Die Gruppe flügelloser Insekten, die zur Ordnung der *Siphonaptera* gehört, kann auch vom Tier getrennt leben, braucht aber, um sich fortzupflanzen, einen Wirt, von dem sie sich ernährt. Dies tun sie, indem sie das Tier beißen und das Blut aufnehmen, das sie ihm ausgesaugt haben.

SYMPTOME
Flöhe befallen die Hautoberfläche des Hundes. Eine Flohbiß- oder Flohspeichelallergie kann langandauerndes Jucken und Kratzen verursachen, auch wenn offensichtlich alle Flöhe entfernt worden sind.

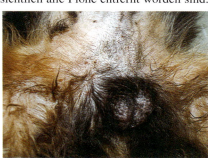

Flohbefall hat zu einer Bauchhautdermatitis geführt.

A-Z DER BEHANDLUNG VON KRANKHEITEN

URSACHE
Mit dem Anstieg der Hauskatzenpopulation, und der größeren
Anzahl von im Haus gehaltenen Hunde wurden die Flöhe eine der
häufigsten Ursachen chronischer Hauterkrankungen.

BEHANDLUNG
Eine effektive Flohbekämpfung fordert die Entfernung der Flohlar-
ven aus der Umgebung wie die Behandlung des Hundes selbst.
Heutzutage sind zahlreiche Flohbekämpfungsmittel erhältlich, ein
entsprechendes Produkt kann Dir Dein Tierarzt oder der Zoohändler
empfehlen.

FREMDKÖRPER
**So nennt man Gegenstände, die in den Körper des Hundes ein-
gedrungen sind.**

SYMPTOME
Die Symptome sind je nach Fremdkörperart unterschiedlich. Eine
Luftgewehr- oder Schrotkugel verursacht nur ein sehr kleines
Eintrittsloch in der Haut, und verbleibt, wenn die Geschwindigkeit
niedrig war, ohne großen Schaden anzurichten im Körper. Später
wird sie möglicherweise einmal auf einer Röntgenaufnahme entdeckt. Einwandernde Fremdkörper wie Grassamen im Fuß verursachen eine starke Reizung, oft mit blutender Eintrittsstelle oder einem
Loch. Wenn der Samen wandert, bildet sich darüber eine Schwellung. Fremdkörper können auch in die Lunge eingeatmet werden
oder sich im Verdauungstrakt festsetzen - die Symptome variieren je
nach Funktion des betroffenen Organs. Augen und Nase können
ebenfalls ganz massiv reagieren, wenn ein Fremdkörper eingedrungen ist.

URSACHE
Fremdkörper reichen von einem verschluckten Golfball im Magen
oder einem Grassamen in der Nase bis zum Glassplitter im
Pfotenballen.

BEHANDLUNG
Die Fremdkörper müssen entfernt werden, sobald ihre exakte Lage
festgestellt wurde.

FRUCHTBARKEIT (FERTILITÄT)
**Viele befruchtete Eier und Lebendgeburten sind zu erwarten,
wenn die Hündin über den Zeitpunkt der Paarung während
ihrer Läufigkeit selbst »frei entscheiden« kann. So manche
Fruchtbarkeitsprobleme entstehen, wenn die Hündin nur einmal oder gar zwangsgedeckt wird, vor allem bei einem verzögerten Eisprung. Die Durchschnittshündin oviliert (Ovulation = Eisprung) 12 Tage nach Beginn der Proöstrus-Blutung
und sollte etwa am 14. Tag belegt werden, die Ovulation kann**

165

A-Z DER HUNDEKRANKHEITEN

jedoch irgendwann zwischen dem 8. und dem 21.Tag stattfinden. Der Tierarzt kann durch einen Bluttest ziemlich genau feststellen, wann die Ovulation stattfindet. Eine Spermauntersuchung beim Rüden kann ebenfalls ratsam sein, vor allem beim älteren Hund, wenn die Fruchtbarkeit gesichert sein soll. (Siehe Zucht und Gesundheit, S. 44).

FURUNKULOSE

Der Eiter, der sich nach einer Infektion in der Haut bildet, führt zu kleinen Abszessen und Kanälen direkt unter der Haut.

SYMPTOME
Eiterausfluß an der Hautoberfläche aus tieferen Systemen; meistens auftretend um den Anus, an der Nase, am Fang, den Flanken oder den Läufen.

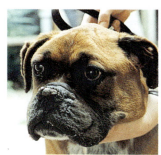

Nasenfurunkulose.

URSACHE
Manche Bakterien können besser als andere in Gewebe eindringen, meist liegt aber auch noch eine geschwächte Infektionsabwehr des Hundes vor, wenn eine Furunkulose entsteht. Der Deutsche Schäferhund zeigt eine besondere Veranlagung zur Bildung von perianaler Furunkulose, die besonders schwierig zu behandeln ist. Für diese Erkrankung scheinen einige Linien besonders anfällig zu sein.

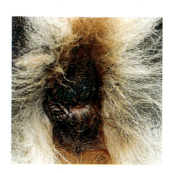

Analfurunkulose.

A-Z DER BEHANDLUNG VON KRANKHEITEN

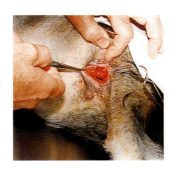

Operative Behandlung der Analfurunkulose.

BEHANDLUNG
Hauthygiene ist wichtig, um das Problem in den Griff zu bekommen. Schneide die Haare rund um die betroffene Stelle, damit der Ausfluß leicht abgewischt und antibakterielle Waschlotionen angewendet werden können. Eine Langzeittherapie mit Antibiotika kann notwendig sein, manchmal auch eine chirurgische Beseitigung der Gänge unter der Haut. Bei Analfurunkulose muß oft der betroffene Bereich großzügig herausgeschnitten werden, eventuell kann man mit Kälteanwendung die Eitergänge einfrieren und zerstören.

A-Z DER HUNDEKRANKHEITEN

GALLENBRECHSYNDROM
Erbrechen, bei dem der hervorgebrachte Mageninhalt durch Galle verfärbt ist.

SYMPTOME
Die Hunde erbrechen oft bei leerem Magen. Das Erbrochene ist grün, gelegentlich auch braun gefärbt.

URSACHE
Galliges Erbrechen tritt auf, wenn Galle aus der Gallenblase über den Dünndarm nach oben wandert und Brechreiz auslöst, sobald sie in den Magen eintritt. Man trifft dies oft in Zusammenhang mit Gastritis, bekannt als »Gallenbrechsyndrom«.

BEHANDLUNG
Manche Hunde brauchen eine kleine Mahlzeit, ehe sie schlafen gehen. Eine fettreiche Ernährung fördert die Gallebildung in der Leber, deshalb kann fettarmes, kohlenhydrathaltiges Futter ebenfalls helfen. Die Diagnose anhaltenden Erbrechens erfordert allerdings eine gründliche tierärztliche Untersuchung und weiterführende Tests.

GAMMA-LINOLENSÄURE (GLS)
Die GLS sieht man als einen wesentlichen Bestandteil der Fettsäuren, die bei Hunden mit Hauterkrankungen als Futterzusatz erfolgreich eingesetzt werden. Bestimmte Fettsäuren kann der Hund nicht selbst herstellen, diese sind deshalb wichtige Bestandteile der Hundenahrung. Hierzu gehören Linolensäure, Alpha-Linolensäure und Arachidonsäure. Der Gehalt an Gamma-Linolensäure wird bei Zufütterung als der maßgebliche Faktor angesehen. Sie wirkt als Zellmembran-Stabilisator und zeigt vor allem bei atopischen Ekzemen gute Wirkung.

GASTRIC DILATION/VOLVULUS (GDV)
Siehe Magendrehung Seite 209.

GASTROENTERITIS (MAGENENTZÜNDUNG)
Gastritis ist eine Entzündung des Magens, welche oft mit einer Enteritis - einer Entzündung des Darmes - einhergeht.

SYMPTOME
Die typischen Symptome einer Gastro-Enteritis sind Erbrechen, begleitet oder gefolgt von Durchfall.

A-Z DER BEHANDLUNG VON KRANKHEITEN

URSACHE
Diese Erkrankung stellt beim Hund ein häufiges Problem dar und kann durch viele Faktoren verursacht werden, die den Verdauungstrakt, entweder direkt oder indirekt betreffen. Bakterien oder Viren (z.b. das Parvovirus), Ernährungfaktoren, Giftstoffe und bestimmte Medikamente können eine Gastro-Enteritis auslösen. Andere Organleiden wie der Leber oder Nieren oder medizinische Schadwirkungen auf das Gehirn, können sich ebenfalls durch Symptome einer Gastro-Enteritis äußern.

BEHANDLUNG
Die Schwere der Erkrankung reicht von leichtem Unwohlsein bis zu einem lebensbedrohlichen Zustand, bei dem der Flüssigkeitsverlust und eine Blutvergiftung innerhalb von 24 Stunden zum Tod führen können.

Ausscheidung von Blut ist immer ein Grund zur Besorgnis, in diesem Fall solltest Du dringend einen Tierarzt aufsuchen.

Die Behandlung zuhause verlangt einen Futterentzug für 24 Stunden und die Verabreichung kleinerer Mengen Flüssigkeit, sobald der Hund weniger erbricht, um so die Flüssigkeitsverluste auszugleichen. Bei Durchfall sollten Elektrolytlösungen gegeben werden. Die Zubereitung mit einem Teelöffel Salz und zwei Dessertlöffeln Traubenzucker in zwei Tassen Wasser als isotonische Lösung ist im Hausgebrauch weit verbreitet.

GAUMENSEGELMISSBILDUNGEN

Erkrankungen des harten Gaumens sind selten, aber das weiche Gewebe, das den hinteren Teil des Rachens (Gaumensegel) bildet, kann zu einer Verengung des Luftweges hinter dem Zungengrund führen.

SYMPTOME
Geräuschvolles Atmen, das zu einer gedrosselten Atmung und sogar zum Kollaps führen kann, vor allem, wenn der Hund erhitzt oder übererregt ist.

URSACHE
Manche Hunderassen, vor allem solche mit kompakten Schädeln wie Boston Terrier, Bulldoggen und Chow Chows können ein ausnehmend langes oder fleischiges Gaumensegel haben, das den Luftweg verlegt.

BEHANDLUNG
Die Maulform erschwert die Untersuchung des Rachens, außer man betäubt den Patienten zuvor. Manchmal ist eine Operation nötig, um dem Hund zu ermöglichen, mehr Luft in seine Lungen zu bekommen. Das Gaumensegel kann verkürzt werden, um das Atmungshindernis zu beseitigen.

A-Z DER HUNDEKRANKHEITEN

GAUMENSPALTEN

Während der Entwicklung der Föten kann es zu Störungen im Gaumenbereich kommen; die Gaumennaht ist eine der häufigsten Stellen, an der man einen Defekt bereits kurz nach der Geburt feststellen kann.

SYMPTOME
Eine kongenitale Krankheit bei Welpen, wobei die rechte und die linke Hälfte des Gaumendaches vor der Geburt nicht zusammenwachsen. Solche Verschmelzungsdefizite können in schwereren Fällen zu einer »Hasenscharte« führen, wobei sich die Spalte bis zu den Nasenlöchern fortsetzt. Die Welpenmäulchen müssen innerhalb von 12 Stunden nach der Geburt untersucht werden. Kleinere Verschmelzungsdefekte werden vielleicht nicht sofort entdeckt, fallen aber auf, wenn die Welpen nicht kräftig saugen können, oder ihnen die Milch wieder aus der Nase läuft.

URSACHE
Die Ursache ist bisher unbekannt, scheint aber durch rezessive Gene vererbt zu werden.

BEHANDLUNG
Auch wenn theoretisch die Möglichkeit einer chirurgischen Korrektur besteht, stimmen die meisten Züchter doch einer Euthanasie von Welpen mit diesem Defekt zu.

GEBÄRMUTTER (UTERUS)

Dieses Bauchhöhlenorgan der Hündin beherbergt die Welpen bis zur Geburt, hat also in der Fortpflanzung die wichtige Aufgabe, lebende Welpen zu schützen und versorgen. Jede Uteruserkrankung, wie z.B. eine Endometritis führt zu Unfruchtbarkeit, da die befruchteten Eier aus den Eierstöcken sich nicht in der Gebärmutter einnisten und weiterentwickeln können. Wenn die Uterusmuskulatur durch häufige Geburten oder einen übergroßen Wurf geschwächt ist, kann Wehenschwäche die Geburt der Welpen verzögern, so daß sie tot zur Welt kommen.

Züchten mit jungen, gesunden Hündinnen und Vermeidung zu häufiger Würfe sind die besten Möglichkeiten, solche Probleme zu vermeiden. Kalziumzusätze während der Trächtigkeit werden heute nicht mehr empfohlen, eine Kalziumspritze zum Zeitpunkt der Geburt kann aber der Uterusmuskulatur helfen, zu kontrahieren und so die Welpen auszutreiben. Das injizierbare Hormon Oxytoxin wird mit dem gleichen Ziel eingesetzt, hierbei muß man allerdings sehr vorsichtig sein, da das Hormon direkt auf den Muskel wirkt und gefährlich werden kann, wenn ein Welpe im Beckenkanal feststeckt. Die operative Gebärmutterentfernung nennt man Hysterektomie.

A-Z DER BEHANDLUNG VON KRANKHEITEN

GEBÄRMUTTERENTZÜNDUNG (PYOMETRA)

Eitrige Flüssigkeitsansammlungen im Uterus können durch den verschlossenen Gebärmutterhals zurückgehalten werden, bei »offener Pyometra« aber auch als Ausfluß aus der Vulva auftreten. Eine Pyometra stellt eine Infektion des Uterus dar, meist bei Hündinnen bis zu 8 Wochen nach Ende der letzten Hitze.

SYMPTOME

Die Hündinnen zeigen starken Durst, erhöhte Körpertemperatur und schlechten Appetit. Bedingt durch die Toxine, die aus der Gebärmutter ins Blut gelangen, kommt es zum Erbrechen.

URSACHE

Durch Veränderungen des Hormonspiegels kann sich einige Wochen nach Ende des Östrus Flüssigkeit im Uterus ansammeln (s. Scheinträchtigkeit S. 246). Wenn über das Blut oder aus der Vagina durch den geöffneten Gebärmutterhals (Zervix) Infektionen in den Uterus gelangen, verursachen sie Entzündungen. Der Eiter löst eine plötzliche Erkrankung mit Erbrechen und Kollaps aus. Wenn die Cervix geschlossen bleibt, kann der Ausfluß über mehrere Tage ausbleiben.

BEHANDLUNG

Man kann Medikamente einsetzen, in den meisten Fällen aber muß eine Ovariohysterektomie (operative Entfernung der Eierstöcke und Gebärmutter = Kastration) durchgeführt werden, sobald die Diagnose eindeutig feststeht. Die Heilungschancen sind sehr gut, vorausgesetzt die Operation wird frühzeitig vorgenommen.

GEBURT

Die Geburt als normaler physiologischer Vorgang sollte idealerweise unter minimaler menschlicher Einmischung erfolgen. Es gibt Rassen, bei denen Schwierigkeiten auftreten können, hier muß man genau überwachen und die Möglichkeit eines Kaiserschnittes in Betracht ziehen. Richtige Geburtsvorbereitungen, sachgemäße Ernährung, Bewegung und ein ruhiges Wurflager tragen dazu bei, eine »normale« Geburt sicherzustellen. (Siehe Die Geburt der Welpen und die Nachsorge, S. 58).

GELBSUCHT

Die Gelbfärbung des Gewebes durch Ansammlung von Bilirubin und anderen Pigmenten wird oft von dunklem Urin und hellem Kot begleitet.

SYMPTOME

Gelbsucht als Gelbfärbung der Haut wird ausführlich unter Ikterus besprochen (siehe Seite 188). Es gibt andere Gründe für Gelbsucht, und jede Gelbfärbung von Augen oder Körper sollte Grund für einen Besuch beim Tierarzt sein.

171

URSACHE

Traditionell wird mit diesem Wort eine schwere Hundekrankheit bezeichnet. Diese »Rattengelbsucht« wurde bei Terriern und anderen Hunden, die nahe bei Wasserläufen jagten, beobachtet, auch bei Zwingerhunden, wenn sie den Urin von Ratten aufgeleckt hatten. Die auslösenden Leptospira-Bakterien, die über den Urin übertragen werden, überleben an feuchten Orten auf lange Zeit.

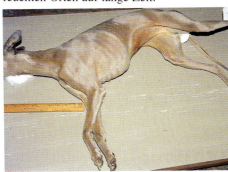

Whippet mit Gelbsucht, man sieht die gelbverfärbte Haut des Innenschenkels.

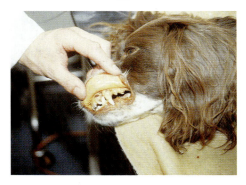

Gelbsucht. Verfärbung der Fangschleimhaut bei einem English Springer Spaniel.

BEHANDLUNG/VORBEUGUNG

Durch die weithin übliche Leptospirose-Impfung mit ihrer jährlichen Auffrischung, wurde die Krankheit selten, und die Gefahr für den Hund, an dieser leberschädigenden Krankheit zu sterben, ist weit zurückgegangen. (Siehe auch Leptospirose, S. 203)

GERINNUNGSSTÖRUNGEN
Siehe Hämophilie Seite 137.

GESCHWÜRE (ULZERA)
Ein Oberflächendefekt oder eine Aushöhlung in der Schutzhülle eines Organs oder Gewebes. Entsteht häufig, wenn sich totes Gewebe im Verlauf eines Entzündungsprozesses abschält.

A-Z DER BEHANDLUNG VON KRANKHEITEN

SYMPTOME
Jeder Oberflächenschaden eines Organs kann als Ulkus bezeichnet werden. Hierbei kann es sich um ein blutendes Magenulkus oder um einen Kratzer auf der Augenoberfläche, der zu einem Hornhautgeschwür wird, handeln. Druckstellen auf den Ellenbogen verursachen den sogenannten Dekubitus-Ulkus, der nur sehr schwer wieder abheilt; ein Polsterverband ist bei großen Rassen erforderlich, um den Ulkus zu behandeln. Fangulzera am Zahnfleisch sind meist schmerzhaft und heilen schwer. Ausgelöst werden sie durch Zahnstein, wenn sich das Zahnfleisch an der rauhen Oberfläche reibt.

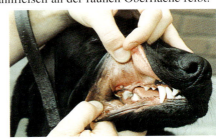

Zahnfleischgeschwür.

URSACHE
Ein Ulkus entsteht, wenn die Haut- oder Schleimhautoberfläche durch eine Entzündung aufbricht. Ulzera können auch durch Verletzungen oder ätzende Chemikalien verursacht werden. Ebenso kann mangelnde Blutversorgung der Oberfläche zu einem Ulkus führen.

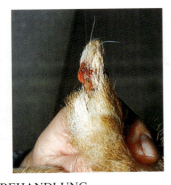

Rutenspitzengeschwür.

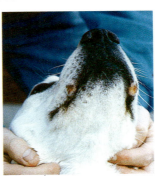

Lippengeschwür.

BEHANDLUNG
Der erste Schritt in der Ulkustherapie muß die Entfernung des Reizauslösers oder Fremdkörpers sein. Da sich die meisten Geschwüre leicht infizieren, empfiehlt sich eine anti-bakterielle Behandlung. Der Schutz der ulzerierenden Fläche durch Verbände oder operativ aufgebrachter Hautlappen beschleunigt die Heilung. Magengeschwüre erfordern den Einsatz bestimmter Medikamente, welche die überschüssige Magensäureproduktion unterdrücken.

A-Z DER HUNDEKRANKHEITEN

ZUNGENGESCHWÜRE

Die Zunge ist mit einer dicken Schleimhaut überzogen, auf der sich die geschützten Geschmacksknospen befinden. Die meisten Defekte der Zungenoberfläche zeigen sich als Geschwür.

SYMPTOME
Hunde mit einem Zungengeschwür speicheln stark und können beim Fressen Schwierigkeiten haben.

URSACHE
Kleine rauhe Stellen können sich bilden, wenn der Hund eine korrosive Substanz aufgeleckt hat. Auch fortgeschrittenes Nierenversagen kann zu Zungengeschwüren führen. Dabei entstehen durch die Abfallprodukte im Speichel fauliger Atem und Zungenulzera. Zungengeschwüre können auch von rauhen Stellen an einem Zahn kommen.

BEHANDLUNG
Fangspülungen können hilfreich sein; es muß aber immer nach der zugrundeliegenden Ursache geforscht werden.

GIARDIEN

Dieser Parasit ist extrem klein und besitzt Geißeln, mit denen er sich in seiner flüssigen Umgebung wie mit einem Propeller bewegt. Seine über den Kot ausgeschiedenen Zysten sind gegen viele zwingerüblichen Desinfektionsmitteln widerstandsfähig.

SYMPTOME
Andauernder Durchfall, oft von heller, fettiger und weicher Form, seltener mit Blut und Schleim verbunden als andere Durchfälle.

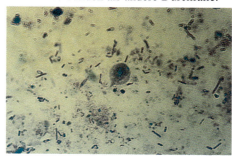

Der Parasit Giardia.

URSACHE
Giardien sind kleine einzellige Parasiten des Hunde-Dünndarms. Diese Parasiten heften sich mit einer Art Klebescheibe im Darm an und scheiden über den Hundekot empfindliche Trophozoiten und sehr widerstandsfähige Zysten aus. Verunreinigtes Wasser und Naßbereiche können die erste Infektionsquelle für einen Hund darstellen. Haben sich die Giardien aber erst einmal in einem Hund eingenistet, können gegenseitiges Belecken oder andere Aktivitäten für eine rasche Ausbreitung innerhalb eines Zwingers sorgen.

A-Z DER BEHANDLUNG VON KRANKHEITEN

BEHANDLUNG
Um eine Infektion loszuwerden, müssen über mehrere Wochen entsprechende, gegen Protozoen (Einzeller) wirksame Medikamente gegeben werden. Da dieser Parasit auch auf den Menschen übergehen kann, ist Hygiene beim Umgang mit infektionsverdächtigen Hunden äußerst wichtig. Widme auch den Feuchtbereichen in den Zwingerausläufen Deine volle Aufmerksamkeit, da sie ein Reservoir außerhalb des Hundes lebender Giardien sein können.

GLAUKOM

Glaukom ist ein Ansteigen des Flüssigkeitsdruckes im Augapfel, der bei akuten Fällen innerhalb von 24 Stunden zur Erblindung führen kann.

SYMPTOME
Glaukomsymptome sind starke Augenschmerzen, vor allem bei Berührung der Augenbrauen, gestaute Skleralgefäße (Blutgefäße des Augenweiß) sowie Hornhauttrübung. Die Pupille ist geweitet und kann nicht verengt werden, auch dann nicht, wenn sie einer hellen Lichtquelle ausgesetzt wird.

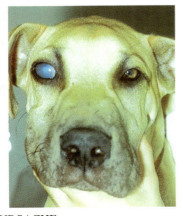

Durch Glaukom angeschwollenes rechtes Auge einer sieben Monate alten Deutschen Dogge. Außerdem ist das rechte Auge durch Uveitis und das Sekundärglaukom blau verfärbt.

URSACHE
Es gibt verschiedene Glaukomarten, bestimmte Rassen können ein »Primärglaukom« ohne das Vorliegen anderer Augenerkrankungen entwickeln. Häufiger entsteht ein Glaukom nach einer Verletzung oder einer Linsentrübung, die wiederum eine Uveitis mit nachfolgender Abflußstörung des vorderen Kammerwassers auslösen.

BEHANDLUNG
Eine sofortige tierärztliche Behandlung ist erforderlich, vor allem bei Terrierrassen, wo eine Lageveränderung der Linse Glaukom und Erblindung nach sich ziehen könnte. Medikamentöse oder chirurgische Behandlung können notwendig sein, um den Augendruck zu senken und mögliche andere Krankheiten zu therapieren.

HAARBALGENTZÜNDUNG (FOLLIKULITIS)
Eine allgemeine Hautreizung mit Infektion der Haarbälge.

SYMPTOME
Follikulitis ist eine Entzündung der Haarbälge und äußert sich in kleinen, angehobenen roten Pusteln auf der Haut. Gelbes Serum bedeckt die Pickelchen manchmal als kleine Krusten oder Schorf.

URSACHE
Die Erkrankung kommt bei Kurzhaarrassen häufiger vor und zwar als Infektion der Haarbälge durch Bakterien, normalerweise Staphylokokken (siehe Staphylokokken-Infektion S. 251). Follikulitis tritt auch manchmal zusammen mit Demodex-Räude auf (siehe Demodex-Räude S. 149).

BEHANDLUNG
Es gibt keine spezielle Therapie außer gezieltem Antibiotika-Einsatz und Hautshampoos, die helfen, die oberflächlichen Krusten zu entfernen (siehe Pyodermie S. 234).

HAARVERLUST (ALOPEZIE)
Haarverlust, egal an welcher Körperstelle, kann Anzeichen einer Hauterkrankung oder hormoneller Schwankungen sein.

SYMPTOME
Zuerst wird einem ein Dünnerwerden des Fells auffallen, dann nach und nach stärkerer Haarausfall am ganzen Körper.

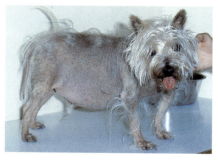

Alopezie.

URSACHEN
Hormonelle Alopezie betrifft nicht das Fell an Kopf und Hals, sondern an den Innenseiten der Oberschenkel, am Bauch und auf den Flanken, später dann auch am restlichen Rumpf. Das Haar wird

schütter, und es wächst kein Fell nach. Haarlose Stellen findet man auch bei bestimmten parasitären Erkrankungen wie Demodexräude (s. S. 149) oder wenn ein Hund sich etwa bei einer Flohstichallergie seine Haare weggebissen hat. Der Einfluß der Ernährung auf das Haarwachstum wird häufig diskutiert, jedoch nur bei schweren Ernährungsmängeln würde kein Haar mehr nachwachsen. Jeglicher Haarverlust sollte vom Tierarzt auf seine Ursache hin untersucht werden.

BEHANDLUNG
Es gibt keine bestimmte Therapie, solange nicht die Ursache des Haarausfalls gefunden wurde. Ungezieferbäder, Hormonbehandlung und Nahrungsergänzungen könnten sinnvolle Behandlungen sein.

HORMONELLER HAARAUSFALL

Eine Gruppe von Hautleiden, die durch normalerweise symmetrischen Haarverlust gekennzeichnet sind, durch Hormonstörungen im Hautstoffwechsel des Hundes verursacht werden.

SYMPTOME
Jede dieser Erkrankungen beginnt mit Haarausfall an verschiedenen Körperstellen, manche führen auch zu einer Schwarzfärbung der haarlosen Stellen.

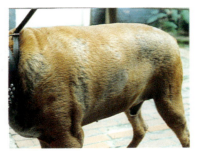

Hormonelle Alopezie.

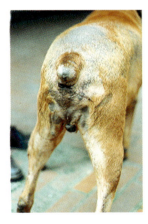

URSACHE
Haarverlust kann durch ein hormonelles Ungleichgewicht entstehen: Ursache können Schilddrüse, Nebennierenrinde oder Keimdrüsen (Eierstöcke bzw. Hoden) sein.

BEHANDLUNG
Normalerweise müssen Blutproben oder Hautbiopsien auf besondere Veränderungen untersucht werden, bevor man eine Therapie in Form von Ersatzhormonen oder eines chirurgischen Eingriffs beginnen kann.

A-Z DER HUNDEKRANKHEITEN

HAKENWURMBEFALL

Hakenwürmer stellen ein weltweites Problem dar und können schwere Erkrankungen auslösen. Ancylostomum, der gefährlichere der beiden Hakenwurmtypen, kann den Dünndarm von Hund, Katze und Fuchs besiedeln.

SYMPTOME
Zwei Hakenwurmarten kommen in Deutschland vor: Uncinaria saugt kein Blut aus der Darmwand, kann aber Schäden anrichten, die zu Proteinverlusten führen. Weitere Symptome erkennt man an den Pfoten, da die Hakenwurmlarven, die im Gras auf ihre »Opfer« warten, durch die Haut der Läufe hochwandern. Uncinaria-Infektionen können eine Dermatitis auslösen, da nicht alle wandernden Larven auch den Darm erreichen. Der zweite Hakenwurm, Ancylostomum, ernährt sich vom Blut seines Wirtstieres, kommt aber hierzulande beim Hund eher selten vor. Ancylostomum verursacht Anämie und Schwäche, auch starke Auszehrung kann sich entwickeln. Bereits nach geringer Anstrengung ist der befallene Hund schnell erschöpft.

BEHANDLUNG
Zur Kontrolle empfiehlt sich regelmäßige Entwurmung mit geeigneten Präparaten gegen Hakenwürmer. Eine gute Zwingerhygiene ist ebenfalls wichtig, einschließlich Kurzhalten von Grasflächen.

HARNSTEINE (UROLITHIASIS)

Urolithiasis wird auch als »Steine« oder »Harngrieß« bezeichnet (s. Calculi S. 253).

HARNWEGSINFEKTIONEN

Das Harnwegsystem verbindet die Nieren mit den übrigen Körperteilen. Die Nieren führen über die Harnleiter in die Blase, wo der Urin gespeichert wird. Über die Harnröhre wird der Urin nach außen entleert. Es gibt bei Rüden und Hündinnen jeweils eine Reihe wichtiger Störungen, die sich in diesem System entwickeln und zu Krankheit oder Unwohlsein führen können. Nierenprobleme werden unter Nephritis besprochen (S. 218). Die Blase wird unter Blasenentzündung (S. 136) abgehandelt, und um den älteren Rüden geht es unter Prostataerkrankungen (S. 233).

Es gibt eine Anzahl weiterer Störungen des Harntraktes, so z.B. Inkontinenz, bei welcher keine willensgesteuerte Kontrolle über den Harnabsatz besteht. Inkontinenz kann auch erblich sein, und zwar durch ektopische Harnleiter, welche die Nieren nicht mit der Blase verbinden, sondern weiter unten im Harntrakt einmünden. Ein anderes Leiden, als Calculi oder »Steinbildung« bezeichnet, kann eine Blasenreizung oder eine Blockade des Harnapparates an verschiedenen Stellen auslösen - in der

178

Niere, im Nierenbecken, in den Harnleitern oder, was am häufigsten vorkommt, in der Harnröhre am Arcus ischiadicus oder an der Basis des Penisknochens (s. Steinbildung S. 253).

HAUTERKRANKUNGEN, BAKTERIELL

Diese häufige, durch Bakterien ausgelöste Erkrankung spielt sich normalerweise auf der Hautoberfläche ab. Sie ruft eine entzündliche Reaktion der oberen Hautschichten hervor, manchmal, wie bei Pyodermie, auch in der Tiefe der Haut.

SYMPTOME
Die Haut ist gerötet und juckt, vor allem wenn Bauchhaut und Dammbereich betroffen sind.

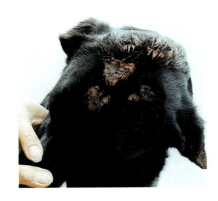

Bakterielle Hauterkrankung.

URSACHE
Zugrundeliegen können Flohbisse, Atopie, Demodexräude oder Sekundärinfektionen.

BEHANDLUNG
Milde Shampoos entfernen die Krusten und ein paar der auf der Hautoberfläche angesiedelten Bakterien, aber in der Mehrzahl der Fälle ist eine längere Anwendung von Antibiotika in Verbindung mit Salben notwendig. Anhand von Hauttupferproben kann man über Resistenztests das wirksamste Antibiotikum herausfinden.

HEFEPILZE

Zu den Kleinstorganismen auf der Hautoberfläche gehört auch der Hefepilz Malassezia. Dieser Pilz kann sich bei einigen Hunden vermehren und hartnäckige Otitis mit schwärzlich-braunem, schmalzigem Ausfluß hervorrufen. Eine große Menge Malassezia findet man auch bei Hunden mit einer generellen Hautentzündung, Hautschuppen- und -krustenbildung, bei manchen Hunden auch in Verbindung mit Haarverlust und Juckreiz. Eine zugrundeliegende Erkrankung wie Atopie kann die Malassezia-

A-Z DER HUNDEKRANKHEITEN

Vermehrung auf der Haut begünstigen, man findet sie an feuchten Stellen, z. B. unter der Rute oder in den Hautfalten. **Candida albicans** ist ein weiterer Hefepilz, der in den Körperhöhlen auftritt. Gegen Hefepilzinfektionen gibt es spezifische Therapien.

HEPATITIS
Leberentzündung, bedingt durch Giftstoffe oder Infektion.

SYMPTOME
Eine Leberentzündung ist nicht leicht festzustellen, kann aber mit Übelkeit und erhöhter Körpertemperatur einhergehen; auch Schmerz unter dem Rippenbogen, da wo die Leber liegt, Gewichtsverlust und Gelbsucht können im Verlauf der Erkrankung auftreten.

URSACHE
Hepatitis ist eine Entzündung des Lebergewebes und kann von Chemikalien, anderen Giftstoffen oder von bakteriellen oder viralen Infektionen ausgelöst werden.

Die ansteckende Leberentzündung des Hundes (HCC - Hepatitis contagiosa canis), die durch ein Ade-novirus 1 (CAV-1) ausgelöst wird, ist heute dank wirksamer Impfung ziemlich selten. Eine andere Virusform (CAV-2) verursacht keine Hepatitis, sondern tritt in Zusammenhang mit Zwingerhusten auf. Bei einer CAV-1-Infektion vermehrt sich das Virus im Lymphsystem und greift dann die Blutgefäße und Leberzellen an. Schwerere Infektionen enden oft tödlich, in leichteren Fällen aber überleben die Hunde die Erkrankung. Ungefähr 70% der gesundeten Hunde zeigten danach ein Nierenleiden. Der Augenschaden, der infolge der Immunreaktion auf die Hunde-Hepatitis entsteht - als »Blue eye« bezeichnet - wird vor allem beim Afghanen gesehen.

BEHANDLUNG
Es gibt keine speziellen Medikamente; gute Pflege, falls nötig Antibiotika und eine fettarme, leichtverdauliche Diät unterstützen die Genesung. Die lebensgefährliche ansteckende Leberentzündung kann durch Schutzimpfung im Alter von 6 und 12 Wochen verhütet werden. Hierbei wird ein wirksamer Impfstoff, der das CAV-2-Virus enthält, verwendet. Regelmäßige Auffrischimpfungen sind das ganze Leben hindurch nötig.

HERPES
Die Bedeutung dieser Virusgruppe als Krankheitserreger für den Hund wurde 1965 entdeckt, und zwar als eine schwere, oft tödlich verlaufende Infektion von Welpen, bei der die Überlebenden Augen- und Gehirnschäden davontrugen. Eine Infektion der tragenden Hündin kann Fehl- und Totgeburten auslösen. Ältere infizierte Hunde können Atemwegserkrankungen wie Zwingerhusten oder Infektionen im Genitalbereich erleiden.

A-Z DER BEHANDLUNG VON KRANKHEITEN

SYMPTOME
Eine Herpesinfektion kann Auslöser des Fading-Puppy-Syndroms
(s. S. 272) sein, sie kann aber auch schmerzhafte Veränderungen an
Vorhaut und Penis des Rüden auslösen, die zu zeitweiliger Unfruchtbarkeit führen. Die Herpesgeschwüre heilen oft nach 4 bis 6 Wochen
ab, manchmal bleibt aber ein ständiger Ausfluß aus der Vorhaut zurück, der das einzige äußerlich sichtbare Anzeichen für einen Virus-
träger ist.

URSACHE
Virusinfektion.

BEHANDLUNG
Da es beim Hund keine wirksame antivirale Therapie gibt, sind
Krankenpflege und tägliches Wechseln der Unterlagen das Einzige,
was wir zur Heilung beitragen können. Es wurden Untersuchungen
an Zwingerhunden durchgeführt, welche zeigen, daß latente Infektionen existieren, und weitere Untersuchungen sind nötig, um herauszufinden, wie lange das Virus nach der Wundheilung noch vorhanden ist. Man vermutet, daß das Herpesvirus bei Hunden, die
nicht als Haustiere gehalten werden, sehr verbreitet ist, und die
Übertragung von den Haltungsbedingungen abhängt. Daher gibt es
keine effektive Kontrolle durch Deckbeschränkungen.

HERZINSUFFIZIENZ

**Herzinsuffizienz ist ein Leiden, bei dem das Herz des Hundes
bedingt durch verschiedene Herzerkrankungen nicht mehr korrekt arbeitet. Es gibt eine Reihe von Herzkrankheiten, die zu
Herzinsuffizienz führen können.**

SYMPTOME
Betroffene Hunde ermüden in der Regel beim Spazierengehen rasch
und zeigen wegen des schlechten Kreislaufs Bewegungsunlust. Husten, Perioden beschleunigter Atmung und manchmal ein erhöhter
Herzschlag können durch die Lungenstauung auftreten. Der
Arterienpuls kann schnell, aber schwach sein, und die Zunge kann
eine leicht violette bis dunkelblaue Färbung aufweisen, was dadurch
zustande kommt, daß die Sauerstoffversorgung nicht ausreicht, den
Schleimhäuten ihre gesunde rosa Farbe zu verleihen. Appetitverlust
und Abmagerung aufgrund von Leberschwellung und Bauchwassersucht (Aszites) kommen ebenfalls vor.

URSACHE
Die häufigsten Ursachen können eingeteilt werden in angeborene
Herzfehler, Altersdegeneration (siehe Endokardose S. 159), Herz-
muskelerkrankungen (Kardiomyopathie) und herzschwächende
Infektionen oder Giftstoffe (Herzkrankheiten, siehe S. 182). Eine
Herzinsuffizienz kann plötzlich mit einem Herzstillstand eintreten;
meist jedoch entwickelt sich die Erkrankung als chronische Herzin-
suffizienz langsam. Bei Hunden mit einer chronisch fortschreiten-

A-Z DER HUNDEKRANKHEITEN

den Herzinsuffizienz kann ein plötzliches Herzversagen eintreten. Die Symptome der chronischen Herzinsuffizienz entwickeln sich langsam parallel der Verschlechterung der Herzleistung. Als Folge sammelt sich Flüssigkeit in der Lunge und auch manchmal in der Bauchhöhle (siehe Aszites S. 134) an.

BEHANDLUNG
Behandlung wie Vorbeugung bestehen aus Bewegungsbeschränkung und Vermeidung von Übergewicht durch Diät. Je nach Art der Erkrankung können Diuretika (Entwässerungsmittel) gegeben werden, um überschüssige Flüssigkeit über die Nieren auszuscheiden. Andere Medikamente, die auf Herzmuskel, Blutgefäße und Luftwege wirken, sollten je nach Schwere des Leidens gegeben werden.

HERZKRANKHEITEN

Der Herzmuskel arbeitet als Punpe, die das Blut über den Kreislauf durch den Körper zirkulieren läßt. Die Herzschlagfrequenz beim gesunden Hund liegt zwischen 70 und 140 Schlägen pro Minute, bei Anstrengung oder Stress kann die Frequenz aber über 200 steigen, da der Herzmuskel mit jedem Schlag mehr Blut bewegt.

SYMPTOME
Müdigkeit und Bewegungsunlust können die ersten Anzeichen sein, die man bemerkt. Eine beschleunigte Atmung, die sich auch nach einer Ruhepause nicht verlangsamt, und ein Hund, der die meiste Zeit steht und sich nicht gerne hinlegen mag, können Warnsignale sein. Beide Anzeichen sprechen für einen gestörten Sauerstofftransport aus der Lunge in die Körperorgane. Die Farbe von Zunge und Lippen wird bei einer fortgeschrittenen Herzerkrankung meist dunkler oder sogar violett.

URSACHE
Ein Herzfehler kann bereits bei Geburt vorhanden sein oder sich, was häufiger ist, im späteren Leben entwickeln. Angeborene Herzfehler betreffen oft Herzklappen oder die herznahen Gefäße, die sich nicht normal entwickelt haben. Herzkrankheiten, die sich meist später bilden, betreffen Herzmuskel (Myokard) oder Herzklappen (siehe Endokardose S. 159, Endokarditis S. 158). Die Herzmuskeln dehnen sich bei einer Erkrankung solange aus bis sie schwach werden. Bei der Kardiomyopathie der Riesenrassen wird der Herzmuskel so dünn und schwach, daß der Hund bei der geringsten Belastung zusammenbricht, der Herzrythmus wird dabei sehr unregelmäßig. Herzkrankheiten können zu Herzversagen führen, welches entweder plötzlich zu einem Herzstillstand oder langsam zu einer chronischen Herzinsuffizienz (CHF) führt.

BEHANDLUNG
Die Diagnose einer Herzkrankheit erfordert eine Reihe von Untersuchungen bevor Medikamente gegeben werden. Die Therapie umfaßt

A-Z DER BEHANDLUNG VON KRANKHEITEN

Bewegungseinschränkungen und strikte Ruhe. Gewichtskontrolle durch eine Diät ist ebenso wichtig. Eine natriumarme Ernährung - Vermeidung von salzigem Futter und Snacks - wird oft empfohlen. Diuretika (Entwässerungsmittel) wie Furosemid können eingesetzt werden, um überschüssige Flüssigkeit über die Nieren auszuscheiden. Heutzutage gibt es eine ganze Reihe von Medikamenten, die auf die Herzkontraktion wirken und so den Blutfluß unterstützen; andere Mittel erweitern die Blutgefäße und auch die Luftwege. Dank all dieser Mittel können die Symtome der Herzinsuffizienz gemildert werden. Eine sorgfältige Überwachung des Hundes ist während des Einsatzes von Herzmedikamenten immer unerläßlich.

HERZVERSAGEN UND KARDIOGENER SCHOCK

Eine der Ursachen für einen Zusammenbruch ist das Unvermögen des Herzens, den Blutkreislauf weiter aufrecht zu erhalten. Hierauf können irreversibler Schock und Tod folgen.

SYMPTOME
Der Hund zeigt Kollapssymptome mit schneller Atmung und blassen - fast weißen - Schleimhäuten und Zunge. Die Zunge hängt oft aus dem geöffneten Fang. Hecheln kühlt den Körper ab, es verbessert auch die Versorgung der Lungen mit Luft. Der arterielle Puls ist schwach und die Pfoten sind kalt.

URSACHE
Ein Schock mit nachfolgendem Herzstillstand kann entstehen, wenn das Herz nicht mehr genug Blut durch den Körper pumpen kann. Dies führt zu rascher Verschlechterung und jähem Tod.

BEHANDLUNG
Als Erste Hilfe sollte man den Hund durch beruhigendes Zureden dazu bringen sich auszuruhen. Die Sofortbehandlung umfaßt weiterhin die Kontrolle der Luftwege, die Säuberung der Nasenlöcher und der Fanghöhle, sowie das Hervorziehen der Zunge und Überstrecken des Nackens, falls der Hund halb bewußtlos ist. Tierärztliche Untersuchung in einer Praxis ist unerläßlich. Hier kann Sauerstoff über eine Gesichtsmaske verabreicht werden oder direkt ein zuführender Luftweg über einen Endotrachealtubus (Luftröhrensonde) gelegt werden. Mund-zu-Mund-Beatmung, Einrichten eines künstlichen Luftweges sowie Herzmassage solltest Du der erfahrenen Tierarzthelferin überlassen. Die Folgebehandlung umfaßt den Einsatz bestimmter Medikamente. Diuretika (Entwässerungsmittel), um Flüssigkeit über die Nieren auszuscheiden, zählen zu den ersten tierärztlichen Maßnahmen.

HIRNANHANGDRÜSE (PITUIARIA/HYPOPHYSE)

Die Hypophyse ist eine äußerst wichtige endokrine Drüse, die an der Hirnbasis gelagert ist. Sie bildet eine Reihe unterschiedli-

183

A-Z DER HUNDEKRANKHEITEN

cher Hormone, die wesentliche Körperfunktionen regeln. Eine ganze Anzahl verschiedener Krankheiten wie *Diabetes insipidus*, *Wehenschwäche* und *Morbus Cushing* können die Folge von Hypophysen-Störungen sein.

HITZSCHLAG
(Siehe Hyperthermie S. 264).
Laß Deinen Hund niemals an warmen Tagen in beengten, schlecht belüfteten Räumen - beispielsweise Autos oder Wintergärten. Kurznasige Rassen, dicht behaarte Hunde und Tiere ohne ausreichende Wasserversorgung sind am gefährdetsten.

HODEN
Normalerweise liegt ein Paar männlicher Fortpflanzungsorgane im Skrotum (Hodensack), direkt nach der Geburt befinden sie sich jedoch noch in der Bauchhöhle des Welpen. Wenn ein oder beide Hoden später nicht ins Skrotum »absteigen«, bezeichnet man solche Rüden als Kryptorchide (siehe **Kryptorchismus S. 201**). Bis zum Alter von 9 Monaten können sich die Hoden noch in und aus dem Skrotum bewegen, deshalb darf die konkrete Diagnose Kryptorchismus nicht zu früh gestellt werden. In den Hoden entwickeln sich nicht nur die Samenfäden, sie produzieren als Hormondrüse auch Testosteron. Dieses ist wichtig für die Entwicklung und Herausbildung bestimmter männlicher Merkmale wie Kopf- und Halsform, Fellbeschaffenheit und Penisschwellkörper. Aus diesem Grund wird die Entfernung der Hoden (Kastration) in der Regel erst nach der Pubertät durchgeführt (die durch den Beginn des Beinhebens angezeigt wird), so daß der Hund wichtige männliche Merkmale für den Rest seines Lebens behält.

HORNER-SYNDROM
Ein Nervenschaden führt zu einer charakteristischen Veränderung einer Gesichtshälfte.

SYMPTOME
Ein herabhängendes Augenlid wird von einer kleinen dunklen Pupille und leicht eingesunkenem Augapfel begleitet. Das dritte Augenlid tritt hierdurch deutlicher hervor, außerdem werden die Bindehäute stärker sichtbar.

URSACHE
Die verbreitetste Verletzung trifft den Augennerv an der Stelle, wo er den Gehörgang kreuzt. Jede Ohrentzündung, die auch das umliegende Gewebe erfaßt, kann den Nerv in Mitleidenschaft ziehen. Weniger üblich ist eine Schädigung des Nervs auf seinem absteigenden Halsast. Hier kann er durch einen scharfen Ruck durch

Würgehalsband oder eine Operationspanne verletzt werden. Eine Thrombose der Halsschlagader zeigt sich oft durch Druck auf den Sympathikus mit einem Hängelid als Symptom des Horner-Syndroms. Gehirntumore können eine weitere Ursache sein, kommen aber beim Hund recht selten vor.

BEHANDLUNG
Phenylephrin-Augentropfen können zeitweilig das Leiden mildern, während der Pupillenerweiterung durch diese Tropfen kann der Tierarzt der Ursache auf den Grund gehen. Bei den meisten Hunden löst sich das Problem etwa binnen 3 Monaten von selbst, dennoch sollte die Augenoberfläche gut feucht gehalten werden.

HÜFTGELENKSDYSPLASIE (HD)
Eine degenerative Gelenkserkrankung, die aus einer abnormen Entwicklung der hüftbildenden Gelenke entsteht.

SYMPTOME
Betroffene Hunde sitzen oder laufen anders als normal, die Bewegung wird manchmal als »krebsartig« umschrieben. Die Hinterläufe wirken steif und betroffene Hunde setzen sich nur langsam hin, oft auch recht steif und unter Schmerzen. Die Erkrankung befällt vorwiegend größere Rassen über 12 kg, kann eine oder beide Hüftgelenke schädigen.

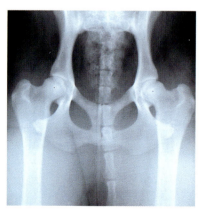

Röntgenaufnahme einer Labradorhündin. Punktzahl 12: Zur Zucht geeignet.

URSACHE
Das Hüftgelenk ist ein Kugelgelenk und einer der bekanntesten erblichen Defekte ist, daß sich diese Gelenke nicht normal entwickeln. Wenn das Gelenk schmal ist und der Femurkopf (Oberschenkelknochenkopf) schlecht »sitzt«, wird das Gelenk instabil. Dies führt mit der Zeit zu Knochenveränderungen und möglicherweise Arthritis. Selbst wenn erbliche Grundlagen vorliegen, wirken auch andere Faktoren auf die wachsenden Hüftgelenke ein, z. B. Bewegung, Ernährung, Körpergewicht und die Art der Welpenaufzucht.

A-Z DER HUNDEKRANKHEITEN

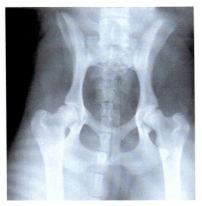

Eine Hüftaufnahme, die zeigt, wie eine Drehung des Beckens die Außenlinie der Hüftgelenke verändern und so die Auswertung nachteilig beeinflussen kann.

Hüftgelenksdysplasie ist keine kongenitale Krankheit, entwickelt sich selten vor einem Alter von 5 bis 8 Monaten. Beim jungen Hund entstehen die Symptome plötzlich, der Hund hat Schwierigkeiten beim Aufstehen und wird zögerlich beim Laufen, Rennen, Springen oder Treppensteigen. Diese Anzeichen sind möglicherweise auf feine Risse rund um den Rand der Gelenkpfanne (Acetabulum) zurückzuführen, die durch den Druck des losen Femurkopfes in dem instabilen Gelenk entstanden sind. Diese Risse heilen wieder ab und das Gelenk wird stabiler, so daß Schmerz und Lahmheit im Alter von 12 bis 14 Monaten nachlassen. Die Gelenkoberfläche reagiert auf die Instabilität, indem sie neues Knochengewebe (Osteohpyten) bildet, die beim Röntgen festgestellt werden können. Auf das Stadium der Osteoarthritis trifft man bei älteren Hunden mit Hüftgelenksdysplasie. Durch Bewegung wird die Lahmheit schlimmer. Die Hunde sitzen lieber als zu stehen und haben Schwierigkeiten aufzustehen oder zu springen.

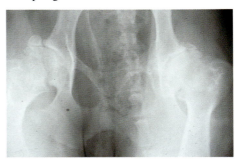

Hüftgelenksdysplasie in fortgeschrittenem Stadium, die Anzeichen einer Osteoarthritis zeigt.

HD-TEST
Das englische BVA/KC-Programm wurde 1983 eingeführt und steht allen Rassen offen. Nach neun Kriterien wird das Hüft-Röntgenbild von einem Radiologen-Gremium beurteilt. Jedes Kriterium hat auf einer Skala eine Punktezahl von 0 bis 6 (bei einem der Kriterien nur

A-Z DER BEHANDLUNG VON KRANKHEITEN

von 0 bis 5), so daß ein Hund pro Hüfte 0 bis 53 Punkte erreichen kann, für beide Hüften zusammen also 106 Punkte. Alle Züchter sind aufgefordert, an diesem Programm teilzunehmen, da es geeignet erscheint, die Hunde für die Zucht auszuwählen, die wahrscheinlich die gesündesten Welpen bringen. Die Rüden mit der niedrigsten Punktzahl sollten mit den am niedrigsten gepunkteten Hündinnen verpaart werden. Die Röntgenaufnahme, die normalerweise im Alter von einem Jahr gemacht wird, wird von einem Radiologen-Team beurteilt und die Punktzahl wird vom KC (Kennel Club, entsprechend dem deutschen VDH) registriert. In den USA existiert ein ähnliches System der »Orthopaedic Foundation for Animals« (OFA). Eine Sieben-Punkte-Skala wird angewendet, wobei die Hüftbeurteilung von »excellent« bis zu »schwerer HD« reicht. Die Hunde müssen mindestens 2 Jahre alt sein, um eine Zuchtnummer der OFA zu erhalten; die OFA führt aber auch Vorauswertungen bei Hunden unter 24 Monaten durch, um den Züchtern die Auswahl ihrer Zuchttiere zu erleichtern.

BEHANDLUNG

Mit angemessener medizinischer oder chirurgischer Behandlung kann die Mehrzahl der Hunde mit HD ein schmerzfreies, aktives Leben führen. Ein gewisser Prozentsatz der Hunde braucht sein ganzes Leben lang Schmerzmittel. Es wurden verschiedene Operationstechniken entwickelt, um die unterschiedlichen Stadien der Erkrankung zu behandeln.

HYPERAKTIVITÄT

Überaktive Hunde zeigen unbändige Energie, sind aber rein körperlich betrachtet normal.

SYMPTOME

Pausenlose Bewegung, schlechtes Lernvermögen, mangelnde Aufmerksamkeit, leichte Ablenkbarkeit und zuweilen auch Aggressivität findet man bei hyperaktiven Hunden.

URSACHE

Eine tierärztliche Untersuchung ist empfehlenswert, um eine möglicherweise zugrundeliegende Erkrankung festzustellen. Die Blutuntersuchungen sollten eine Prüfung auf Schilddrüsenüberproduktion mit einschließen (siehe Schilddrüsenerkrankungen S. 247). Diese ist eine spezifische Erkrankung, tritt beim Hund aber selten auf.

BEHANDLUNG

Ein Therapieversuch mit einer geringen Dosis eines Anregungsmittels, wie Dextroamphetamin, kann für einen hyperaktiven Hund empfohlen werden. Eine nährstoffarme Ernährung mit mehr Ballaststoffen und weniger Protein dürfte bei manchen Hunden Erfolge zeigen.

A-Z DER HUNDEKRANKHEITEN

I

IKTERUS (GELBSUCHT)

Die Fachbezeichnung *Ikterus* für diese Verfärbung des Körpers ist griechischen Ursprungs. Sie wird von Pathologen oft anstelle des in der Umgangssprache übliche Wort Gelbsucht benutzt.

SYMPTOME

Ein Ikterus zeigt sich in einer Gelbfärbung der Haut, der Augäpfel und anderer Körperteile.

URSACHE

Beim gesunden Tier wird Hämoglobin in Leber und Milz abgebaut und wiederaufbereitet, so daß wichtige Bestandteile - wie Eisen - für die Neuproduktion von roten Blutkörperchen ins Knochenmark transportiert werden können. Der Farbstoff des Blutabbaus (Bilirubin) wird normalerweise von der Leber über die Galle ausgeschieden. Eine Leberschädigung kann durch Giftstoffe, bakterielle oder virale Infektionen oder durch Tumorwachstum entstehen. Eine erkrankte Leber aber vermag all die Abfallprodukte nicht aufzuarbeiten, so daß überschüssiges Bilirubin weiter im Blut zirkuliert. Der Farbstoff wird in den Schleimhäuten als orange-gelbliche Verfärbung sichtbar, bald darauf auch in der Haut. Manche dünnhäutigen Hunde sehen fast so gelb wie eine Butterblume aus. Auch Hunde mit massivem Zerfall von roten Blutkörperchen erkranken an Gelbsucht, da die Leber hier nicht alles anfallende Bilirubin auf einmal verarbeiten kann.

BEHANDLUNG

Es ist wichtig, den Grund für die Farbstoffspeicherung im Gewebe herauszufinden, und dann, je nach Diagnose des Tierarztes, auf eine Leber- oder hämolytische (blutauflösende) Erkrankung hin zu behandeln. Eine fettarme Ernährung kann bei jedem Hund mit irgendeinem Leberproblem empfohlen werden.

IMMUNOSUPPRESSION

Ein Zustand herabgesetzter körpereigener Abwehr kann nach manchen Infektionen (z.B. Staupe), durch Röntgenbestrahlung oder giftige Chemikalien auftreten, aber auch oft bewußt durch den Menschen durch spezielle Medikamente zur Therapie bestimmter Krankheiten ausgelöst werden.

SYMPTOME

Die geschwächte Immunabwehr kann zu bakteriellen Sekundärerkrankungen führen; Hautparasiten wie Demodex werden aktiver.

A-Z DER BEHANDLUNG VON KRANKHEITEN

URSACHE

Eine Reihe von Medikamenten für die Behandlung von schmerzhaften Gelenkerkrankungen oder von Hautreizungen können Sekundärwirkungen auf den restlichen Körper haben, insbesondere eine Unterdrückung der körpereigenen Abwehr (Immunosuppression). Immunvermittelte Krankheiten wie Polyarthritis müssen mit hohen Dosen von Kortikosteroiden behandelt werden, um die abnorme Immunreaktion zu unterdrücken. Eine medikamentelle Behandlung bestimmter Krebsformen kann ebenfalls die Immunreaktion unterdrücken, indem sie die Zellproduktion des Knochenmarks hemmt. Manche Virusinfektionen wie Hundestaupe haben ebenfalls eine immunosuppressive Wirkung.

BEHANDLUNG

Der Hundebesitzer muß sich über die Risiken bestimmter Medikamente im klaren sein. Antibiotika müssen manchmal eingesetzt werden, um den Hund vor größeren Infektionen zu schützen, solange seine körpereigene Immunabwehr geschwächt ist.

KAISERSCHNITT

Diese Operation, auch als Hysterotomie bezeichnet, kann für eine Hündin bei Geburtsproblemen lebensrettend sein. Es werden dabei meist mehr Welpen überleben, als durch eine Geburtsverzögerung ohne tierärztliche Hilfe riskiert werden. Der günstigste Termin für den Kaiserschnitt ist, wenn die Hündin durch Einschießen der Milch das Ende der Tragezeit anzeigt, und natürlich zu einer Tageszeit, wenn der Tierarzt auf eine geeignete Hilfskraft zurückgreifen kann. Bestimmte Formen tiefer Sedation oder eine Ultrakurzanästhesie sind vorzuziehen, um lebensfähige Welpen zu erhalten. Manche Tierärzte haben eine perfekte Routine entwickelt, gesunde, lebende Welpen herauszuholen und die Narkose so zu dosieren, daß die Hündin ihre neugeborenen Babies auch selbst sofort ernähren kann (siehe Die Geburt der Welpen und die Nachsorge, S. 58).

KARIES UND ZAHNERKRANKUNGEN

Hunde, die mit geeignetem Futter ernährt werden, leiden meist nicht an Zahnzerfall. Zahnsteinbildung sowie Zahnfleischerkrankungen gehören zu den häufigeren Problemen.

SYMPTOME
Karies zerstört den Zahnschmelz durch Bakterien der Mundflora. Karies führt zur Aushöhlung des Dentins (Zahnbein), möglicherweise auch zu einem Abszeß.

URSACHE
Zuviel an weicher Nahrung und zuwenig die Zähne forderndes Futter, das die Produktion zahnreinigenden Speichels fördert.

BEHANDLUNG
Löcher in den Backenzähnen können gefüllt werden, üblicherweise werden bei Hunden, die ohnehin nichts Hartes mehr zu kauen erhalten, die betroffenen Zähne gezogen. Eine Ernährungsumstellung auf hartfasrigeres Futter sollte durchgeführt werden, damit die Zähne des Hundes mit dem Fressen gereinigt werden. Routinemäßiges Zahnsteinentfernen und Polieren kann als Vorbeugemaßnahme empfohlen werden.

KARZINOM

Ein Karzinom ist ein bösartiger Tumor, der im Epithelgewebe (Äußere oder innere Körperoberflächen auskleidende Zellverbände) entsteht.

A-Z DER BEHANDLUNG VON KRANKHEITEN

SYMPTOME
Diese Tumore oder »Krebs« findet man in Haut, Fang, Drüsen und Verdauungsorganen. Sie können auch auf umliegende Strukturen übergreifen und in Form von »Metastasen« in weiter entfernte Bereiche streuen (oft in die Leber oder Lunge). Karzinome wachsen oft sehr schnell; sie können eine blutende oder stark gerötete Oberfläche entwickeln. Beim Hund stellen Karzinome der Rachenmandeln oder der Schilddrüse Beispiele ausgeprägt intensiver Bösartigkeit dar. Milchdrüsentumore kommen häufig bei älteren, unkastrierten Hündinnen vor und zwischen 40 und 50 Prozent dieser Tumore sind Karzinome.

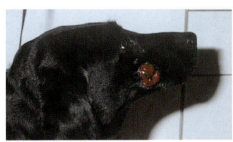

Plattenepithelkarzinom im Gesicht eines schwarzen Labradors.

URSACHE
Nach wie vor sind die Auslöser von Krebs unbestimmt, es gibt heute aber Beispiele von Viren, Strahlen oder »karzinogenen« Chemikalien, die Krebs auslösen können.

BEHANDLUNG
Einige Brustdrüsenkarzinome »streuen« früher als andere, deshalb sollte besonders eine ältere Hündin mit Knoten an der Milchleiste tierärztlich untersucht, wenn notwendig operiert werden. Bei Milchdrüsenwucherungen gibt es eine Anzahl von Therapiemöglichkeiten einschließlich chirurgischer Entfernung, Strahlentherapie und Chemotherapie. Der Tierarzt muß entscheiden, welche Behandlung jeweils am geeignetsten ist je nach Typ und Ausmaß des Tumors sowie der sonstigen gesundheitlichen Verfassung des Hundes. In manchen Fällen ist eine Behandlung weder möglich noch hilfreich. Je früher die Diagnose gestellt und die Therapie eingeleitet wird, desto besser die Chancen. Deshalb sollten alle ungewöhnlichen Knoten, wunde Stellen oder Blutungen aus Körperöffnungen so bald wie möglich untersucht werden.

KASTRATION
RÜDE
Eine operative Entfernung beider Hoden erfolgt meist zur Fortpflanzungskontrolle, sie wird aber auch eingesetzt, um Rüden weniger dominant zu machen, Streunen und unerwünschtes sexuelles Verhalten einzudämmen (siehe Balanitis S. 270). Wenn

A-Z DER HUNDEKRANKHEITEN

ein oder beide Hoden in der Bauchhöhle zurückgeblieben sind (siehe Kryptorchismus S. 201), wird Kastration empfohlen, um die Bildung von Hodentumoren im späteren Leben zu vermeiden. Prostataerkrankungen (s. S. 233) kommen recht häufig bei älteren Rüden vor, und eine Routinekastration kann helfen, diese Leiden zu verhindern. Die Kastration wird ausnahmslos unter Vollnarkose durchgeführt und sollte nicht länger als 15 Minuten dauern. Die Fäden werden etwa 10 Tage nach dem Eingriff gezogen.

Es gibt keine Nebenwirkungen außer der Neigung zuzunehmen. Deswegen sollte eine strikte Futterkontrolle erfolgen, und das Gewicht des Hundes am Tag der Operation als »Ausgangsgewicht« genommen werden. Als Richtlinie für das Operationsalter sollte man die Empfehlung der Guide Dogs for the Blind Association beachten: Sobald der Jungrüde erwachsen genug ist, rüdenhaftes Verhalten durch Beinheben zu signalisieren, kann eine Kastration vorgenommen werden, und der Hund wird trotzdem einige »männliche« Merkmale beibehalten. In der Regel werden also Rüden im Alter zwischen 6 und 10 Monaten kastriert, die Operation kann aber auch bei wesentlich älteren Tieren erfolgreich sein.

HÜNDIN

Bei einer Ovariohysterektomie werden beide Eierstöcke und die Gebärmutter entfernt. Dies kann man als wichtigen Beitrag zur Gesunderhaltung der Hündin betrachten, wenn mit ihr nicht gezüchtet werden soll. Mit der Kastration wird nicht nur das Risiko einer Pyometra durch die Gebärmutterentfernung ausgeschlossen, es gilt heute auch als erwiesen, daß durch die Entfernung der Eierstöcke vor einem Alter von 15 Monaten das Risiko, an einem Tumor der Milchdrüsen (Mammatumor) zu erkranken, gegen Null geht. Die immer neue Stimulation der Michdrüsen durch Eierstockhormone während der Scheinträchtigkeit, 5 bis 8 Wochen nach der Läufigkeit, kann letztendlich zur Bildung von Mammatumoren bei der mittelalten bis alten Hündin führen, damit sogar zu ihrem vorzeitigen Tod.

Das bevorzugte Alter für diese Operation ist nach der ersten Läufigkeit, wenn die Hündin ausgewachsen ist, ihre Vagina die volle Länge erreicht hat und die Vulva voll entwickelt ist. Dies hilft, einer Entstehung von Blaseninkontinenz vorzubeugen. Diese tritt manchmal auf, wenn Hündinnen zu jung kastriert worden sind und nach der Operation der Blasenhals ins Becken gezogen wurde. Da der Schließmuskel am Blasenhals nicht sehr kräftig ist, kann Urin auslaufen, wenn die Blase nicht über den Beckenrand gedehnt wird und in die Bauchhöhle herabhängt. Harninkontinenz und die Neigung zur Gewichtszunahme sind die am häufigsten angegeben Gründe, weshalb Hündinnen nicht kastriert werden sollten. Wenn aber entsprechend gefüttert und

192

A–Z DER BEHANDLUNG VON KRANKHEITEN

das Gewicht der Hündin direkt nach der Operation genau gehalten wird, muß keine kastrierte Hündin übergewichtig werden.

KATARAKT

Bei diesem Augenleiden scheinen die Linsen getrübt. Manche Kataraktformen erkennt man als kleine Trübung der Linsenkapsel, durch sie wird das Sehvermögen des Hundes nicht beeinträchtigt - manch betroffener Hund kann sogar weiterhin seinen Dienst als Blindenhund leisten.

SYMPTOME

Ein Katarakt ist ein getrübter Bereich oder eine Milchigkeit der Linsen, man bemerkt sie oft erstmals, wenn der Hund in hellem Licht steht. Man nennt diese Linsentrübung »Katarakt«, da sie an einen Wasserfall erinnert, bei dem klares Wasser auch plötzlich weiß erscheint. Ältere Hunde können Schleier aufweisen, die von Kristallen im Augenkammerwasser herrühren, und die Untersuchung mit einem Ophtalmoskop muß klären, ob ein Katarakt vorliegt oder nicht.

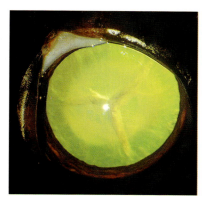

Katarakt in der Augenlinse.

URSACHE

Ein Katarakt kann durch eine Linsendegeneration im Verlauf des Alterungsprozesses entstehen, er kann aber auch als Folge anderer Augenerkrankungen auftreten. Bei Diabetes findet man einen bestimmten Trübungstyp in beiden Augen. Es gibt auch einen erblichen Katarakt. Den dominanten Katarakt beim Golden Retriever erkennt man bereits bei ganz jungen Welpen, oft kurz nach dem Öffnen der Augen. Beim Boston Terrier dagegen begegnen wir einen spät auftretenden Katarakt, der sich oft erst im Alter von 7 Jahren zeigt. Regelmäßige Linsenuntersuchungen, vor allem von Tieren, die zur Zucht eingesetzt werden sollen, helfen, zumindest den erblichen Katarakt im Rahmen eines selektiven Zuchtprogramms zu erkennen.

A-Z DER HUNDEKRANKHEITEN

BEHANDLUNG

Eine chirurgische Linsenentfernung kann Erfolg haben, ist aber aufgrund ihres Schwierigkeitsgrades nicht gerade billig. Es gibt nicht eben viel, was Du selbst für Deinen Hund tun kannst; versuche, die Hornhaut feucht zu halten und achte auf Symptome einer Uveitis (s. S. 264) - eine sehr schmerzhafte Entzündung mit Rötung des Augenweiß.

KEHLKOPFENTZÜNDUNG (LARYNGITIS)

Die »Stimme« oder Tonlage des Bellens wird durch die Kehlkopfvibration erzeugt, wenn die Luft aus den Lungen gedrückt wird. Höhere Töne entstehen bei kleineren Hunden mit kleinen Kehlköpfen, tiefes Bellen ist für die größeren Rassen typisch. Laryngitis ist eine Entzündung des Kehlkopfes.

SYMPTOME

Eine Laryngitis bemerkt man meist zuerst an der veränderten Stimme des Hundes. Manchmal verliert ein Hund sie nahezu völlig (dies kommt besonders bei Hunden vor, die in einer Hundepension rund um die Uhr kläffen konnten). Laryngotracheitis kann auch als Komplikation beim Zwingerhusten auftreten (s. S. 277).

URSACHE

Eine Entzündung des Kehlkopfes.

BEHANDLUNG

Eine Laryngitis kann den Einsatz von Antibiotika und entzündungshemmenden Mitteln notwendig machen. Der hintere Kehlbereich kann durch Honig beruhigt, und der Hund sollte am Bellen gehindert werden.

ANMERKUNG

Bei älteren Hunden kann eine Lähmung einer oder beider Seiten des Kehlkopfes auftreten, vor allem bei größeren Rassen. Diese Erkrankung ruft eine Verengung der Luftwege hervor, was sich durch laute Geräusche und Atembeschwerden äußert. Betroffene Hunde können keine größeren Wege gehen und kollabieren manchmal sogar bei mäßiger Bewegung. Man kann dieses Leiden operativ durch eine Erweiterung der Luftwege behandeln.

KERATITIS

Entzündung der Kornea (Augenhornhaut). Sie kann tief gehen und die ganze Dicke der vordersten Augenschicht betreffen oder oberflächlich auftreten, woraus ein Ulkus (Geschwür) entstehen kann.

SYMPTOME

Die Keratitis ist eine Entzündung der »Fenster«fläche des Auges - der Kornea oder Hornhaut. Diese zu erkennen ist von besonderer Wichtigkeit, da ein Hornhautgeschwür sich innerhalb von Stunden

A-Z DER BEHANDLUNG VON KRANKHEITEN

bilden und unbehandelt zu einem Aufbrechen des Auges mit nachfolgender Blindheit führen kann - selbst wenn noch eine Heilung stattfindet. Das betroffene Auge ist schmerzhaft, der Hund blinzelt und zeigt Tränenfluß. Die Hornhaut kann sich trüben und voller Blutgefäße sein, manchmal sieht man auch dunkle Pigmentablagerungen.

URSACHE
Keratitis und Geschwürbildung sind oft die Folge von Katzenkratzern, Fremdkörpern und Infektionen. Sie können auch entstehen, wenn der Hund ein juckendes Ohr an einer rauhen Fläche reibt und beim Versuch, sich Linderung zu verschaffen, sein Auge verletzt. Ein trockenes Auge juckt, und Trockenheit kann zu Keratitis führen (siehe Keratitis conjunctiva sicca KCS).

BEHANDLUNG
Es bedarf einer Fluoreszinprobe zur Diagnose der Hornhautgeschwüre. Wenn kein Geschwür vorliegt, wird der Tierarzt entsprechende Augenmedikamente verschreiben. Cortison, in Tropfen oder Salbe, hält den Hund davon ab, sich das Auge zu reiben und dadurch die Situation zu verschlimmern. Es gibt die Möglichkeit, ein Geschwür operativ mit einer »Bindehautschürze« zu bedecken, dies kann sehr heilungsfördernd sein.

KERATITIS CONJUNCTIVA SICCA (KCS)

Dieses Leiden betrifft sowohl die Hornhaut als auch die Bindehäute und wird durch einen Mangel an Feuchtigkeit und das beinahe völlige Fehlen von Tränenflüssigkeit hervorgerufen.

SYMPTOME
Bei mangelnder Tränensekretion verlieren die Augen ihren eigenen Glanz, und das klebrige Tränensekret sammelt sich als ein grauer Film auf der Augenoberfläche, was leicht zu Infektionen führt.

URSACHE
Der als »sicca« oder »trocken« bezeichnete Zustand entsteht, wenn die Augenoberfläche, die normalerweise feucht ist, nicht mehr durch die wässrige Tränenflüssigkeit, sondern ein eher öliges Sekret der sogenannten »Meibomschen Drüsen« der Augenlider befeuchtet wird. Mit Teststreifen kann man die Tränenproduktion der Augen messen. Die Trockenheit verursacht eine Reizung und Entzündung von Hornhaut und Bindehaut, auch als Kerato-Konjunktivitis bezeichnet. Der Ausdruck »sicca« beschreibt den trockenen Zustand der Augenvorderseite.

BEHANDLUNG
Bestimmte Wirkstoffe wie Sulfonamide können die Ursache der Austrocknung sein. Es gibt außerdem eine Hunderasse, die zu »trockenen Augen« neigt (der Deutsche Schäferhund, KCS wird auch als Schäferhund-Keratitis bezeichnet; *Anm. d. Übers.*). Eine

A-Z DER HUNDEKRANKHEITEN

Behandlung mit Hypromellose als künstliche Tränenflüssigkeit ist recht verbreitet. Ein Schleimlöser kann den Tropfen beigegeben werden. Cyclosporinsalbe bringt, auch wenn sie teuer ist, zumindest einem Teil der Hunde Heilung.

KNIESCHEIBERNLUXATION (PATELLALUXATION)

Eine Verlagerung der Kniescheibe, vorwiegend bei jungen Hunden und kleinen Hunderassen auftretend.

SYMPTOME
Lahmheit eines Hinterlaufs, welche ziemlich plötzlich auftritt. Wenn die Kniescheibe (Patella) sich wieder zurückverlagert, verschwindet auch die Lahmheit.

URSACHE
Diese Krankheit, bei der sich die Kniescheibe oder Patella verlagert, kommt bei kleineren Rassen wie Yorkshire Terriern, Shi Tzu´s und Jack Russell Terriern nicht selten vor. Häufig beobachtet man bei jüngeren Hunden eine fehlerhafte Entwicklung des Kniegelenks. Oft ist dies ein erblicher Defekt, aber auch jede schwerere Verletzung der Kniegelenksbänder kann ähnliche Folgen haben.

BEHANDLUNG
Eine operative Korrektur ist erfolgsversprechend. Hierbei werden entweder die Rinne im Oberschenkelknochen vertieft, die Gelenkkapsel gestrafft oder die schwachen Bänder verstärkt. Manche Hunde haben Zeit ihres Lebens eine Patella Luxation und machen nicht den Eindruck als litten sie an einer »verkrüppelnden« Gelenkserkrankung.

JUVENILE KNOCHENERKRANKUNGEN

Wachstumstörungen bei jungen Hunden können verschiedene Ursachen haben. Die Bezeichnung »Rachitis« ist heute überholt, da sie nur eine sehr seltene Ursache für Knochenverformungen bei Junghunden ist.

SYMPTOME
Betroffene Welpen zeigen Lahmheit bei schmerzenden Gelenken oder geschwollenen, deformierten Läufen.

URSACHE
Juvenile Osteodystrophie, *Rachitis* und *Metaphyseale Osteopathie* (siehe Barlow´s Disease Seite 132) sind die häufigsten Erkrankungen wachsender Welpen, bei denen die Knochenenwicklung gestört ist. *Rachitis*, durch einen Vitamin D-Mangel ausgelöst, sieht man kaum noch. Ein ähnliches Leiden kann aber durch Überfütterung mit Kalzium-Tabletten ausgelöst werden oder durch die Fütterung einer Getreidenahrung, bei welcher der pflanzenstämmige Phosphor nicht aufgenommen werden kann. *Juvenile Osteodystro-*

196

phie tritt bei Kalziummangel auf, insbesondere wenn eine reine Fleischernährung erfolgt. Die Wachstumsplatten (*Metaphysen*) sind die empfindlichen Stellen des Knochenwachstums, damit der gefährdetste Bereich der jugendlichen Knochen.

BEHANDLUNG/VORBEUGUNG
Das richtige Kalzium/Phosphor-Verhältnis in der Nahrung ist außerordentlich wichtig: Es sollte zwischen 1,2 und 1,4:1 liegen, um Knochenkrankheiten vorzubeugen. Auch Überfütterung muß vermieden werden, da offensichtlich die meisten jugendlichen Skeletterkrankungen durch zu rasches Knochenwachstum verschlimmert werden. Handelsübliche Fertigfutter sind normalerweise in dieser Hinsicht sicher, Probleme treten allerdings auf, wenn junge Hunde mit hausgemachter Kost ernährt werden, sei es aus wirtschaftlichen oder anderen Erwägungen.

KOLLAPS
Eine allgemeine Bezeichnung für plötzlichen Bewußtseinsverlust oder Gliederschwäche, die dem Hund nicht mehr erlaubt aufzustehen. Eine andere Art Kollaps kann in der Lunge auftreten, wenn nach einer Brustkorbverletzung Luft in die Brusthöhle eintritt.

SYMPTOME
Unvermögen zu laufen, wenig oder keine Reaktion auf die menschliche Stimme, manchmal weit geöffnete Pupillen und starrer Blick.

URSACHE
Jedes Kreislaufversagen, ausgelöst durch einen Schock, durch Herzversagen oder durch Hirn- und Rückenmarksverletzungen.

BEHANDLUNG
Es muß wie bei der Schockbehandlung vorgegangen werden. Sorge für eine vorgelagerte Zunge, damit der Luftweg frei ist. Wenn der Kollaps länger als ein paar Minuten andauert, ist umgehende tierärztliche Hilfe erforderlich.

KONGENITAL
Dieses Wort beschreibt einen Zustand oder eine Erkrankung, die bereits bei der Geburt vorhanden sind. Kongenitale Krankheiten sind nicht immer vererbt, zum Beispiel Schäden durch Einwirkung bestimmter Giftstoffe auf den ungeborenen Foetus. Kongenitale Erkrankungen werden oft erst Wochen nach der Geburt erkannt. So wird ein kongenitaler Katarakt erst erkennbar, wenn sich etwa nach 10 Tagen die Augen des Welpen öffnen.

KOPROPHAGIE
So nennt man das abnorme Verhalten, wenn ein Hund seinen eigenen Kot oder den Kot anderer Hunde frißt.

A-Z DER HUNDEKRANKHEITEN

SYMPTOME
Stinkender Atem und ein schlechter Allgemeinzustand können durch das Fressen von eigenem oder Kot fremder Hunde herrühren.

URSACHE
Koprophagie ist ein Beispiel für anormales Verhalten. Man findet es oft bei eingesperrten Hunden, denen es langweilig ist und die Gelegenheit haben, frisch abgesetzten Kot zu beschnüffeln und zu untersuchen. Eine möglicherweise bestehende Malabsorption (s. S. 210) sollte immer in Betracht gezogen werden. Es gibt aber auch auf Fleisch basierende Futtermittel, die immer noch interessante Geschmacksstoffe übrig lassen - selbst wenn das Futter bereits den ganzen Verdauungstrakt passiert hat.

BEHANDLUNG
Eine Ernährungsumstellung und Anleinen, bis der Kotabsatz erfolgt ist, können helfen, dieses unerwünschte Verhalten zu vermeiden. Die Beigabe von etwas frischer Ananas zum Futter führte in einigen Zwingern zum Erfolg, außerdem gibt es noch eine Vielzahl weiterer Methoden, die Ausscheidungen weniger »schmackhaft« zu machen.

KRALLENVERLETZUNGEN

Hundekrallen sollten kurz gehalten werden, um zu verhindern, daß ihre Enden splittern und so das schmerzempfindliche *Leben* darunter freigelegt wird. Normalerweise laufen Hunde ihre Krallen selbst ab, vor allem wenn sie an der Leine auf hartem Boden ausgeführt werden. Die Krallen der Vorderläufe nutzen sich weniger ab, wenn der Hund an der Leine mit einem Würgehalsband ausgeführt wird. Im allgemeinen müssen die Krallen der Hinterläufe weniger häufig geschnitten werden. Auch wenn die Krallen zum Graben benutzt werden, wird der Hund sie dadurch nicht genügend abnutzen. Kontrolliere seine Krallen regelmäßig. Gerade die Afterkrallen können ringförmig wachsen; die dann in die Haut einbohrende Spitze kann unangenehme Abszesse hervorrufen. Hierauf muß man vor allem bei den Terrierrassen achten.

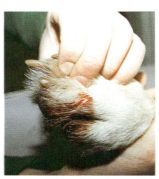

Pfotenverletzung unter Verlust einer Kralle.

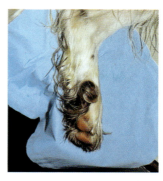

Eingewachsene Afterkralle.

Die schmerzhafte *Paronychia* ist eine Krallenbettentzündung, die oft mit einer zwischen Kralle und Haut eingewanderten Granne beginnt. Wenn sie erst einmal besteht, ist diese Infektion sogar mit Antibiotika schwierig zu behandeln, manchmal muß die Kralle gezogen werden, ehe sich der Zustand bessert.

KRAMPFANFALL

Mit Krampfanfall bezeichnet man jeden vorübergehenden, plötzlich einsetzenden Bewußtseinsverlust, der von starken, unwillkürlichen Kontraktionen der Kiefer- und Körpermuskulatur begleitet wird.

SYMPTOME
Krampfanfälle können unterschiedlich stark auftreten. Bei einem vollen Anfall fällt der Hund auf die Seite, streckt die Läufe von sich und biegt den Hals nach hinten. Die Kiefer klappern, nicht vom Willen gesteuert, und vor dem Fang bildet sich Schaum. Die Augen bleiben weit geöffnet, die Atmung geht schnell, und oft verliert der Hund Kot und Urin.

URSACHE
Die Krampfanfälle und Zuckungen werden durch eine Störung der elektrischen Reizleitung im Gehirn ausgelöst. Diese kann durch diverse, das Nervensystem befallende Erkrankungen, Toxine oder Verletzungen verursacht sein, aber auch allgemeine Erkrankungen wie Leberversagen können das Gehirn beeinträchtigen. Auch Epilepsie tritt bei Hunden auf, sie wird als unprovozierter Anfall charakterisiert. Es gibt viele Leiden beim Hund, am besten mit »nervöser Anfall« charakterisiert, die mit Epilepsie verwechselt werden können.

BEHANDLUNG
Der Hund sollte während eines Krampfanfalles nicht angefaßt, sondern in einem ruhigen, abgedunkelten Raum gelassen werden. Normalerweise geht solch ein Anfall in weniger als 5 Minuten vorü-

A-Z DER HUNDEKRANKHEITEN

ber. Um eine zufällige Verletzung oder Schäden an der Einrichtung zu vermeiden, sollte man Gegenstände ringsum entfernen, da niedrige Möbel umgestoßen und Ziergegenstände zu Bruch gehen können. Vor offenen Feuern muß eine Schutzvorrichtung aufgestellt werden. Nach dem Anfall wird der Hund aufstehen und ganz verwirrt umherlaufen, dann aber wieder zu seinem normalen Verhalten zurückfinden. Ruhiges Zureden wird dem Hund ein Gefühl der Sicherheit geben, bis alle Anzeichen des Anfalles wieder verschwunden sind. Du solltest mit dem Hund kurz nach einem Anfall lieber nicht Auto fahren, außer der Tierarzt verlangt es nach Rücksprache ausdrücklich. Es ist besser, mit dem Bewegen des Hundes zu warten, bis der Anfall wirklich völlig vorüber ist.

KREBS
Siehe Karzinom, S. 190, Tumore, bösartige S. 259.

KREUZBANDVERLETZUNGEN
Zwei der Bänder, die das Kniegelenk unterstützen, verlaufen in der Mitte des Gelenkes über Kreuz und verleihen dem eigentlich eher schwach konstruierten Gelenk seine wichtige Stabilität. Ein Riß des vorderen Kreuzbandes kommt vor allem bei schweren Hunden vor, die ihr Knie stark beugen müssen.

SYMPTOME
Die Anzeichen für eine Verletzung sind anfangs oft nur eine leichtgradige Lahmheit, die nach einer Ruhepause nicht besser wird und sich nach mehr Bewegung noch verschlimmert. Der Hund berührt im Stand nur mit seinen Zehen den Boden. Wenn ein kompletter Durchriss der Bänder vorliegt, erweist sich das Gelenk als wesentlich schmerzhafter, der betroffene Lauf kann überhaupt nicht mehr belastet werden.

URSACHE
Die Kreuzbänder, die das Kniegelenk stabilisieren, sind für Drehverletzungen besonders anfällig. Solche Verletzungen traten früher vor allem bei Jagdhunden nach Sprüngen oder plötzlichem Kehrtwenden auf. Große Rassen und übergewichtige Hunde sind für Kreuzbandrisse besonders anfällig. Früher dachte man, daß Hunde, die hinten in einem Transporter mitfuhren, besonders gefährdet seien, da sie sich wegen der hinteren Ladeklappe beim Herausspringen besonders lang strecken müssen und hart aufkommen. Bestimmte Rassen wie Labrador Retriever und Rottweiler zeigen manchmal Bänderschwäche, die sie bereits im frühen Alter einen Kreuzbandriß erleiden läßt.

BEHANDLUNG
Obwohl sich Bänder durch Ruhigstellung meist auf natürliche Weise regenerieren, wird doch für Hunde, die schwerer als 10 kg sind, eine

Operation empfohlen, da hierdurch das Gelenk stabilisiert und der Heilungsprozess beschleunigt wird. Es wurden eine Reihe verschiedener Operationstechniken entwickelt, um das Gelenk nach einer Kreuzbandverletzung zu stabilisieren und eine schnellere Rückkehr zur Arbeit zu ermöglichen.

KRYPTORCHISMUS

Verborgene Hoden können Folge eines nicht erfolgten Abstiegs eines oder beider Hoden aus der Bauchhöhle zu ihrer normalen Lage im Skrotum (Hodensack) sein.

SYMPTOME

Als Kryptorchide bezeichnet man einen Hund, dessen beide Hoden nicht abgestiegen sind. Manchmal weist der Hund nur einen Hoden im Skrotum auf, solch einen Rüden nennt man Monorchiden, auch wenn diese Bezeichnung eigentlich vermuten läßt, daß es gar keinen zweiten, im Abdomen verbliebenen Hoden gibt. Korrekt muß es »unilateraler (einseitiger) Kryptorchide« lauten. Bei einigen Welpen sind bereits bei der Geburt beide Hoden abgestiegen, bei anderen wiederum erfolgt dies einige Wochen später. Beim normalen Welpen können im Alter von 8 bis 10 Wochen beide Hoden im Skrotum ertastet werden, oft aber werden Tierärzte gebeten, schon viel jüngere Welpen auf ihre »Vollständigkeit« zu untersuchen.

URSACHE

Manche Rassen scheinen für diesen genetisch bedingten Mangel anfälliger zu sein. Man nimmt an, daß es sich hierbei um den Fall eines »Schwellenmerkmals« handelt. Im Laufe des normalen Entwicklungsprozesses eines Welpen steigen beide Hoden ins Skrotum ab. Überschreitet der Abstieg allerdings eine Entwicklungsschwelle, so bleiben ein oder beide Hoden in der Bauchhöhle zurück. Bilaterale (beidseitige) Kryptorchiden sind unfruchtbar, werden ihre Schwestern oder Brüder zur Zucht eingesetzt, können diese den Defekt auf ihre Nachkommen vererben.

BEHANDLUNG

Kastration ist hier anzuraten, da die in der Bauchhöhle verbliebenen Hoden einer höheren Temperatur ausgesetzt sind und später erkranken können, was sich in einem erhöhten Hodenkrebsrisiko auswirkt.

LÄUSEBEFALL

SYMPTOME
Die gewöhnliche Hundelaus findet man meist bei im Freien gehaltenen Hunden mit einem dicken Fell. Manche Hunde mit Läusebefall kratzen sich fast gar nicht, während andere einen nahezu rasenden Juckreiz entwickeln und sich fast ununterbrochen kratzen. Läuseeier (Nissen) erkennt man als kleine weiße Punkte, die an den Haaren kleben. Läuse »bewohnen« am liebsten die Ohrfransen und die Ellenbogen.

URSACHE
Massiver Juckreiz wird durch Läuse ausgelöst, die sich auf der Hautoberfläche des Hundes ernähren; es gibt aber auch Läuse, die durch starkes Absaugen des Hundebluts eine Anämie auslösen.

BEHANDLUNG
Durch ein Bad mit Insektiziden kann man die Läuse bekämpfen. Es ist wichtig, dieses Bad nach 14 Tagen zu wiederholen. Der Lebenszyklus einer Laus beträgt 21 Tage, und die Eier sind sehr widerstandsfähig gegen Chemikalien.

LEBER

Die Leber ist ein für den Stoffwechsel besonders wichtiges inneres Organ. Jede Lebererkrankung kann ernste Folgen haben, doch glücklicherweise besitzen die Zellen dieses großen Organs eine gute Regenerationsfähigkeit. Die Leber wird normalerweise durch die Rippen der rechten Körperseite geschützt, ist sie aber durch einen Tumor oder eine andere Krankheit stark vergrößert, nimmt sie mehr Raum ein und kann dann hinter den Rippen als Vorwölbung gesehen werden. Die Leber kann durch Infektionskrankheiten, Giftstoffe, Krebs u. a. beeinträchtigt werden (siehe Hepatitis Seite 180, Gelbsucht Seite 103, 171).

ANMERKUNG
Ein Hepatom ist meist ein gutartiger Lebertumor, wenn nur ein Leberlappen befallen ist. Es gibt aber auch andere Tumore, die zu Leberversagen und Tod führen können.

LEFZENEKZEM

Dieses Hautleiden kommt vor allem bei Hunden vor, die zu einer übermäßigen Speichelbildung neigen. Der Speichel fließt dann über die Unterlippe und weicht die Haut auf. Eine trockene

A-Z DER BEHANDLUNG VON KRANKHEITEN

Form des Lefzenekzems kann beim Deutschen Schäferhund und anderen Rassen auftreten, wobei die Lefzen Krustenbildung mit einer bakteriellen Sekundärinfektion zeigen.

SYMPTOME
Sie werden oft nicht sofort erkannt, da sie meist bei Hunden mit Barthaar auftreten. Oft lenkt erst der Hautgeruch die Aufmerksamkeit auf die Fangregion. Ein Lefzenekzem ist eine feuchte Entzündung der Lefzenhaut. Mit seinem fauligen Geruch tritt es häufig bei Cockern, aber auch bei anderen Rassen mit starken Hängelefzen auf.

URSACHE
Die Krankheit wird durch Bakterien, die sich auf der speichelnassen Haut vermehren, ausgelöst.

BEHANDLUNG
Die Behandlung umfaßt Scheren und Säubern der Haut mit antibakteriellen Waschlotionen. Es können auch Antibiotika, die gegen Fangbakterien wirksam sind, gegeben werden. Zahnhygiene ist für die Prophylaxe von Lefzenekzemen von Bedeutung, da eine Speichelüberproduktion oft zu Zahnstein führt und hierdurch Zahnfleischentzündungen entstehen. Wenn eine medizinische Behandlung nicht anschlägt, so kann durch eine chirurgische Entfernung der Lefzenfurche eine verbesserte Hautbelüftung erreicht werden, so daß die geruchsbildenden Bakterien nicht mehr gedeihen können.

LEPTOSPIROSE

Leptospira lösen eine bakterielle Infektion mit oft tödlichem Ausgang aus. Schutzimpfung mit jährlichen Auffrischungen bietet jedoch einen wirksamen Schutz gegen diese Krankheit.

SYMPTOME
Die übliche Form der Erkrankung äußert sich meistens als Gelbsucht und, nach einigen Tagen, mit hohem Fieber. Die Augen, die Schleimhäute und dann die Haut entwickeln die charakteristische gelbe Farbe.

URSACHE
Zwei Krankheitsformen werden über infizierten Urin verbreitet: Die Stuttgarter Hundeseuche, die von Hund zu Hund weiterverbreitet wurde, war früher eine häufige Ursache für Nierenerkrankungen, ist aber heute zum Glück selten geworden. Die Weilsche Krankheit oder Gelbsucht stand normalerweise in Verbindung mit einer Infektion durch Spuren von Rattenurin in stehenden Gewässern, Bächen und Kanälen. Sie trat meist bei Jagdhunden, Terriern und anderen Hunden, die sich nahe einer solchen Infektionsquelle aufhielten, auf.

BEHANDLUNG
Beide Krankheiten können mit Penicillin behandelt werden, wenn sie früh genug erkannt werden. Die heute übliche Schutzimpfung

A-Z DER HUNDEKRANKHEITEN

gewährleistet einen sehr guten Schutz, vorausgesetzt die jährlichen Auffrischungen werden regelmäßig durchgeführt (siehe Gelbsucht S. 103,171).

LEUKÄMIE

Eine fortschreitende bösartige Erkrankung der blutbildenden Körpergewebe, oft gekennzeichnet durch erhöhte Bildung von weißen Blutkörperchen, die eine veränderte Form und Größe haben.

SYMPTOME
Vage und ungewöhnliche Anzeichen einer gestörten Gesundheit.

URSACHE
Leukämie ist eine Erkrankung, bei der das Knochenmark eine abnorm hohe Anzahl weißer Blutkörperchen bildet. Diese werden in den Blutkreislauf abgegeben und können sich so über die anderen Organe verbreiten. Die Produktion anderer wichtiger Blutzellen durch das Knochenmark ist reduziert, so daß Anämie, Sekundärinfektionen und Blutungen auftreten können. Bei »akuter« Leukämie werden sehr viele abnorme weiße Blutkörperchen von veränderter Form und Größe produziert und die normalen Knochenmarkszellen bald unterdrückt. Diese Art von Leukämie schreitet sehr rasch fort und endet mit schweren Krankheitssymptomen und Tod. Die Prognose für erkrankte Hunde ist äußerst schlecht, eine Therapie hilft nur selten. Bei »chronischer« Leukämie erscheinen die in übergroßer Zahl gebildeten weißen Blutkörperchen normal, sie sind aber nicht in der Lage, ihre normale Funktion im Körper zu erfüllen.

BEHANDLUNG
Chronische Leukämie schreitet ziemlich langsam voran und kann mit relativ einfacher medikamentöser Therapie über lange Zeiträume erfolgreich unter Kontrolle gehalten werden. Die Diagnose umfaßt eine tierärztliche Untersuchung, Labor-Bluttests und möglicherweise eine Knochenmarksbiopsie. Je früher die Diagnose gestellt wird, desto erfolgreicher verläuft die Therapie. Deshalb sollten bei jedem Hund mit unbestimmten oder ungewöhnlichen Krankheitssymptomen Blutuntersuchungen gemacht werden.

LIDÖDEM (CHEMOSIS)

Bei dieser Erkrankung des Augenlids ist seine innere Oberfläche angeschwollen und ödematös.

SYMPTOME
Das vorstehende untere Augenlid hängt herunter, man sieht eine rosafarbene, ballonartige Schwellung.

URSACHE
Fremdkörper wie Grassamen oder kleine Steinchen lassen das Lid

A-Z DER BEHANDLUNG VON KRANKHEITEN

anschwellen, reibt der Hund sein Auge, so sammelt sich oft im Lid Flüssigkeit an.

BEHANDLUNG
Das Auge muß nach etwaigen Fremdkörpern abgesucht werden, mit künstlicher Tränenflüssigkeit kann man außerdem das Auge wiederholt spülen. Der Tierarzt wird ein Lokalanästhetikum einsetzen, bevor er das Auge untersucht und entwässernde Medikamente einsetzen, welche das Ödem verkleinern.

LIPOM

Eine gutartige Fettgewebsgeschwulst, zusammengesetzt aus reifen Fettzellen, die von einer dünnen Kapsel eingeschlossen sind.

SYMPTOME
Diese gutartigen Tumore wachsen normalerweise unter der Haut des Hundes und bestehen aus Massen von Fettzellen. Sie scheinen besonders häufig bei älteren Hündinnen aufzutreten, und bei Rassen wie dem Labrador Retriever trifft man auf die Veranlagung, unter der Haut Fettschichten zu speichern.

URSACHE
Die Ursache ist unbekannt, Lipome treten aber vor allem bei Hunden auf, die bereits übergewichtig sind und dadurch viel Unterhautfett haben. Oft befinden sich Lipome an Stellen, an denen zuvor kleinere Verletzungen waren, etwa am Brustkorb.

BEHANDLUNG
Lipome können chirurgisch erfolgreich entfernt werden.

LUFTRÖHRE (TRACHEA)

Die Trachea ist eine halbsteife Röhre, die Luft vom hinteren Rachen bis zur Lunge weiterleitet. Weiche Knorpelspangen stützen die Trachea, diese können durch starken Druck, z.B. durch Kettenwürger, beschädigt werden. Die Luftröhre kann kollabieren und so den Lufttransport behindern. Bei älteren Hunden, vor allem bei Zwerg- und Toyrassen, verursacht ein Trachealkollaps durch die zusammengedrückten, abgeflachten Knorpelspangen geräuschvolle Atmung und einen heulenden Husten.

Der parasitäre Wurm *Oslerus (Filaroides) osleri* verursacht Knötchen an der Luftröhrenbasis, die wiederum eine Entzündung und einen chronischen, trockenen Husten auslösen. Dieses Problem tritt häufiger bei in Zwingern gehaltenen (Renn-) Greyhounds auf, ansonsten trifft man es selten. Eine Hündin kann ihre Welpen durch Lecken infizieren. Die Diagnose wird über eine Luftröhrenspiegelung (Tracheoskopie) gestellt, bei der man die Luftröhrengabelung untersucht oder durch Nachweis von Wurmeiern im Auswurf. Die Therapie erfolgt mit einem wirksamen Wurmmittel.

A-Z DER HUNDEKRANKHEITEN

LUFTRÖHRENENTZÜNDUNG (TRACHEITIS)
Eine Entzündung der Luftröhre kann durch Staubinhalation oder bakterielle Infektion beispielsweise mit Bordetella (s. Zwingerhusten S. 277) entstehen.

LUNGE
Die Lunge ist ein paarig angelegtes Organ, das innerhalb der Brusthöhle das Herz umgibt. Sie wird durch den Brustkorb geschützt. Der schmale »Pleuralraum« befindet sich zwischen Lungenoberfläche und Brustwand. Mit einem Stethoskop hört man die Lungengeräusche ab, und das Erscheinungsbild der Lunge kann anhand von Röntgenaufnahmen beurteilt werden.

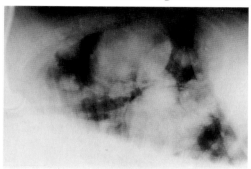

Röntgenaufnahme von Lungenmetastasen.

Die größeren Luftwege können mit einem Endoskop kontrolliert werden. Die Lunge kann von verschiedenen Krankheiten befallen werden. Hierzu gehören Lungenentzündung, Bronchitis, parasitäre Infektionen und Tumormetastasen. Bei einer Pleuritis oder Brustfellentzündung ist die Oberfläche der Lunge entzündet (siehe auch Pneumonie S. 206).

LUNGENENTZÜNDUNG (PNEUMONIE)
Die traditionelle Bezeichnung für eine Entzündung der festen Lungenteile. Sie wird oft von einer Entzündung der Luftwege und des Brustfells begleitet (Pleuritis).

SYMPTOME
Rasche, kurze Atemzüge, Husten, violette Lippen und Zunge. Der Hund liegt nur ungern ausgestreckt, kann auch Zeichen von akutem Atemversagen zeigen. Hohe Körpertemperatur, schlechter Appetit und Nasenausfluß sind weitere Symptome, auf die zu achten ist.

URSACHE
Eine Pneumonie ist eine entzündliche Lungenerkrankung, oft durch virale und bakterielle Infektionen ausgelöst. Man findet sie auch bei Hunden mit schwerem Zwingerhusten, nach einer längeren Bewußt-

A-Z DER BEHANDLUNG VON KRANKHEITEN

losigkeit oder wenn versehentlich Futter oder Flüssigkeiten inhaliert wurden. Eine Pneumonie kann auch durch eine allergische Reaktion auf eingeatmete Substanzen entstehen.

BEHANDLUNG
Eine sofortige tierärztliche Behandlung mit Antibiotika ist erforderlich, und unterstützende Maßnahmen wie die Verabreichung von Sauerstoff und Medikamenten, welche die Atmung erleichtern, sind ebenfalls wichtig.

ANMERKUNG
Pleuritis ist die Entzündung der Lungenoberfläche, also des Brustfells. Hierbei verursacht die Auskleidung zwischen der Lunge und der äußeren Brustwand ein rauhes »trockenes« Atemgeräusch.

LUNGENWÜRMER

Eine parasitäre Infektion des Atmungstraktes, die häufiger die Luftröhre als das Lungengewebe betrifft. Unter diesen Begriff fallen auch Würmer, die im Rahmen ihres Entwicklungszyklus die Lunge durchwandern, um sich später als erwachsene Würmer im Hundedarm anzusiedeln.

SYMPTOME
Greyhounds sind die am häufigsten von Lungenwürmern befallene Rasse. Dies äußert sich in einem chronischen Husten.

URSACHE
Die Würmer verweilen nicht lange in der Lunge, lösen aber durch wandernde Spulwurmlarven Hustenreiz aus. Der Herzwurm *Angiostrongylus vasorum* tritt in der Lungenarterie, seltener in der rechten Herzkammer auf, kann deshalb zu den Lungenwürmern gezählt werden. Deren Eier sind auf die Lungenkapillaren beschränkt, wo sie sich entwickeln und ausschlüpfen. Herzwurmbefall kann für die Herztätigkeit ernsthafte Folgen haben. In Deutschland kommen Herzwürmer nur sehr selten vor. Der Hund infiziert sich, wenn er Schnecken frißt, welche die infektiöse Larve des *Angiostrongylus vasorum* enthalten. Diese Larven passieren die Lungenalveolen, bevor sie in die Herzkammern eintreten. *Oslerus osleri* ist eine andere Parasitenart, die als Knötchen am Luftröhrengrund gefunden wird.

BEHANDLUNG
Es gibt eine Anzahl von Anthelminika (Wurmmitteln), um diese Wurmarten zu bekämpfen. Der Tierarzt wird das wirksamste Mittel empfehlen.

LYMPHOM/LYMPHOSARKOM

Jede Neubildung von Lymphgewebe sollte mit äußerster Vorsicht behandelt werden. Glücklicherweise sind Lymphome oft heilbar, vor allem die sogenannte »Morbus Hodgkin'sche Krankheit«.

A-Z DER HUNDEKRANKHEITEN

SYMPTOME
Lymphome können, je nach Art und Ausmaß der Krankheit und möglicher Komplikationen, eine Reihe verschiedener Symptome auslösen.

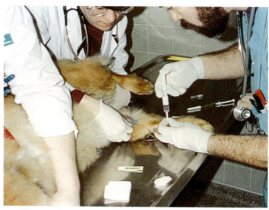

Chemotherapie, als Teil der Behandlung eines Lymphosarkoms gegeben.

URSACHE
Das Lymphom ist einer der häufigsten Tumore beim Hund. Es stellt eine bösartige Krankheit dar, die außer dem Lymphgewebe viele weitere Organe befallen kann, einschließlich der Lymphknoten, der Milz, der Leber, des Magens, des Darmes, des Brustkorbes, des Nervensystems und der Haut. Eine beim Hund häufige Form verursacht eine Vergrößerung aller Körperlymphknoten. Mit *Lymphosarkom* bezeichnet man die aggressivste Form dieser Krankheit.

BEHANDLUNG
Durch eine sorgfältige tierärztliche Untersuchung kann dieses Leiden diagnostiziert werden. Weitere Untersuchungen, einschließlich einer Lymphknotenbiopsie können notwendig sein. Die weitere Entwicklung hängt davon ab, wo die Krankheit sitzt und inwiefern sie die Körperfunktionen beeinflußt. Das Leiden kann oft erfolgreich unter Kontrolle gebracht werden, indem man eine Chemotherapie mit möglichst geringen Nebenwirkungen durchführt. Die meisten behandelten Hunde können über längere Zeit ein normales Leben führen, ihr Zustand muß aber genau überwacht werden.

A-Z DER BEHANDLUNG VON KRANKHEITEN

MAGENDREHUNG (BLOAT)

Bloat ist die englische Bezeichnung für einen durch Gase aufgeblähten Magen. Sie wird dort aber auch für andere Magenausdehnungen, wie nach einem ernstlichen Überfressen oder nachdem der Hund zu viel Trockenfutter verschlungen hat, benutzt.

SYMPTOME
Der gasgefüllte Magen drückt auf das Zwerchfell und erschwert damit die Atmung, was zu häufigen, flachen Atemzügen und einer Violettverfärbung der Zunge führt. Das Gewicht der sich vergrößernden Milz, die an der großen Krümmung des aufgegasten Magens befestigt ist, kann zu einer Drehung des Magens im Uhrzeigersinn führen. Die Schmerzen des Hundes werden immer heftiger, weil die Verbindung zwischen Magen und Speiseröhre durch eine Drehung des Magens um 180° abgeschnitten wird.

Magenaufblähung. Röntgenbild der Gasansammlung im Bauch.

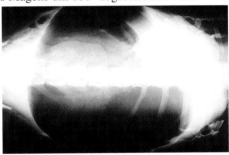

URSACHE
Eine Gasansammlung im Magen kann durch die Vergärung von Getreideprodukten zustandekommen, wenn nicht genügend Magensäure vorhanden ist. Das meiste Gas aber entsteht wahrscheinlich durch Abschlucken von Luft während des Fressens. Der Magenaufgasung kann die Magendrehung folgen, vor allem bei größeren Rassen. Teilweise hängt die Entstehung mit den Fütterungsgewohnheiten zusammen, wenn nämlich ein hochverdauliches Futter sehr schnell heruntergeschlungen und danach sehr viel Wasser getrunken wird. Auch das sofortige Füttern nach anstrengender körperlicher Belastung kann verantwortlich sein. Wenn der aufgeblähte Magen sich dreht, bildet sich eine »Torsion« oder »Volvulus«.

BEHANDLUNG
Die Magenerweiterung mit Magendrehung (Gastric dilaton/ Volvulus - GDV) stellt immer einen akuten Notfall dar, der Hund muß sofort zum Tierarzt gebracht werden. Wenn der Magen sich um 180°

209

A-Z DER HUNDEKRANKHEITEN

dreht, und somit die Verbindung zur Speiseröhre abgeschnitten wird
kann man eine Magensonde, die über die Speiseröhre nach unten
geführt wird, nicht mehr in den Magen schieben. Deshalb kann kein
Gas über die Sonde abgehen, auch wenn der Magen noch so prall
mit Gas gefüllt ist.

Die Notfallbehandlung beim Tierarzt fordert meist zuerst Tropf-
infusion zur Schocktherapie über die Vene. Eine Dekompression des
Magens wird durch eine Magensonde versucht. Eine erfolgreichere,
aber auch Mut erfordernde Methode ist, eine großkalibrige Kanüle
(18 G) an der Stelle hinter dem linken Rippenbogen einzustechen,
wo sich die stärkste Aufgasung zeigt. Häufig wird trotzdem noch
eine Operation nötig sein, um den Magen zu entleeren und an den
ursprünglichen Platz zurückzuverlagern und/oder den Magen so an
der Bauchwand zu befestigen, daß eine Haftung entsteht. Dies verringert die Rückfallwahrscheinlichkeit. GDV ist immer ein akuter
Notfall und die plötzliche Aufgasung endet oft trotz aller tierärztlichen Bemühungen tödlich.

MALABSORPTIONSSYNDROM

**Jeder Zustand, bei dem Futter ohne vollständige Verdauung
und Aufnahme der Nährstoffe den Verdauungstrakt passiert,
kann als Malabsorption beschrieben werden.**

SYMPTOME
Im allgemeinen haben Hunde, die an einem Malabsorptionssyndrom
leiden, wiederholte Durchfallattacken, verlieren Gewicht und sind
mager. Jungtiere wachsen schlecht, da sie nicht ausreichende
Mengen an Protein und anderen wichtigen Stoffen aus verdautem
Futter aufnehmen können.

URSACHE
Malabsorption ist ein Zustand, bei dem die Nährstoffaufnahme aus
dem verdauten Futter über die Dünndarmwand nicht ausreichend
funktioniert. Sehr viele Darmkrankheiten können zu Malabsorption
führen, einschließlich Futtermittelempfindlichkeit, entzündlichen
Darmerkrankungen, bakterieller Überwucherung des Dünndarmes,
parasitären Infektionen und Tumore, die normalerweise die Darmwand betreffen. Eine spezielle Empfindlichkeit gegenüber Gluten
(Kleber) findet man bei jungen Hunden, vor allem bei Irischen
Settern. Bakterielle Überwucherung des Dünndarmes kommt häufiger bei jungen, ausgewachsenen Hunden großer Rassen vor,
während man Tumore meist bei mittelalten bis alten Tieren findet.

BEHANDLUNG
Die Diagnose erfolgt durch eine tierärztliche Untersuchung, weitere
hilfreiche Methoden zur genauen Diagnosestellung schließen
Bluttests und Kotuntersuchungen mit ein. Der Hydrogen-
Atmungstest wird heute angewendet, um eine abnorme Vergärung
von Kohlenhydraten festzustellen, die beim Malabsorptionssyndrom

A-Z DER BEHANDLUNG VON KRANKHEITEN

uftreten kann. Die Therapie richtet sich nach der zugrundeliegen-
en Ursache. In jedem Fall verbessert aber ein qualitativ hochwerti-
es, fettarmes Futter die Kondition des Hundes.

MANDELENTZÜNDUNG (TONSILLITIS)

**Eine Tonsillitis ist eine Entzündung der Rachenmandeln. Man
findet sie oft bei einer Pharyngitis (s. S. 236), die zu einer Man-
delvergrößerung führt.**

SYMPTOME
Die betroffenen Mandeln sind schmerzhaft, der Hund zeigt Schluckbeschwerden und verminderten Appetit, manche Hunde fangen auch
an zu würgen.

URSACHE
Tonsillitis wird durch eine bakterielle oder virale Infektion hervor-
gerufen, die eine Vergrößerung der örtlichen Lymphknoten und der
Rachenmandeln auslöst.

BEHANDLUNG
Zur Krankenpflege gehört das Anbieten warmer Getränke und das
Umlegen eines warmen Halstuches. Der Hund sollte vom Tierarzt
untersucht werden, oft müssen Antibiotika gegeben werden.

MASTITIS

**Bei dieser Krankheit sind die Milchdrüsen der laktierenden
(milchbildenden) Hündin betroffen.**

SYMPTOME
Die Milchdrüsen sind entzündet, und der Zustand wird ernst, wenn
die Körpertemperatur ansteigt und die Milchdrüsen hart und
schmerzhaft werden. Wenn ein entstandener Abszeß aufbricht, hinterläßt er einen großen Hohlraum.

URSACHE
Die Erkrankung tritt durch bakterielle Infektion der säugenden
Hündin über die Milchdrüse auf.

BEHANDLUNG/VORBEUGUNG
Gründliche Untersuchung der Hündin nach der Geburt und sorgfältige Kontrolle auf geschwollene Drüsen oder »blinde« Zitzen helfen,
Mastitis zu vermeiden. Antibiotika und Hormone, die für das »Abstillen« helfen, vermindern das Risiko ernsthafter Folgen, falls sich
eine Mastitis entwickelt hat. Wenn ein Welpe infizierte Milch trinkt,
kann er erkranken. Um dies zu vermeiden, empfiehlt sich, die
Welpen wegzunehmen und mit der Flasche aufzuziehen.

MEGAÖSOPHAGUS

**Eine Muskelschwäche der Speiseröhre (Ösophagus) führt zu
einem erweiterten Schlauch in dem Brustraum, der sich, wenn**

211

A-Z DER HUNDEKRANKHEITEN

Futter abgeschluckt wird, noch stärker ausdehnt. Mit Röntgenkontrastmittel versetztes Futter fällt auf der Röntgenaufnahme dadurch auf, daß es nie sofort den Magen erreicht.

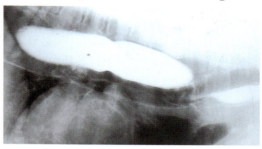

Megaösophagus: Röntgenaufnahme des Brustkorbs.

SYMPTOME
Auswürgen des Futters direkt nach dem Fressen.

URSACHE
Es handelt sich um ein seltenes Leiden, bei dem die Speiseröhre sich erweitert. Futter wird wieder ausgewürgt oder scheinbar erbrochen ohne daß es den Magen erreicht hat. Hierbei kann es sich um eine kongenitale Erkrankung handeln, die erst erkannt wird, wenn man den Welpen auf feste Nahrung umstellt. Der Welpe ist immer hungrig, das Futter kommt aber wieder hoch, nachdem es kurze Zeit in der erweiterten Speiseröhre lag. Ein kongenitaler Megaösophagus wird meist durch einen abnormen Gefäßring ausgelöst, der die Speiseröhre einschnürt und davor eine Erweiterung bewirkt. Auch nach einer Verletzung, beispielsweise infolge Verschlucken eines großen Fremdkörpers, kann sich ein Megaösophagus entwickeln.

BEHANDLUNG
Die Diagnose erfordert Röntgenaufnahmen, um den Weg der abgeschluckten Nahrung verfolgen zu können. Es besteht immer die Gefahr einer sekundären Lungenentzündung, wenn Futterteilchen in die Luftwege geraten und »abgeatmet« werden. Betroffene Hunde sollten immer weiches und schlabbriges Futter von einer erhöhten Futterstelle aus bekommen. Dies erleichtert mit Hilfe der Schwerkraft ein Abfließen des Futterbreis in den Magen, wo er dann zur Verdauung behalten wird. Bei Welpen kann das Problem durch eine Operation behoben werden. Wenn die Störung durch eine Erkrankung der Nerven- und Muskelfunktionen verursacht ist, kann eine medikamentöse Behandlung Erfolg haben.

MELANOM

Eine Krebserkrankung, bei der schwarzes Pigment in dem neugebildeten Gewebe eingelagert wird.

SYMPTOME
Melanome sind gut- oder bösartige Tumore der Pigmentzellen, die

A-Z DER BEHANDLUNG VON KRANKHEITEN

vorwiegend in der Haut, im Fang oder im Auge auftreten. Bösartige Melanome sind normalerweise sehr aggressiv und streuen in Form von Metastasen schnell in andere Körperbereiche.

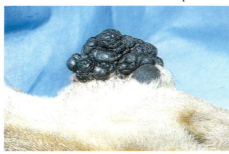

Melanom (eine Traube schwarzer Tumore).

URSACHE
Die Gründe sind weitestgehend unbekannt.

BEHANDLUNG
Biopsien sind notwendig, um gutartige von bösartigen Melanomen zu unterscheiden. Die Folgen bösartiger Melanome sind schwerwiegend, gutartige heilen nach chirurgischer Entfernung gut ab.

MILBEN

Die häufigsten Parasiten, die den Hund befallen, sind drei Milben: Die Herbstgrasmilbe *Trombicula autumnalis* und die frei auf der Körperoberfläche lebende »Fellmilbe« *Cheyletiella* (siehe Cheyletiellose S. 144, Herbstgrasmilbe S. 213). Die Räudemilben werden unter Räude (s. S. 236) besprochen.

MILZ

Dieses Organ gehört zum Lymphsystem. Dem erwachsenen Tier dient die Milz außerdem als Blutspeicher. Die Muskeln der Milz kontrahieren durch einen unwillkürlichen Nervenimpuls, so werden, falls benötigt, rote Blutkörperchen in den Kreislauf getrieben. Leider befallen Tumore des Lymphsystems oftmals die Milz, die sich dadurch vergrößert. Das Hämangiosarkom in der Milz ist relativ häufig, aber Milztumore sind, selbst wenn der Hund anämisch wird, nicht einfach zu erkennen. Reißt die Milz, kommt es zu inneren Blutungen und durch den Blutverlust zum anschließenden Kollaps. Der Tumor kann zwar chirurgisch entfernt werden, die Hunde überleben aber infolge der Bildung von Metastasen selten die Operation länger als 6 Monate.

MITRALKLAPPENDYSPLASIE

Eine Deformierung der Herzklappen, die bewirkt, daß bei jedem Herzschlag Blut zurückfließt.

213

A-Z DER HUNDEKRANKHEITEN

SYMPTOME
Kurzatmigkeit und Ermüdung nach Bewegung bei jungen Hunden.

URSACHE
Ein kongenitaler Herzfehler, die Klappen zwischen dem linken Vor-
hof und der linken Herzkammer haben sich nicht normal entwickelt.
Eine Klappeninsuffizienz hingegen trifft man vorwiegend beim älteren Hund. Wenn die Ränder verdickt oder zu dünn sind, entsteht
beim Rückstrom des Blutes durch die schlecht schließenden Klappen ein rauschendes Herzgeräusch. Herzversagen kann auch bei jüngeren Hunden auftreten. Man findet dieses Leiden am verbreitetsten
beim Deutschen Schäferhund, Bullterrier und Deutscher Dogge. Besonders Cavalier King Charles Spaniel weisen den erblichen Defekt
chronischer Klappendegeneration auf, bei der die Ränder in einem
relativ frühen Alter schwach werden. Hier sollte speziell auf Mitral-
klappengeräusche untersucht werden (siehe Endokardose S. 159).

BEHANDLUNG
Herzgeräusche nimmt der Tierarzt zuerst in der linken Brust wahr,
EKG, Röntgen und Doppler-Sonographie vervollständigen die
Diagnose. Je eher die Erkrankung festgestellt wird, umso länger lebt
der Hund dank richtiger Behandlung. Regelmäßige Bewegung und
Vermeidung von Übergewicht sind angezeigt, dazu Herzmittel, welche die Schlagkraft stärken und helfen, das Blut aus dem Herz zu
treiben (Vasodilatoren). Bei fortdauerndem Husten können Bronchodilatoren und Hustenmittel wie Kodein probiert werden.

MYOPATHIE

**Jede Muskelerkrankung des Hundes. Im allgemeinen beschreibt
dieser Ausdruck aber eine degenerative Erkrankung, bei der die
Muskelfasern schwächer werden und ihre Arbeit nicht mehr leisten können. Vom Golden Retriever nimmt man an, daß er eine
erbliche Myopathie entwickeln kann, bei der steifer Gang und
andere Muskelveränderungen auftreten.**

SYMPTOME
Es gibt verschiedene Typen, darunter eine erbliche, eine infektiöse
und Formen durch Hormonstörungen. Eine Form schädigt den
Herzmuskel *(Kardiomyopathie)* man trifft sie vor allem bei Riesenrassen. Normalerweise sind Hunde mittleren Alters betroffen, es
wurde aber auch schon bei sechs Monate alten Hunden beobachtet.
Herzmuskelschwäche führt zu einer verminderten Pumpleistung.
Die Pulsfrequenz steigt an, die Atmung wird schneller, selbst wenn
der Hund ruhig liegt. Der Herzrythmus ist oft abnorm (siehe Herzkrankheiten, S. 182).

BEHANDLUNG
Kardiomyopathie kann mit arterienerweiternden Medikamenten
behandelt werden, die den Kreislauf unterstützen. Hochdosiertes
Vitamin E kann sich günstig auswirken.

A-Z DER BEHANDLUNG VON KRANKHEITEN

NABELBRUCH (UMBILIKALHERNIE)
Der Nabel zeigt die Stelle am Körper, über welche die Blutversorgung im Mutterleib vor der Geburt erfolgte. Der Hund sollte in diesem Bereich keine Schwellung aufweisen, der Nabel ist aber beim Hund nicht so eingezogen wie beim Menschen.

SYMPTOME
Schwellung in der Nabelmittellinie.

URSACHE
Tritt häufig bei Welpen auf. Durch die Nabelpforte ausdringendes Fett führt zur Hautwölbung.

BEHANDLUNG
Viele dieser Hernien verschließen sich wieder selbst, die größeren müssen allerdings operiert werden, um die Schwachstelle der Bauchmuskelwand zu schließen.

NEBENHÖHLENENTZÜNDUNG (SINUSITIS)
Sinusse (Nebenhöhlen) sind luftgefüllte Hohlräume in den Schädelknochen, die mit der Nasenhöhle in Verbindung stehen.

SYMPTOME
Andauernder Nasenausfluß, oftmals begleitet von erschwerter Nasenatmung.

URSACHE
Eine Nebenhöhlenentzündung kommt normalerweise durch eine aufsteigende Infektion der Nase zustande oder durch Verstopfung der normalen Abflußwege der Nebenhöhlen. Der wässrige Nasenausfluß dient dazu, die Nase feucht zu halten, und das Belecken der Nase stimuliert wiederum die Drüsentätigkeit. Manchmal tritt der Ausfluß dick und weißlich aus, dies kann auf eine bakterielle oder Pilzinfektion der Kieferhöhle und der Nasenmuscheln hindeuten. Die vorderen Nebenhöhlen liegen um die Augen, die Kieferhöhle liegt wie ein Beutel neben der Nasenhöhle. Dieser Beutel kann sich auch entzünden, wenn ein Backenzahnabszeß vorliegt.

BEHANDLUNG
Mit Dampfinhalationen kann der schleimige Ausfluß behandelt werden. Man muß spezielle Medikamente eingeben, sobald aus einer Tupferprobe der Erreger des Ausflusses bestimmt werden konnte. Bei einem Kieferhöhlenabszeß muß der Zahn gezogen werden. Die Nase und ihre Nebenhöhlen können von *Aspergillus* befallen sein, wenn ein schleimiger Ausfluß sich in einen eitrigen umwandelt, der

A-Z DER HUNDEKRANKHEITEN

dann auch noch häufig von Nasenbluten begleitet wird. Hier fordert die Behandlung eine Langzeit-Medikation sowie einen chirurgischen Eingriff, bei dem die Nebenhöhlen befreit und regelmäßig über Schläuche gespült werden.

NERVENVERLETZUNGEN (NEURPOPATHIEN)

Nerven sind die Hauptempfänger von Sinneseindrücken, sie leiten die Impulse weiter, welche die Muskelkontraktionen auslösen. Neuropathie ist ein allgemeiner Ausdruck für jede Störung der Nervenfunktion und krankhafte Veränderungen im peripheren Nervensystem. Nervenverletzungen können langandauernde und schwerwiegende Folgen haben.

SYMPTOME

Die schlimmste Form ist eine totale Paralyse (Lähmung) der Hinterhand, weil eine Bandscheibe auf das Rückenmark drückt. Die Schweregrade reichen von einem leichten, vorfallartigen Verletzungstyp bis hin zu einer meist schweren Blutung unter der Rückenmarkshaut, die sich über den Körper ausdehnt und zum Tod durch Atmungsstillstand führen kann.

URSACHE

Eine solche Paralyse kann durch die verschiedensten Verletzungen des Halses oder der Läufe zustandekommen, bei denen Nerven eingeklemmt oder sonstwie verletzt werden. Druck auf die Rückenmarksnerven kann nach einem Verkehrsunfall oder durch einen Bandscheibenschaden auftreten.

BEHANDLUNG

Massage und Manipulation einer schlaffen Gliedmaße sind zwar bei Verdacht auf eine Wirbelsäulenverletzung üblich, dabei muß der Hund immer so ruhig wie möglich gelagert werden, um weitere Nervenschädigungen zu vermeiden. In jedem Fall muß der Hund ausführlich vom Tierarzt untersucht werden, um das Ausmaß der Verletzungen festzustellen.

NESSELSUCHT (URTIKARIA)

Diese Hautreaktion mit flüssigkeitsgefüllten Quaddeln, die sich aus durchlässig gewordenen Gefäßen bilden, kann durch Chemikalien ausgelöst sein, oft ist sie auch eine Immunreaktion.

SYMPTOME

Als Hauterkrankung allergischen Ursprungs, wird sie allgemein als »Nesselsucht« bezeichnet, aufgrund der zahlreichen kleinen Schwellungen, flüssigkeitsgefüllten Blasen und Streifen. Meist ist damit auch Hautrötung verbunden, man findet sie vor allem bei kurzhaarigen Hunden. Bei Boxern und Dobermännern erscheinen die Nesselstriemen länger, da die kurzen Haare hier in Büscheln abstehen und so die einzelnen Schwellungen optisch vergrößern.

A-Z DER BEHANDLUNG VON KRANKHEITEN

URSACHE
Urtikaria ist häufig eine Reaktion auf Insektenbisse oder -stiche, manchmal auch nach Berührung von Pflanzen. Auch vom Tierarzt verabreichte Injektionen könen diese Reaktionen auslösen.

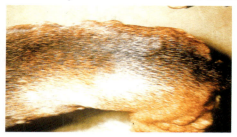

Urtikaria.

BEHANDLUNG
Vermeide wenn möglich jeden weiteren Kontakt mit der auslösenden Substanz. Kortikosteroide und Antihistaminika bringen die Symptome unter Kontrolle - Juckreiz und Beulen verschwinden meist innerhalb von 24 Stunden.

NICKHAUTAUSSTÜLPUNG (CHERRY EYE)

Die populäre Umschreibung »Cherry Eye« (»Kirschauge«) bezeichnet eine Ausstülpung der Nickhaut (Drittes Augenlid) mit einem Vorfall der Nickhautdrüse über den Lidrand. Hierbei erscheint sie als kleiner, kirschförmiger Tropfen.

SYMPTOME
Eine auffällige rote Schwellung im nasenseitigen Augenwinkel.

URSACHE
Eine Vergrößerung der Lymphdrüse hinter dem Dritten Augenlid kann dieses umstülpen, wobei das Lymphgewebe wie eine große »Mandel« sichtbar wird. Die Schwellung ist Folge einer chronischen Infektion oder einer plötzlichen allergischen Reaktion.

BEHANDLUNG
Benetzen der Augen mit künstlicher Tränenflüssigkeit ist die beste Erste-Hilfe-Maßnahme. Der Tierarzt wird sich das Auge anschauen und kortisonhaltige Augentropfen verwenden. Je nach Befund könnte er auch die operative Entfernung der Nickhautdrüse vorschlagen.

NIEREN

Dieses paarige Organ liegt unterhalb der Lendenwirbel direkt hinter den Rippen und übt viele wichtige Funktionen aus, besonders Herausfiltern von Abbauprodukten aus dem Körper. Auch Flüssigkeitsausgleich des Körpers, das Säuren-Basen-Gleichgewicht und die Bildung bestimmter lebenswichtiger Hormone werden durch die Nieren kontrolliert (s. Nephritis S. 218).

A-Z DER HUNDEKRANKHEITEN

NIERENENTZÜNDUNG (NEPHRITIS)

Mit Nephritis bezeichnet man eine entzündliche Nierenerkrankung, die zu Nierenversagen führen kann.

SYMPTOME
Bei akutem Nierenversagen geht es dem Hund sehr schlecht, seine Rückenpartie ist sehr schmerzhaft, und die Urinproduktion fast völlig eingestellt. Chronisches Nierenversagen kommt beim älteren Hund außerordentlich häufig vor. Die Veränderungen stellen sich über einen längeren Zeitraum ein, können aber, wenn sie rechtzeitig erkannt werden, erfolgreich behandelt werden.

BEHANDLUNG
Eine diätetische Kontrolle der Proteinabbauprodukte und Reststoffe, die über die Nieren ausgeschieden werden, kann sehr nützlich sein. Eine Proteinquelle von hoher biologischer Wertigkeit - mehr als 80% - findet man im Eiweiß und Hühnchenfleisch, es sind aber auch eine Reihe sehr guter Dosen-Diätfutter im Handel. Meist wird ein Proteinanteil von etwa 14% angestrebt. Die Phosphoraufnahme ist dabei noch wichtiger, da der im Körper zurückgehaltene Phosphor noch mehr Schaden anrichtet als das Proteinabbauprodukt Harnstoff. Dies ist auch der Hauptgrund, eine fleischarme Diät zu füttern. Die Krankenbetreuung verlangt, den Hund mit reichlich Flüssigkeit zu versorgen, es ist aber auch wichtig, ein Erbrechen des Hundes zu verhindern. Mehrere kleine Mahlzeiten, mehrere kleine Spaziergänge und die Vermeidung extremer Hitze sowie Kälte, sind ratsam. Es gibt eine Reihe tierärztlicher Präparate und Spritzen, die bei der Behandlung einer Nephritis eingesetzt werden können. In schweren Fällen fortgeschrittener Nephritis braucht der Hund Infusionen und/oder Peritonealdialysen (Spülungen der Bauchhöhle), um zu überleben.

NOKARDIOSE

Hautinfektionen durch den Bodenorganismus *Nocardia asteroides* sind bekanntermaßen schwierig auszuheilen.

SYMPTOME
Beulen an den Pfoten oder an anderen Körperstellen, die von nicht abheilenden Geschwüren umgeben sind.

URSACHE
Dieser Keim aus dem Erdreich dringt in den Körper normalerweise über kleine Hautwunden ein. Nokardiose findet man gelegentlich auch als Infektionen der Körperhöhlen und inneren Organe. Bei Granulomen mit gefüllten Hohlräumen kann über eine Biopsie das Auftreten von *Nocardia* bestätigt werden.

BEHANDLUNG
Chirurgische Entfernung, und eine Langzeittherapie mit entsprechenden Antibiotika sind nötig, um die Infektion abzuheilen.

OHNMACHT

Ein allgemeiner Begriff, mit dem man, vor allem beim Menschen, jeden vorübergehenden Bewußtseinsverlust beschreibt.

SYMPTOME
Kurzer, vorübergehender Bewußtseinsverlust. Wenn die Ohnmacht weniger als 5 Sekunden dauert, kann es sein, daß der Hund lediglich stolpert oder mit erschlafften Läufen fällt. Wenn der Sauerstoffmangel länger anhält, können kurze Zuckungen und Harninkontinenz auftreten.

URSACHE
Eine Ohnmacht wird durch eine verminderte Blutzufuhr zum Gehirn ausgelöst. Dies führt zu einer unzureichenden Sauerstoffversorgung des Hirngewebes (*cerebrale Anoxie*). Beim Hund gibt es so etwas wie die »emotionale Ohnmacht« des Menschen nicht, es kann aber zu kurzen Zusammenbrüchen kommen, ohne daß eine zugrundeliegende Krankheit bekannt wäre. Boxer neigen zu wiederholten Ohnmachtsanfällen, wahrscheinlich verursacht durch Reflexe des *Nervus Vagus*.

BEHANDLUNG
Als Erste Hilfe solltest Du das Halsband lockern und für frische Luft sorgen, mehr ist nicht nötig. Wenn die Ohnmacht andauert oder es zu wiederholten Anfällen kommt, solltest Du den Hund zum Tierarzt bringen. Herzerkrankungen können die Ursache für eine unzureichende Blutversorgung des Gehirns sein, deshalb muß dies immer in Betracht gezogen werden, wenn mehrere Ohnmachten auftreten.

OHRENTZÜNDUNG (OTITIS EXTERNA)

Entzündung des äußeren Gehörganges kommt beim Hund sehr häufig vor. Sie kann entweder ein oder beide Ohren befallen.

SYMPTOME
Der Hund kratzt sich am Ohr und der umliegenden Haut oder er reibt seinen Kopf am Boden, auch heftiges Kopfschütteln kommt vor. Das Ohr kann so schmerzen, daß er den Kopf schief hält. Vielleicht nimmst Du einen unangenehmen Geruch wahr, auch flüssiger, eitriger Ausfluß kann auftreten. Bei einer Untersuchung des Ohres mit bloßem Auge kann man Grassamen auf dem Trommelfell oder einen Ohrenschmalzpfropf im horizontalen Gehörgang übersehen. Deshalb braucht man ein Otoskop, um den Gehörgang der ganzen Länge nach sehen zu können.

URSACHE

Dieses Leiden kann verschiedene Ursachen haben, darunter bakterielle, Pilz- oder Hefeinfektionen, Ohrmilben *(Otodectes)* und Fremdkörper wie Grassamen. Allergische Erkrankungen wie Atopie oder eine Futtermittelallergie können für Hautreizung in und um das Ohr sowie für einen allgemeinen Juckreiz ursächlich sein. Übermäßige Feuchtigkeit im Ohr scheint ein wichtiges Otitis-Symptom zu sein. Ohrenschmalz und Haare können sich bis zum Trommelfell ablagern und so zu einer primären Ohreninfektion führen.

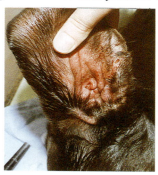

Rechts: Otitis mit Geschwürbildung im Ohr.

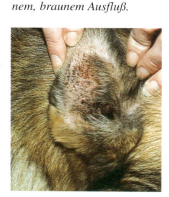

Links: Otitis mit trockenem, braunem Ausfluß.

BEHANDLUNG

Eine Säuberung mit einem milden Ohrreinigungsmittel hilft, das Ohrenschmalz zu lösen. Als Hausmittel kann man Pflanzenöl zur sanften Erstbehandlung ins Ohr träufeln. Jegliche Fremdkörper im Ohr müssen vom Tierarzt entfernt werden. Wenn das Ohrenschmalz beseitigt ist, gibt es eine Anzahl von Ohrmitteln, welche die Reizung im Gehörgang lindern. Die Tropfen, die von Tierärzten abgegeben werden, enthalten meist sowohl einen steroidalen Entzündungshemmer wie eine antiparasitäre Komponente. Es können auch Antibiotika sowie Wirkstoffe gegen Hefepilze verwendet werden, je nach Art der Infektion. In schweren Fällen wird vielleicht auch eine Operation, um den Gehörgang zu belüften, notwendig. Es gibt zwei Operationstypen: die Teilexision nach HINZ sowie die Lappenplastik nach ZEPP, und zwar als partielle oder vollständige Resektion des äußeren Gehörganges. Am besten sprichst Du mit Deinem Tierarzt über die verschiedenen Operationsmethoden.

MITTELOHRENTZÜNDUNG (OTITIS MEDIA)
Eine Entzündung des Mittelohres.

SYMPTOME

Ein schmerzhaftes Ohr, das zu Gleichgewichtsverlust, Kopfschiefhaltung und Drehbewegungen zur betroffenen Seite führen kann.

URSACHE
Mittelohrentzündung kann nach einer unbehandelten Otitis externa entstehen, auch durch einen tief eingedrungenen Fremdkörper.
BEHANDLUNG
Mittelohrentzündung erfordert chirurgische und medizinische Behandlung, um erfolgreich abzuheilen.

OHRSPEICHELDRÜSE (PAROTISDRÜSE)

Diese unterhalb des Ohres gelegene Drüse bildet den Speichel, der von der Innenfläche der Wange in den Fang abgesondert wird. Die Aufgabe dieses Speichels ist es, das Futter einzuweichen und gleitfähig zu machen, bevor es geschluckt wird. Kauen regt den Speichelfluß an. Manche Fertigfutter werden nicht gekaut, bei ihnen besteht ein erhöhtes Risiko des Luftschluckens und der Magenblähung (s. Magendrehung S. 209).

Der von dieser Drüse produzierte Speichel ist gleitend genug, um auch für die Feuchthaltung trockener Augen eingesetzt zu werden. In einer komplexen Operation, der Speichelgangtransplantation, wird der Speichelgang von der Wange zum Augenwinkel nach oben verlegt. Diese Operation wird heute nur noch selten durchgeführt, da bessere medizinische Behandlungen bei trockenen Augen möglich sind (siehe Keratitis conjunctiva sicca (KCS) S. 195).

OSTEO-ARTHRITIS

Dies ist die häufigste Form von degenerativen Gelenkserkrankungen beim Hund. Man kennt dieses Leiden auch unter der Bezeichnung *Osteoarthrose*, es stellt die häufigste Arthritisart des mittelalten und alten Hundes dar.

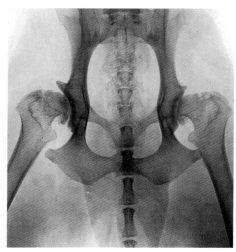

Osteoarthritis der Hüften bei einem älteren Hund.

SYMPTOME
Eingeschränkte Bewegung und Gelenksschmerzen. Die Lahmheit kann sich fortschreitend steigern.

URSACHE
Es handelt sich um eine degenerative Gelenkserkrankung, die ohne offensichtlichen Grund auftreten kann, oder sie entsteht in Folge einer gelenksschädigenden Erkrankung wie z.B. Hüftgelenksdysplasie, Osteochondrosis oder Bänderriß. Übermäßige Bewegung oder Fettleibigkeit können das Leiden verschlimmern, die Gelenksverletzung noch verstärken. Es treten Knorpelveränderungen auf, um das Gelenk herum wird neues Knochenmaterial gebildet, und die Innenauskleidung des Gelenks sowie die Gelenkskapsel werden dicker.

BEHANDLUNG
Neueste Erkenntnisse auf dem Gebiet der Schmerzbekämpfung und der Gelenksentzündung brachten eine Reihe von Medikamenten, welche die Gelenksdegeneration stoppen oder verzögern können. Ruhe, Wärme und Gewichtskontrolle helfen bei der Erholung des Gelenks. Der Hund sollte ermuntert werden, sich zu bewegen, um eine völlige Gelenksversteifung zu verhindern, übermäßige Bewegung muß jedoch vermieden werden.

OSTEOCHONDROSIS DISSECANS (OCD)

Diese Erkrankung des heranwachsenden Hundes ist durch abnorme Knorpeldicke und Versagen der Umwandlung der älteren Knorpelschichten in neues Knochengewebe gekennzeichnet.

SYMPTOME
Osteochondrosis ist eine Krankheit, bei der die in der Entwicklung stehenden Knochen und Gelenke an den Stellen betroffen sind, wo Knorpel- in Knochengewebe umgewandelt wird. Man hat diese Krankheit als häufige Lahmheitsursache bei großen Rassen erkannt, vor allem in der Junghundzeit, wenn die Knochen sehr schnell wachsen.

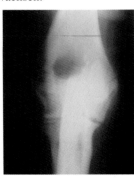

Links & unten: Osteochondrose des Ellenbogengelenks mit sekundärer Osteoarthritis.

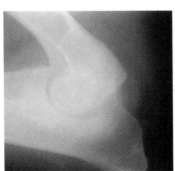

A-Z DER BEHANDLUNG VON KRANKHEITEN

URSACHE

Die Gelenkflächen der Gliedmaßenknochen sind mit einer Knorpelschicht bedeckt. Bei Osteochondrosis wandelt sich der wachsende Knorpel an seinen untersten Bereichen nicht normal in Knochen um. Hierdurch wird die Knorpelschicht so dick, daß sie bricht, wenn der Hund das Gelenk stärker belastet. Diese Risse in der Knorpelplatte können zu einer Ablösung führen, die von der Knorpelplattenoberfläche herabhängt. Diese Schuppe kann sich ablösen und liegt dann lose in der Gelenkkapsel. Der durch Osteochondrosis ausgelöste Schaden kann zu weiteren Veränderungen im Gelenk führen. (Siehe Oste-Arthritis, S. 221).

Die am häufigsten betroffenen Gelenke sind Schulter, Ellenbogen, und weniger häufig, die Knie- und die Fersengelenke. Anzeichen von Gelenksschmerzen und Lahmheit findet man meist bei betroffenen Junghunden im Alter zwischen vier und neun Monaten.

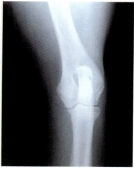

Links: Linker Ellenbogen eines Rottweilers mit normaler Gelenkstruktur (Aufnahme in kranio-kaudaler Stellung).

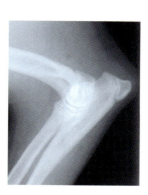

Rechts: Der rechte Ellenbogen in gebeugter Haltung zeigt kleinere Gelenksveränderungen mit leichter Osteochondrose.

BEHANDLUNG

Die Krankheit kann durch tierärztliche Untersuchung und Röntgenaufnahmen festgestellt werden. Man beurteilt die Gelenke, indem man auf die für Osteochondrosis typischen Veränderungen achtet oder nachfolgende Osteoarthrose-Erscheinungen. Wenn im Frühstadium der Erkrankung geröntgt wird, müssen noch keine Knorpelverletzungen im Gelenk erkennbar sein - ein Knochenschaden zeigt sich erst später. Wenn die Erkrankung eindeutig festgestellt wurde, hat man die Wahl zwischen einer Operation, bei der eine Knorpelschuppe entfernt werden kann, und konservativer Behandlung mit eingeschränkter Bewegung und speziellen, nichtsteroidalen Entzündungshemmern, um die Knorpelveränderungen zu begrenzen. Injektionen mit knorpelschützenden Medikamenten können einen Monat lang auf einer wöchentlichen Basis versucht werden.

A-Z DER HUNDEKRANKHEITEN

Die Entwicklung von osteochondrose-artigen Erkrankungen hängt von verschiedenen Faktoren ab. Sie ist teilweise erblich bedingt. Einmal vorhanden wird sie durch eine wachstumsforcierende Ernährung verschlimmert. Man sollte vor allem auf Mineralstoffzusätze verzichten. Heftige Bewegungen in zu frühem Alter können zu Verletzungen der Schulter- und Ellenbogengelenke führen. Es ist nach dem gegenwärtigen Kenntnisstand sinnvoll, nur mit Tieren zu züchten, die nach Röntgenaufnahmen keine OCD haben.

ERNÄHRUNGSBEDINGTE OSTEODYSTROPHIE

Bei dieser Knochenerkrankung liegt als Ergebnis unausgewogener Ernährung eine gestörte Knochenentwicklung oder ein gestörter Knochenstoffwechsel beim erwachsenen Hund vor.

SYMPTOME
Junghunde haben nach dieser Krankheit schwache, leicht brechende Knochen oder durch Knochenerweichung bedingte Deformierungen. Betroffenen Welpen haben oft schmerzende Gliedmaßen und lahmen, sie können aber auch an Wirbelsäulen- oder sonstigen Skelettschäden leiden.

URSACHE
Dieses Leiden, das beim Junghund eine gestörte Knochenentwicklung verursacht, ist auf ein unausgewogenes Kalzium- und Phosphorangebot in der Nahrung zurückzuführen. Der Grund liegt oft bei reiner Fleischfütterung, die viel Phosphor und wenig Kalzium enthält, was zu einer Knochenerweichung führt. Dies wiederum regt die Nebenschilddrüse an, extreme Hormonmengen zu bilden, um den Blutspiegel wieder zu korrigieren.

BEHANDLUNG/VORBEUGUNG
Ausgewogene Ernährung des Junghundes, bei der das richtige Kalzium-Phosphor-Verhältnis gewährleistet ist, stellt die beste Vorbeugung dar. (Siehe Ernährung, Fellpflege und Bewegung, S. 31).

OTHÄMATOM

Ein Ohrenleiden, bei dem sich Blut in dem Raum zwischen der Haut des Ohrs und dem Ohrknorpel ansammelt.

SYMPTOME
Starkes Schütteln und Kratzen führt zu einer Blutung zwischen Haut und Ohrknorpel. Diese kann so stark sein, daß sich das ganze Ohr auswölbt und das ganze Ohrleder sich wie ein Blutschwamm oder Hämatom anfühlt. Manchmal liegt aber nur eine kleinere Blutung vor, die sich nicht über das ganze Ohr ausdehnt.

URSACHE
Jede Ohrreizung kann zu Kopfschütteln und Ohrenkratzen führen, dies wiederum zum Platzen von Blutgefäßen des Behangs oder

224

A-Z DER BEHANDLUNG VON KRANKHEITEN

»Ohrleders«. Das Ohr scheint eine Schwachstelle der gesunden Oberfläche des Hundes darzustellen.

BEHANDLUNG
Vorbeugen kann man durch regelmäßige Ohrenkontrolle, prompte Entfernung von Ohrenschmalz oder Fremdkörpern wie Grassamen und frühzeitige Behandlung von Ohrentzündungen, so daß der Hund gar nicht in die Versuchung kommt, seine Ohren zu kratzen oder den Kopf heftig zu schütteln. Anhänger und Hundemarken sollten vom Halsband abgenommen werden, wenn der Hund anfängt, den Kopf zu schütteln, da durch Metallkontakt eine Blutung verschlimmert werden kann. Der Tierarzt wird entweder das Blut aus dem Hämatom ausziehen und ein Kortikosteroid einspritzen oder das Ohr chirurgisch drainieren und seine Form durch Nähte stützen.

OTITIS-OPERATION

Mit dieser Operation kann man erfolgreich Ohrerkrankungen behandeln, die auf normale Medikamente und Ohrreinigung nicht ansprechen. Es gibt verschiedene Variationen dieser Operation, bei denen der Gehörgang freigelegt wird. Gute Belüftung der Gehörgangsauskleidung führt zur Abheilung chronischer Ohrentzündungen. In manchen Fällen muß der erkrankte Gehörgang ganz abgetragen werden, hierzu wird eine Totalresektion des äußeren Gehörganges durchgeführt. Der Tierarzt wird mit Dir die geeignetsten Operationsmethoden besprechen. In jedem Fall ist eine sorgfältige Pflege in der Woche nach der Operation, bis die Fäden gezogen werden, für Heilung unerläßlich.

OVULATION

Dies ist der Zeitpunkt der Follikelreife und des Eisprungs. Die richtige Abschätzung des Tages, an dem der Eisprung der Hündin stattfindet, ist für die Zuchtplanung wichtig, da es pro Jahr nur zwei Gelegenheiten gibt, um die Hündin erfolgreich decken zu lassen. Während des Proöstrus reifen die Eier in den Eierstöcken heran; die Hündin ist interessiert, aber noch nicht deckbereit. Traditionell sieht man den zweiten Tag nach dem Ausbleiben des hellrötlichen Ausflusses im Proöstrus als den besten Tag für die Paarung an. Zum Glück überleben die Eizellen nach dem Eisprung in den Eileitern ziemlich lange und bleiben befruchtungsfähig. Die Spermien können auch einige Tage nach dem Deckakt in der Hündin fruchtbar bleiben. Die äußeren Anzeichen für die Deckbereitschaft einer Hündin sind: Ein Weicherwerden der Vulva, die während der ersten 10 Tage der Hitze ziemlich fest geschwollen ist. Hat die »richtige« Hitze (Östrus) begonnen, ist ein klarer, feuchter Ausfluß vorhanden. (Siehe Zucht und Gesundheit, Seite 44).

A-Z DER HUNDEKRANKHEITEN

EXOKRINE PANKREASINUFFIZIENZ (EPI)
Erkrankung, bei der die Produktion bestimmter Verdauungsenzyme aussetzt, die normalerweise von den exokrinen Teilen der Bauchspeicheldrüse gebildet werden.

SYMPTOME
Diese Erkrankung hat eine nur teilweise Verdauung der Nahrung zur Folge und äußert sich in Gewichtsverlust und grauem, fettigem Kot (siehe Bauchspeicheldrüsenstörungen, S. 133).

URSACHE
Die Krankheit steht mit zu geringer Produktion oder dem Fehlen von Pankreasenzymen in Zusammenhang.

BEHANDLUNG
Die Nahrung sollte aus hoch verdaulichen, fettarmen und ballaststoffarmen Bestandteilen zusammengestellt werden. Pankreasenzymersatz kann zugesetzt werden, auch in Kombination mit Mitteln, welche die Magensäure unterdrücken.

PANOSTITIS
Panostitis ist eine wenig bekannte Knochenerkrankung schnellwüchsiger Hunde im Alter von 5 Monaten bis zu einem Jahr. Sie wurde aber auch schon bei Hunden bis zu 6 Jahren beobachtet. Rüden sind häufiger betroffen als Hündinnen.

SYMPTOME
Lahmheit durch Schmerzen in den Laufknochen. Der Schmerz kann so stark sein, daß der Hund aufschreit, wenn der Knochen berührt wird.

URSACHE
Der Schmerz entsteht im Knocheninneren, wo das Knochenmark Veränderungen unterworfen ist: auf dem Röntgenbild kann man hohle Bezirke und eine Verdickung der »Knochenrinde« erkennen. Die Ursache für Panostitis ist nicht genau bekannt, möglicherweise handelt es sich um eine Autoimmunerkrankung.

BEHANDLUNG
Normalerweise verbessert sich das Krankheitsbild spontan nach einiger Zeit, Kortikosteroidspritzen könnten dem Hund helfen. Zuweilen ist eine Langzeittherapie mit Entzündungshemmern erforderlich.

A-Z DER BEHANDLUNG VON KRANKHEITEN

PARALYSE

Vollständiger Bewegungsverlust eines Körperteils ist für Hunde besonders verheerend, wenn die Läufe betroffen sind, da sie gewöhnt sind, sich frei zu bewegen. Die etwas leichtere Form der Gliedmaßenschwäche nennt man Parese (s. S. 228), sie ist leichter zu behandeln.

SYMPTOME
Eine Paralyse erkennt man daran, daß der Hund nicht mehr gehen kann oder seine Läufe abstützt, wenn er sie anheben will. Vor allem hat er keine Empfindung, wenn er in die Zehen gekniffen wird. Entsteht eine *Paraplegie* (vollständige Lähmung eines symmetrischen Gliedmaßenpaares, Anm. d. Übers.) durch eine Rückenmarkserkrankung und ist die Hinterhand gelähmt, hat der Hund keine Kontrolle mehr über seine Blasen- und Darmentleerung.

URSACHE
Ursache für eine Paralyse können eine Wirbelsäulenverletzung oder eine Schädigung oder Erkrankung des Nervensystems sein. Rückenmarksleiden können nach einem Verkehrsunfall oder Bandscheibenvorfall auftreten. Stelle und Umfang der Rückenmarksprobleme bestimmen den Körperteil, der von der Paralyse betroffen ist.

BEHANDLUNG
In einigen Fällen ist die Prognose sehr schlecht, während andere recht gut auf chirurgische und medizinische Behandlung ansprechen. Der Tierarzt wird alle Nervenreflexe testen und die Wirbelsäule röntgen, ehe er die Diagnose stellt. Die Wahrscheinlichkeit der Genesung hängt vom Ausmaß des Nervenschadens ab. Liegt eventuell eine Hals- oder Rückenverletzung wie bei Bandscheibenvorfall vor, muß der gelähmte Hund sehr vorsichtig transportiert werden.

PARAPHIMOSE

Durch eine Schwellung kann es dem Hund unmöglich sein, seinen Penis zurückzuziehen, das geschwollene Organ hängt aus der Vorhaut heraus.

SYMPTOME
Unvermögen, den Penis zurück ins Präputium zu ziehen.

URSACHE
Übererregbarkeit des Rüden und eine kleine oder enge Vorhautöffnung.

BEHANDLUNG
Wird üblicherweise mit Auflegen von Eisbeuteln oder Eintauchen der hinteren Hälfte eines kleinen Hundes in kaltes Wasser behandelt.

PARAPLEGIE

Paralyse beider Hinterläufe und in einigen Fällen des Körpers von den Halswirbeln abwärts.

A-Z DER HUNDEKRANKHEITEN

SYMPTOME
Paralyse der hinteren Körperhälfte mit Verlust der Muskelkontrolle, manchmal Schmerzempfindlichkeit in den Hinterläufen.

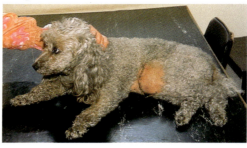

Paraplegie.

URSACHE
Paraplegie ist oft die Folge einer Verletzung der Lendenwirbelsäule, zum Beispiel nach einem Verkehrsunfall oder einem Bandscheibenvorfall, mit Schädigung des Rückenmarks.

BEHANDLUNG
Die Behandlung der Paraplegie hängt von ihrer Ursache ab. Eine Operation kann helfen. Gute Krankenpflege ist wichtig.

PARASITEN

Die den Hund plagenden Parasitenarten sind eher selten geworden, da man heute besser weiß, wie sie sich ausbreiten und wirkungsvollere Mittel zu ihrer Bekämpfung zur Verfügung stehen (siehe Flöhe S. 164, Hakenwürmer S. 178, Lungenwürmer S. 207, Räude S. 236, Bandwürmer S. 131).

PARESE

Hiermit bezeichnet man eine unvollständige Paralyse. Das Gehvermögen kann nur leicht beeinträchtigt sein, der Hund aber größere Schwierigkeiten haben, nach einer Ruhepause wieder aufzustehen.

SYMPTOME
Man erkennt die Krankheit an einer Muskelschwäche und verminderter Bewegungskontrolle, im Vergleich zum völligen Bewegungsverlust, der bei einer Paralyse auftritt.

URSACHE
Parese ist eine Folgeerscheinung von Nervensystemerkrankungen und der Muskeln, ähnlich denen, die Paralyse auslösen. Druck auf das Rückenmark kann Gliedmaßenparese mit schwankendem Gang und Schwierigkeiten beim Aufstehen auslösen. Ein solcher Druck auf das Rückenmark kann z.B. bei Bandscheibenproblemen (s. S. 131) oder Spondylose (s. S. 250) auftreten.

A-Z DER BEHANDLUNG VON KRANKHEITEN

BEHANDLUNG
Pflege des erkrankten Hundes erfordert genaue Überwachung von Darm- und Blasenfunktion und Vermeidung von Druckstellen an Läufen oder Körper.

PARVOVIROSE

Canine Parvovirus (CPV) ist Erreger einer der jüngeren Virus-krankheiten, die zahllose Welpen und Hunde getötet hat, als sie in den späten 70er Jahren erstmals auftrat. Durch Schutzimpfung ist Parvovirose ziemlich selten geworden, kann aber von Zeit zu Zeit immer noch in Würfen mit schwerem Durchfall oder bei nicht geimpften Erwachsenen auftreten.

SYMPTOME
Anhaltender Durchfall und Erbrechen. Hierdurch kommt es zu einem raschen Flüssigkeitsverlust, der innerhalb von 48 Stunden zu Schock und Tod führen kann. »Parvo-Welpen« haben einen ganz typischen Geruch bei häufigem Absatz von sauerriechendem, flüssigem Kot. Eine Rosafärbung des Kotes ist ein weiteres Symptom.

URSACHE
Das Virus ruft schwere Gastro-Enteritis mit anhaltendem Durchfall und Erbrechen hervor. CPV2 ist das Virus, das die schwerste Erkrankung verursacht. Es kann außerhalb des Hundes bis zu einem Jahr überleben und ist den meisten Desinfektionsmitteln gegenüber widerstandsfähig. CPV1 verursacht lediglich leichte Durchfälle.

BEHANDLUNG/VORBEUGUNG
Ungeimpfte Hunde mit plötzlichem Durchfall und Erbrechen müssen umgehend tierärztlich untersucht werden. Mit einem Schnelltest kann in der Tierarztpraxis CPV2 nachgewiesen werden. Flüssigkeitsinfusionen, Beruhigungsmittel und gute Pflege tragen zur Genesung bei. Verabreichung einer trinkbaren Elektrolytlösung kann ebenfalls helfen. Während der Genesung wird eine fettarme Diät empfohlen, bestehend aus gekochtem Reis, Eiweiß in Wasser und gekochtem Hühnchenfleisch, diese Nährstoffe werden gut erschlossen. Milchprodukte sollten gemieden werden, aber fettarmer Hüttenkäse kann nach 48 Stunden Flüssignahrungstherapie die erste feste Nahrung sein. Die Krankheit läßt sich durch wirksame Impfung vermeiden, die alle Welpen mit 8 und erneut mit 12 Wochen bekommen sollten, gefolgt von jährlichen Auffrischimpfungen.

PASTEURELLENINFEKTION

Als spezifische bakterielle Tierinfektion neigt Pasteurella dazu, sich an den feuchten Stellen des Körpers zu vermehren.

SYMPTOME
Durch Infektion ausgelöster Ausfluß aus Nase oder Vorhaut des Hundes.

A-Z DER HUNDEKRANKHEITEN

URSACHE
Ein bakterieller Organismus, der häufig mit Atemwegsinfektionen, beispielsweise von Lunge oder der Nase in Zusammenhang steht. Er kann auch Abszesse verursachen und wird bei Rüden mit Tupferproben auf der Vorhaut nachgewiesen.

BEHANDLUNG
Pasteurella spricht auf antibiotische Behandlung an. Der Vorhautkatarrh neigt allerdings dazu, wiederzukehren - wahrscheinlich durch im Fang angesiedelte Bakterien, die diese Stelle durch Belecken erneut infizieren.

PEITSCHENWURMBEFALL

Der Peitschenwurm *Trichuris vulpis* ist einer der selteneren Rundwürmer beim Hund; vorwiegend kommt er noch bei Zwingerhunden vor.

SYMPTOME
Der Wurm verankert seinen Kopf in der Dickdarmschleimhaut und kann eine Infektion mit schlechter körperlicher Verfassung und wiederholtem blutig-schleimigem Durchfall auslösen. Bei solchen Anzeichen sollten Kotproben untersucht werden, dabei kann man die unverwechselbaren Wurmeier unter dem Mikroskop erkennen.

BEHANDLUNG
Zum Glück ist die Behandlung mit gebräuchlichen Wurmmitteln einfach. Parasitenkontrolle in Zwingern gestaltet sich oft schwieriger, da sich die Eier, vor allem in Grasausläufen, über Jahre halten können. Betonierte Ausläufe sollten regelmäßig geschrubbt und abgespritzt werden, um Ansammlungen von Wurmeiern zu vermeiden.

PENISVERLETZUNGEN

Der Penis kann verletzt werden, anschwellen und bluten. Blut von der Penisspitze muß genau unterschieden werden von Blut, das aus der Harnröhrenöffnung austritt und aus dem Harntrakt stammt. Prostataerkrankungen (s. S. 233) und exzessives Lekken der Penisspitze können eine Kastration notwendig machen. Eine vollständige Untersuchung ist immer notwendig, um die genaue Ursache einer Verletzung festzustellen.

PERIKARD-ERKRANKUNGEN

Der Perikard (Herzbeutel) ist der Zwischenraum zwischen einer inneren, das Herz umgebenden, und einer äußeren Membran. Diese Membran produziert eine kleine Flüssigkeitsmenge, die den Beutel feuchthält.

SYMPTOME
Kollaps, gedämpfte Herztöne und erweiterte Gefäße.

A-Z DER BEHANDLUNG VON KRANKHEITEN

URSACHE
Perikarderkrankungen sind beim Hund recht selten, sie machen lediglich 1% aller Herzerkrankungen aus. Die meisten Perikarderkrankungen führen zu einer übermäßigen Flüssigkeitsansammlung im Herzbeutel. Der Druck dieser Flüssigkeit kann die Herzkammern zusammenpressen, was bis zum Herzversagen führen könnte. Tumore wie Hämangiosarkome werden als Ursache angeführt, doch ist der Grund für die Flüssigkeitsfüllung des Herzbeutels nicht immer bekannt. Blutungen von Tumoren in oder am Herzen können den Herzbeutel füllen. Nach Verkehrsunfällen können Blutungen in den Herzbeutel auftreten, was zu raschem Kreislaufkollaps mit Todesfolge führt. Manchmal kommt es zu einer »Idiopathischen Perikardialen Hämorrhagie«. Plötzliche Blutungen findet man vorwiegend bei großen Rassen.

BEHANDLUNG
Wenn die Diagnose sich bestätigt, muß eine chirurgische Flüssigkeitsableitung versucht werden.

PERIODONTALE ERKRANKUNGEN

Das Gebiet, das jeden einzelnen Zahn umgibt, nennt man Periodontum, es kann infiziert sein oder andere entzündliche Veränderungen zeigen.

SYMPTOME
Periodontale Erkrankungen kommen beim Hund sehr häufig vor und betreffen die Verbindungsstelle von Zahnfleisch und Zähnen. Zunächst verursacht die Freilegung der Zahnhälse und -wurzeln keine Schmerzen, führt aber zu Zahnlockerung und Zahnausfall.

URSACHE
Zahnstein oder Zahnbelag üben Druck auf das Zahnfleisch aus und beschleunigen so den Krankheitsverlauf. Bakterien sind in der Regel gleichfalls vorhanden.

BEHANLDUNG/VORBEUGUNG
Zahnpflege und entsprechende Ernährung können wirksam vorbeugen. Eine bereits vorhandene periodontale Erkrankung erfordert professionelles Reinigen und Polieren der Zähne durch den Tierarzt. Regelmäßiges Bürsten und kaubare Futterbestandteile, vermeiden einen »Rückfall«. Bei Fanginfektionen müssen Antibiotika eingesetzt werden.

PERTHES-KRANKHEIT

Erkrankung des Hüftgelenkes, auch als *Legg-Calvé-Perthes-Krankheit* oder *aseptische Femurkopfnekrose* bezeichnet.

SYMPTOME
Ein fast ständig angezogen getragener Hinterlauf, bei Junghunden kleinerer Rassen wie Jack-Russell oder anderen Terriern.

A-Z DER HUNDEKRANKHEITEN

URSACHE

Mangelnde Blutversorgung des Femurkopfknochens führt zum Absterben des Knochens. Man nennt dies auch »Coxa plana«, wegen des abgeflachten Femurkopfes auf dem Röntgenbild. Dies kann zum Einbrechen des Knochens und nachfolgender Osteoarthritis im Gelenk führen. Wahrscheinlich liegt eine genetische Ursache in Form einer autosomal rezessiven erblichen Erkrankung zugrunde, von der nicht alle Welpen eines Wurfes betroffen sein müssen.

BEHANDLUNG

Manche Hunde erholen sich bei »Zwingerruhe«. Wenn aber offensichtlich Schmerzen bestehen, sollte der Femurkopf chirurgisch entfernt werden.

PNEUMOTHORAX

Auftreten »freier« Luft in der Brusthöhle.

SYMPTOME

Die Lungen kollabieren, die Atmung wird schnell und kurz, und der Hund wirkt immer stärker gestreßt.

URSACHE

Diese Krankheit wird meist durch einen Unfall ausgelöst, bei dem durch eine Brustverletzung Luft aus der Lunge »austritt«. Man erkennt dies eindeutig durch Röntgenaufnahmen des Brustkorbes, da hier eine ungewöhnliche Luftansammlung in der Brust außerhalb der Lunge zu sehen ist.

BEHANDLUNG

Leichte Fälle können mit konsequenter Zwingerruhe behandelt werden. Schwerere Fälle hingegen erfordern eine Luftdrainage aus dem Gebiet rund um die Lunge, in dem sich normalerweise keine Luft befindet.

PROLAPS

Jede Verlagerung eines Körperorganes kann als Prolaps bezeichnet werden. Die Verlagerung kann nach oben gerichtet sein wie bei den Bandscheiben, beim Augapfel nach außen, bei Rektumprolaps nach hinten, oder bei Vaginalpolypen nach unten.

SYMPTOME

Ein Hervortreten eines inneren Organs wird als Prolaps bezeichnet. Es gibt einen Vaginalprolaps und einen Prolaps von Vaginalpolypen, während der Rektumprolaps seltener vorkommt. Nach einer Kopfverletzung kann der Augapfel prolabieren (vorfallen), vor allem bei flachgesichtigen Rassen wie dem Pekingesen.

URSACHE

Normalerweise eine ererbte Muskelschwäche, manchmal wird ein Prolaps aber auch durch eine Verletzung ausgelöst.

A-Z DER BEHANDLUNG VON KRANKHEITEN

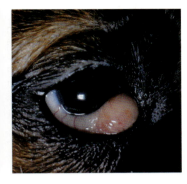

Rosa Schwellung nach einem Nickhautprolaps bei einem Buldog-Welpen.

BEHANDLUNG
Als Erstmaßnahme sollte über das prolabierte Organ ein feuchtes Polster gelegt werden, um eine Austrocknung und weitere Schädigung des Gewebes zu vermeiden. Der Tierarzt muß so schnell wie möglich aufgesucht werden.

PROSTATA-ERKRANKUNGEN

Die Prostata ist eine um den Blasenhals gelagerte Drüse. Sie umgibt die Harnröhre, welche den Harn aus der Blase ableitet und liegt unterhalb des Mastdarms.

SYMPTOME
Beim älteren Rüden kann eine vergrößerte Prostata Kotdrang auslösen, als wäre der Hund verstopft. Drückt die vergrößerte Drüse auf den Mastdarm, setzt der Hund abgeflachten oder bandartigen Stuhl ab. Ein Prostataabszeß kann aus einer Prostatitis (Prostataentzündung) hervorgehen und ist schwierig zu behandeln. Bösartige Prostatumore kommen selten vor - meist streuen sie sehr schnell in Metastasen. Die Harnblase ist meist nicht in Mitleidenschaft gezogen. Anders als beim Menschen verursachen Prostataerkrankungen beim Hund seltener Harnverhalten oder Blasenschwäche.

URSACHE
Meist sind Hormonschwankungen beim älteren Rüden die Ursache.

BEHANDLUNG
Liegt eine vergrößerte Prostata vor, diagnostizierbar durch innere Untersuchung des Beckens mittels bekleideter Finger, sind Hormonspritzen mit Gestagenen, eventuell eine Kastration, zu empfehlen.

PYLORUSSTENOSE

Der größte Teil des Magens hat ein enormes Dehnungsvermögen, um Futter oder Gas aufzunehmen. Der Ausgang aber, der als Pylorus in den Darm überführt, ist sehr muskulös und kann sich nicht stark ausweiten.

A-Z DER HUNDEKRANKHEITEN

SYMPTOME
Stenose ist eine Verengung des Magenausganges in den Darm. Durch sie kann Erbrechen ausgelöst werden, oft mehrere Stunden, nachdem der Hund die letzte Mahlzeit ganz normal verzehrt hat.

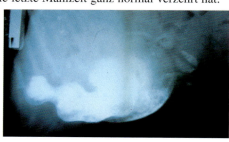

Pylorusstenose: Röntgenbild des Magens.

URSACHE
Der Pylorus (Magenpförtner) kann durch einen Tumor blockiert, verdickte Magenschleimhautschicht oder Muskeln eingeschnürt werden. Bei manchen Welpen ist der Muskelring am Pylorus schon bei Geburt verdickt und überstraff. Diese Welpen erbrechen schwallartig nach dem Fressen, werden sie auf festes Futter umgestellt.

BEHANDLUNG
Bei Welpen ist eine chirurgische Korrektur möglich, auch für die anderen Varianten gibt es Behandlungsmöglichkeiten.

PYODERMIE

Für Hauterkrankungen gibt es viele verschiedene Bezeichnungen. Mit Pyodermie beschreibt man eine Infektion, bei der sich Eiter in den tieferen Hautschichten bildet.

SYMPTOME
Pyodermie befällt die Hautoberfläche, die rot mit kleinen Eiterpickelchen ist. Eine spezielle Form ist juvenile Pyodermie zwischen Entwöhnung und vier Monaten, vor allem bei kurzhaarigen Rassen. Augenlider schwellen an und werden klebrig, auch Maul und Lymphdrüsen schwellen an (Kopfdrüsenkrankheit). Ohne sofortige Behandlung entstehen dauerhafter Haarverlust und Narbenbildung am Kopf. Eventuell setzen Demodexmilben die Abwehrkraft der Haut herab (siehe Demodexräude S. 149). Tiefgehende Pyodermie tritt selten auf, dabei dringt die Infektion in unterste Hautschichten ein, z. B. bei Akne, Nasenrücken-Pyodermie und Analfurunkulose.

URSACHE
Bakterielle Hautinfektionen, meist durch *Staphylokokkus intermedius*. Hunde mit herabgesetzter Immunabwehr können sowohl an *Malassezien-* wie auch *Staphylokokken-Infektionen* erkranken.

BEHANDLUNG
Intensive und lange Kuren mit wirksamen Antibiotika sollten durch Behandlung mit hautreinigenden Medikamenten unterstützt werden.

QUADRIPLEGIE
Siehe Tetraplegie S.257.

QUARANTÄNE

Quarantäne bedeutet einen Zeitraum der Isolation eines Tieres und erstreckt sich üblicherweise auf die sechs Monate Pflicht-Separation von Hunden, wenn sie von anderen Ländern auf die britischen Inseln importiert werden. Die lange Inkubationszeit der Tollwut nach einer Infektion mit diesem Virus erfordert eine längere Isolation als bei den meisten anderen Infektionskrankheiten.

Seit Juli 1994 wurde es möglich, Hunde aus registrierten Zuchtzwingern unter strikter Überwachung außerhalb Großbritanniens einzuführen. Impfung, dauerhafte Kennzeichnung sowie Bluttests, um den Immunabwehrstatus des Tieres zu überprüfen, sind die Vorbedingungen des UK Ministeriums für Landwirtschaft, Fischerei und Ernährung. Eine nochmalige Prüfung der Quarantäne-Verordnungen ist für das Jahr 1998 vorgesehen. Dabei wird erwartet, daß die Schutzmaßnahmen gegen die Einschleppung von Infektionskrankheiten weiter gelockert werden.

A-Z DER HUNDEKRANKHEITEN

RACHENENTZÜNDUNG (PHARYNGITIS)
Entzündung des Teiles der Kehle, der Pharynx genannt wird.

SYMPTOME
Der Hund verweigert sein Futter oder würgt beim Fressen.

URSACHE
Eine Pharyngitis ist eine Entzündung des hinteren Kehlraums, die durch bakterielle oder virale Infektion ausgelöst sein kann. Oft sind gleichzeitig auch die Mandeln vergrößert.

BEHANDLUNG
Futter sollte mit warmem Wasser angefeuchtet oder eingeweicht werden. Manchmal ist auch Einsatz von Antibiotika erforderlich.

RÄUDE
Als Räude bezeichnet man den Befall mit parasitischen Milben, die Hauterkrankungen auslösen. Diese Hauterkrankungen durch Grabmilben waren früher weit verbreitet. Der Einsatz wirksamer Waschlotionen hat die Sarkoptes-Räude beim Hund heute jedoch nahezu ausgerottet. In den letzten Jahren treten allerdings wieder vermehrt Fälle auf, da es Einschränkungen hinsichtlich fortgesetztem Einsatz einiger der wirkungsvollsten Anti-Milben-Medikamente gab.

DEMODEXRÄUDE

SYMPTOME
Dieser kleine, beinlose Parasit gräbt sich in die Haut und lebt vor allem in den Haarbälgen. Oft verursacht er nur kahle Stellen und eine leicht verdickte Haut an den Pfoten oder am Kopf. Eine schwerere Räudeform führt zu ausgedehnten Bereichen von Haarverlust, Schuppen- und Krustenbildung (s. Demodex-Räude S. 149).

Bakterielle Sekundärinfektionen können eine generalisierte pustuläre Räudeform mit Entzündungen und Juckreiz auslösen. Milbenbefall kann die Abwehrkraft des Hundes herabsetzten, und Hautbakterien können ausgedehnte und tiefe Hautinfektionen verursachen. Demodex löst unterschiedlich starken Juckreiz aus, wenn aber Sekundärinfektionen vorliegen, führt der Juckreiz zu starkem Kratzen.

BEHANDLUNG
Es gibt eine Reihe von Behandlungsmöglichkeiten (s. Demodex-Räude S. 149).

A-Z DER BEHANDLUNG VON KRANKHEITEN

SARKOPTESRÄUDE

SYMPTOME

Diese Milben rufen eine andere Räudeart hervor. Als die Hautober-fläche benagende Milben verursachen sie wesentlich stärkeren Juckreiz, sowie Hautkrustenbildung mit Verdickungen und Rötung. Bleibt die Räude unbehandelt, kommt es zu Haarverlust und oft zu einer Schwarzfärbung der kahlen Stellen. Jungtiere scheinen beson-ders anfällig zu sein, sie können ihr gesamtes Fell verlieren und sich ununterbrochen kratzen. Oft müssen mehrere Hautgeschabsel ent-nommen werden, ehe man die Milben entdeckt.

BEHANDLUNG

Behandlung mit antiparasitären Waschlotionen lindert die Beschwerden meist innerhalb weniger Tage, die Sarkoptes-Milben werden dabei vernichtet. Zur Vermeidung von Re-Infektionen sind wiederholte Bäder notwendig (s. Sarkoptes-Räude S. 245).

Beide Räudearten können durch direkten Kontakt übertragen werden, die Sarkoptes-Räude ist jedoch ansteckender, und alle Hunde, die Kontakt zu erkrankten Tieren hatten, sollten behandelt werden. Die Milbe kann auch bei Menschen, die engen Kontakt zu einem erkrankten Hund hatten, Hautreizungen verursachen, vor allem an den nackten Armen.

OHRMILBEN (OTODEKTES)

SYMPTOME

Diese Räudemilben graben nicht und besiedeln ausschließlich die Ohreninnenseiten. In der Regel lösen sie starken Juckreiz und Kopfschütteln aus. Oft tritt diese Räude auf, nachdem eine befalle-ne Katze im Umfeld war, diese Milben in den Gehörgang des Hundes eindringen konnten. Untersuchungen ergaben, daß diese Milbe in den Wintermonaten aktiver ist und mehr Eier ablegt als zu anderen Jahreszeiten.

BEHANDLUNG

Spezielle Milbenwirkstoffe sind in vielen handelsüblichen Ohrentropfen enthalten. Überprüfe die Milben-Wirksamkeit des Präparates und behandele unbedingt auch die Katzen im Umfeld.

PROGRESSIVE RETINAATROPHIE (PRA)

GENERALISIERTE PROGRESSIVE RETINAATROPHIE (GPRA)

Die Nervenschichten des Augenhintergrundes sind besonders empfindlich, da sie alle Lichtreize empfangen und umsetzen. Jede Entwicklungsstörung oder -schädigung der Augen beim ungeborenen Welpen kann zu einer Rückbildung der Licht-rezeptoren führen. Eine generalisierte progressive Retinaatro-phie (GPRA) bedeutet, daß die meisten Stäbchen und Zapfen der Netzhaut ausfallen.

237

SYMPTOME
Diese Form wurde als Erbkrankheit bei Irischen Settern als eine Art Nachtblindheit festgestellt. Man kann die Erkrankung mit einem Ophtalmoskop zuweilen frühzeitig im jugendlichen Alter erkennen und Bescheinigungen über die »GPRA-Freiheit« können für Irische Setter und Collies bereits mit vier Monaten ausgestellt werden. Diese Bescheinigung wird erteilt, wenn keine Anzeichen für eine Augenerkrankung entdeckt werden. Bei anderen Rassen wie Toy- und Zwergpudel lassen sich vor dem Erwachsenenalter nicht zuverlässig Zeichen von PRA nachweisen, für sie wird erst mit drei Jahren eine Bescheinigung ausgestellt.

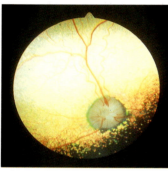

Netzhaut mit progressiver Retinaatrophie bei einem drei Monate alten Irish Setter.

URSACHE
Diese Augenkrankheit ist die Folge einer Degeneration der Lichtrezeptoren (Stäbchen und Zapfen).

BEHANDLUNG
Es gibt bei GPRA keine Heilung, es ist also ratsam, die Ausbreitung durch entsprechende Zuchtwahl zu bekämpfen.

ZENTRALE PROGRESSIVE RETINAATROPHIE (CPRA)

Eine andere Form der Retinaatrophie. Hier kommt es zu Pigmentdystrophie des Netzhautepithels. Erst bei Briards festgestellt, dann bei Rassen wie Collies, Retrievern und Spaniels.

SYMPTOME
Diese stellt eine andere Art der Retinaatrophie dar, sie äußert sich als Tagblindheit. Man findet die Erkrankung in England vor allem bei verschiedenen Gebrauchshunderassen, es sind beide Augen betroffen. (Anm. d. Übers.: Im deutschsprachigen Raum ist diese Erkrankung sehr selten).

URSACHE
Das Netzhautzentrum, bei dem die Zapfen am dichtesten stehen, nimmt Schaden, so daß das Sehvermögen bei hellem Licht versagt. Das Sehvermögen wird langsam zwischen zwei und drei Jahren immer schlechter, mit acht Jahren weisen sie eine weitgehende Erblindung auf.

A-Z DER BEHANDLUNG VON KRANKHEITEN

BEHANDLUNG
Es gibt keine Heilung, jedoch wird eine Mischproteindiät empfohlen.

RETINADYSPLASIE

Retinadysplasie stellt eine abnorme Entwicklung der Netzhaut dar. Totale Retinadysplasie kann Ursache für Blindheit beim Welpen sein, wenn sich die Netzhaut ablöst (siehe Multifokale Retinadysplasie S. 239)

MULTIFOKALE RETINADYSPLASIE (MRD)
Eine von mehreren Netzhauterkrankungen des Hundes, bei der das Auge auf Dauer an einer Entwicklungsstörung leidet.

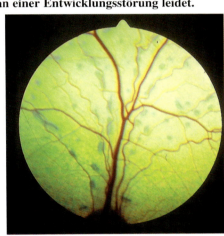

Flecken auf der Netzhaut infolge von Faltenbildung, ähnlich der multifokalen Retinadysplasie.

SYMPTOME
Eine kongenitale Erkrankung, bei der sich die Netzhaut des Augenhintergrundes bereits vor der Geburt nicht normal entwickelt hat. Dieses Augenleiden kann man nur mit einem Ophtalmoskop erkennen, indem man die Netzhaut nach »Falten« absucht: graue Streifen über der hellen Netzhaut können die ersten erkennbaren Anzeichen sein. Braune Rosetten in der Netzhaut kommen durch Farbstoffablagerungen in der degenerierten Retina zustande. Es gibt bestimmte Rasseprädispositionen für das Auftreten von MRD.

BEHANDLUNG
Es gibt keine spezielle Therapie. Wenn diese Krankheit bei einem Hund festgestellt ist, sollte man mit ihm nicht züchten.

RHEUMATISCHE ARTHRITIS

Rheumatische Arthritis ist eine entzündliche, erosive Gelenkserkrankung. Sie tritt beim Hund weitaus seltener auf, als die

A-Z DER HUNDEKRANKHEITEN

**degenerativen Arthritisformen - entzündliche Gelenkserkran-
kungen sind nur für 5% aller Arthritiden beim Hund ursächlich. Diese Entzündung führt zur Knorpelzerstörung.**

SYMPTOME
Die Gelenke können nacheinander befallen werden oder ein einzelnes Gelenk ist geschwollen und schmerzhaft.

URSACHE
Als Ursache nimmt man eine abnorme Immunreaktion an, oft sind
davon auch noch andere Körperbereiche betroffen.

BEHANDLUNG
Hohe Kortikosteroid-Dosen sind erforderlich, um die Immunreaktion zu unterdrücken und die Lebensqualität des Hundes zu verbessern.

RHINITIS
Rhinitis ist eine Entzündung der Nasenhöhlenschleimhäute.

SYMPTOME
Typische Symptome sind Niesen, Schniefen, erschwerte, geräuschvolle Atmung und Nasenausfluß.

URSACHE
Viren, Bakterien oder Fremdkörper in der Nase können der Grund
sein. *Aspergillose* ist eine mykotische (durch Pilze ausgelöste)
Rhinitis, die schwierig zu behandeln ist.

BEHANDLUNG
Hunde, die schniefen oder einen dauernden Nasenausfluß zeigen,
erfordern eine eingehende tierärztliche Untersuchung, um die
Ursache herauszufinden, bevor mit einer Behandlung begonnen
werden kann.

RINGWORM (PILZINFEKTION)
**Pilzinfektionen der Haut werden durch *Dermatophyten* hervor-
gerufen. »Ringworm« ist ein in England gebräuchlicher
Fachausdruck, wenn die äußeren Hautschichten und die Haare
von diesen parasitischen Pilzen befallen sind.**

SYMPTOME
Die befallene Haut kann unterschiedlich aussehen, und der Hund
weist nur selten die typischen ringförmigen Stellen auf wie der
Mensch. Eher trifft man auf kleine haarlose schuppige Stellen. Sie
können zum Rand hin geröteter sein, da sich hier die Haut als
Reaktion auf die Pilzausbreitung entzündet. Auch eine Krallenbettentzündung kann eintreten, ebenso wie eine tiefgehende Hautinfektion. Die Hautsymptome können leicht mit denen einer Demodex-
räude verwechselt werden.

240

A-Z DER BEHANDLUNG VON KRANKHEITEN

URSACHE
Ringworm ist eine Pilzinfektion der Haut und hat überhaupt nichts mit »Würmern« zu tun. Die Krankheit kann sich von Hund zu Hund weiter ausbreiten. Der Pilz lebt an der Haarwurzel im Haarschaft und ist durch Salben und Tinkturen manchmal schwer zu erreichen.

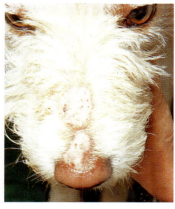

Pilzinfektion (Ringworm) auf dem Nasenrücken eines West Highland White Terriers.

BEHANDLUNG
In allen Fällen sollten Proben für Laboruntersuchungen genommen werden, ebenso muß eine Vorabuntersuchung mit der ultravioletten »Wood´schen Lampe« durchgeführt werden, um die fluoreszierenden Pilzarten abzugrenzen. Eine Behandlung mit antimykotischen Waschlotionen kann durch antimykotische Tabletten unterstützt werden. Meist sind Langzeitkuren notwendig, um die Pilzsporen aus den langsam wachsenden Hautschichten und Haarwurzeln zu beseitigen.

RÖNTGEN

Die meisten Tierarztpraxen sind mit Röntgengeräten ausgestattet, die eine recht genaue Untersuchung der Patienten erlauben. Dank der weiten Verbreitung der automatischen Entwickler können die Bilder innerhalb weniger Minuten entwickelt werden, was die Diagnosestellung erleichtert. Der Haupteinwand gegen das Röntgen zielt auf die von allen Geräten gebildete ionisierende Strahlung. Diese stellt ein Gesundheitsrisiko für die Menschen dar, die in der unmittelbaren Umgebung arbeiten. Die Mitarbeiter der Praxis, die am häufigsten beim Röntgen helfen, können eine gefährliche Strahlendosis abbekommen. In manchen Ländern gibt es Sicherheitsvorschriften, die verbieten, ein Tier während des Röntgens festzuhalten, so daß die Mitarbeiter sich außerhalb der Strahlenreichweite aufhalten können.

Viele Tiere, die geröntgt werden müssen, werden vorher sediert oder bekommen eine Vollnarkose. Hierdurch wird die

A-Z DER HUNDEKRANKHEITEN

Bewegungslosigkeit des Patienten sichergestellt, die nötig ist, um ihn korrekt zu lagern. In manchen Situationen wie bei Brustverletzungen kann eine nur leichte Sedierung gewählt werden, oder man verzichtet völlig darauf, wenn man sich auf die Stütze von Sandbeuteln um die betroffenen Teile verläßt und, da sich ein geschockter Hund ohnehin ungern bewegt, die Läufe des Patienten festbindet, um unerwartete Bewegungen zu vermeiden. Mit Röntgenaufnahmen wird vor allem das Skelettsystem auf Erkrankungen wie Hüftgelenksdysplasie, Osteochondrose, Osteosarkome, Panostitis oder Brüche und Verlagerungen untersucht. Auch Weichteilgewebe in Brust und Bauch kann geröngt werden. Kontrastmittel wie Barium werden eingegeben, um die Umrisse einiger innerer Organe klar abzuzeichnen.

RÜCKENMARKSERKRANKUNGEN

Vom Schädel bis zur Rute ist die Wirbelsäule der einzige Schutz für den Hauptweg der Nerven vom Gehirn zum Rest des Körpers. Jede Erkrankung oder Beschädigung der Wirbelsäule kann sehr ernsthafte Folgen für den Hund haben.

SYMPTOME
Schmerzen, Lähmungserscheinungen und Muskelschwäche können von Rückenmarksleiden herrühren.

URSACHE
Bandscheibenvorfall ist die häufigste Wirbelsäulenerkrankung bei mittelalten bis alten Hunden, vor allem der Rassen mit langem Rücken und fehlender Muskelunterstützung. Das *canine Wobbler-Syndrom* ist ein weiteres Beispiel für eine Wirbelsäulenerkrankung im Halsbereich des Hundes, manche größeren Rassen sind besonders anfällig für dieses Leiden. Beim *Cauda-Equina-Syndrom* wird Druck vom Lendenwirbel-Kreuzbeingelenk auf die Nerven in der Wirbelsäule und auf austretende Nerven ausgeübt.

BEHANDLUNG
Nach Diagnose dieser Erkrankungen muß der Hund tierärztlich behandelt werden. Normalerweise wird das Vorliegen einer solchen Erkrankung röntgendiagnostisch bestätigt (s. Spondylose S. 250).

RUNDWURMBEFALL

SYMPTOME
Schlechter Allgemeinzustand und Durchfall sind oft ein Hinweis auf Wurmbefall.

URSACHE
Die häufigsten Würmer bei Jungtieren und Hunden bis zu einem Jahr sind *Toxocara* und *Toxascaris* (Spulwürmer). Die anderen Rundwürmer (*Nematoden*) beim Hund sind Hakenwürmer (s. S. 158), Peitschenwürmer (s. S. 230) und Lungenwürmer.

Welpen mit Spulwurmbefall scheiden ab dem Alter von sieben Wochen große Mengen Wurmeier aus, deshalb ist dies die gefährlichste Zeit für ihr Umfeld, sich mit Eiern zu infizieren. Wenn kleine Kinder mit Welpen spielen und dann ihre Finger ablecken, können sie leicht einen Toxocara-Spulwurm aufnehmen. Auch erwachsene Hunde scheiden Rundwürmer aus, etwa 12 % aller Hunde haben Wurmeier im Kot. Erwachsene Würmer sieht man ziemlich selten. Man findet sie zum Beispiel aus dem Mastdarm einer säugenden Hündin ausgeschieden, wenn sie Durchfall hat. Würmer können auch ausgebrochen werden, wenn sie zufällig durch den Darm nach oben in den Magen gewandert sind.

BEHANDLUNG
Welpen sollten regelmäßig entwurmt werden. Dies kann bereits im Alter von 2 Wochen beginnen und sich alle 2 bis 3 Wochen wiederholen, bis der Welpe 3 Monate alt ist. Um zu verhindern, daß die Welpen überhaupt verwurmen, kann die Hündin ab dem 42sten Trächtigkeitstag mit einem sicheren, für die trächtige Hündin zugelassenen Mittel wie Fenbendazol entwurmt werden. Diese Entwurmung kann täglich bis zum zweiten Tag nach der Geburt aller Welpen durchgeführt werden. Erwachsene Hunde sollten zweimal jährlich gegen Rund- und Bandwürmer behandelt werden. Bei kleinen Kindern in der Familie sollte der Abstand zwischen zwei Entwurmungen verringert werden, um Ansteckung der Kinder mit Rundwurmlarven mit dem Risiko von Augenschädigungen zu vermeiden.

RUTENDRÜSEN

Hierbei handelt es sich um eine Drüsengruppe auf der Oberseite der Rute, nahe der Rutenwurzel. Sie treten oft beim älteren, kurzhaarigen Hund als bräunlicher oder grauer haarloser Fleck deutlicher auf. Diese Talgdrüsen stellen einen Teil des Duft- oder Erkennungssystems der Hunde dar, ähnlich den Zirkumanaldrüsen, die um die Außenseite des Anus gruppiert sind. Diesen haarlosen Hautfleck findet man manchmal bei langhaarigen Hunden wie Collies an der Rutenwurzel.

BEHANDLUNG
Wird das Gebiet um die Rutenwurzel fettig, hilft tägliches Waschen mit milden Reinigungsshampoo, um die Stelle sauber zu halten.

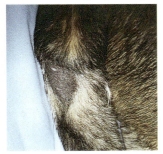

Rutenalopezie.

A-Z DER HUNDEKRANKHEITEN

S

SALMONELLEN-INFEKTION

Den Organismus Salmonella findet man bei Darminfektionen, am schwersten wiegt die Tatsache, daß Zoonosen vom Tier auf den Menschen übertragen werden können.

SYMPTOME
Anhaltender Durchfall und erhöhte Körpertemperatur.

URSACHE
Diese bakterielle Infektion verursacht Darmentzündungen, ist aufgrund der Ansteckungsgefahr für Hunde wie Menschen gefährlich. Sie ist wahrscheinlich die zweithäufigste Form bakterieller Lebensmittelvergiftungen beim Menschen. Beim Umgang mit Hunden, die Durchfallsymptome zeigen, sollte immer strikte Hygiene eingehalten werden, um Kontamination von Nahrungsmitteln zu vermeiden.

BEHANDLUNG
Laboruntersuchung von Kot ist die einzig sichere Methode, Salmonelleninfektion nachzuweisen. Jeder Hund mit andauerndem Durchfall, erhöhter Körpertemperatur und gestörtem Allgemeinbefinden sollte mit Vorsicht behandelt und vom Tierarzt untersucht werden. Antibiotika können gegeben werden, oft wird allerdings empfohlen, keine Medikamente einzusetzen, die Resistenzbildung bewirken.

SARKOME

Sarkome sind Tumore des Binde- und Stützgewebes, erweisen sich oft als hochgradig bösartig.

SYMPTOME
Sarkome bilden eine Gruppe bösartiger Tumore, die an vielen verschiedenen Körperstellen auftreten.

URSACHE
Die Tumorentstehung ist immer noch unbekannt.

BEHANDLUNG
Lymphosarkome oder Lymphome sind beim Hund am häufigsten, sie sprechen eventuell auf Chemotherapie an. Osteosarkome sind hochgradig bösartige Knochentumore mit sehr schlechter Prognose für betroffene Hunde. Fibrosarkome, die das Bindegewebe befallen, trifft man beim Hund ziemlich häufig, sie können manchmal durch Operation und andere Behandlungsmethoden unter Kontrolle gebracht werden. Ein Tumor der Blutgefäße heißt Hämangiosarkom, man findet ihn oft in der Milz, bei den meisten Hunden sind die Folgen bedrohlich. Andere Sarkome trifft man beim Hund eher selten.

A-Z DER BEHANDLUNG VON KRANKHEITEN

SARKOPTES-RÄUDE
Ein ernstes Problem für Zwinger, da sich diese parasitische Milbe über direkten Hautkontakt von Hund zu Hund ausbreitet.

SYMPTOME
Schwere Hautreizungen und -schäden. Die ersten Anzeichen sieht man an den Ohrrändern, Ellenbogen, Sprunggelenken und Brust, wo der Juckreiz Kratzen und Beißen auslöst und zum Verlust der Hautoberfläche führen kann.

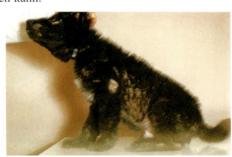

Sarkoptes-Räude bei einem Welpen.

URSACHE
Sarkoptes-Räude ist eine Infektion, bei der sich die Parasitenmilbe *Sarcoptes scabei* unter die Hautoberfläche gräbt. Die Räudemilbe gräbt sich direkt unter die Hautoberfläche, und es können oft selbst nach wiederholten Hautgeschabseln nicht immer Milben gefunden werden. Die Krankheit wird übertragen, indem sich ein infizierter Hund an einem anderen reibt. Menschen, die mit befallenen Hunden umgehen, können selbst juckende Stellen an der Innenseite ihrer Arme oder anderen Körperstellen bekommen - diese verschwinden aber meist, wenn der Hund behandelt wird. Die Krätze beim Menschen wird durch eine andere Milbe ausgelöst.

BEHANDLUNG
Die Krankheit wird durch in Hautgeschabseln nachgewiesene Milben diagnostiziert. Möglicherweise müssen mehrere Geschabsel gemacht werden, bis man Milben findet. Die Behandlung mit äußerlichen Antiparasitika muß wöchentlich wiederholt werden, um auch Grabmilben zu bekämpfen, die gerade an die Oberfläche kommen. Nicht alle medizinischen Waschlotionen sind wirksam, und es kann notwendig werden, den Hund mit einer organophosphathaltigen Lotion einzureiben, die in die Haut eindringt. Alle Hunde, die mit erkrankten Tieren Kontakt hatten, müssen mitbehandelt werden, egal ob sie Symptome zeigen oder nicht, da es sonst schwierig ist, die Krankheit in einem Zwinger mit unzureichend behandelten Überträgern wieder auszurotten.

Füchse können auch eine Infektionsquelle sein. Fuchsmilben können Hunde zwar anstecken, diese Krankheit ist dann aber für gewöhnlich selbstlimitierend.

A-Z DER HUNDEKRANKHEITEN

SCHEIDENENTZÜNDUNG (VAGINITIS)

Fachausdruck für die Entzündung der Vagina der Hündin, der manchmal irreführend wirkt, da er für eine Scheidenschleimhautentzündung verwendet wird.

Beim Rüden haben die Hoden eine als *Tunika vaginalis* bezeichnete Struktur. Der Ring, durch den die Samenstränge die Bauchhöhle verlassen, ist als *Annulus vaginalis* bekannt.

SYMPTOME
Scheidenausfluß fällt in der Regel als erstes Symptom einer Vaginitis auf. Die Scheidenentzündung kann auch von einer Reizung begleitet sein, die dazu führt, daß die Hündin sich ständig leckt. Scheidenausfluß ist cremefarben bis gelblich. Andere Erkrankungen führen meist zu dunklerem Ausfluß: Bei einer Gebärmutterentzündung ist der Ausfluß bräunlich-schwarz und bei einer Pyometra (Gebärmuttervereiterung) dick und creme-grünlich bis schwarz gefärbt.

URSACHE
Vaginitis ist eine Entzündung der Scheidenschleimhaut, hervorgerufen durch bakterielle oder virale Infektion. Manchmal tritt sie bei Hündinnen vor der Pubertät auf, verschwindet dann aber mit der ersten Läufigkeit. Der Ausfluß darf nicht mit dem normalen rosafarbenen Sekret des Proöstrus oder dem klaren strohfarbenen Sekret im Östrus verwechselt werden. Die Vulva der läufigen Hündin ist in der Regel deutlich angeschwollen.

BEHANDLUNG
Eine leichte Vaginitis heilt ohne Behandlung ab. Jeder andauernde oder ungewöhnliche Ausfluß erfordert aber eine tierärztliche Untersuchung und entsprechende Behandlung.

SCHEINTRÄCHTIGKEIT

Dieses Wort bezeichnet ein bestimmtes Verhaltensmuster und Milchproduktion, die man bei einigen, nichttragenden Hündinnen beobachtet. Ein normales Stadium im Zyklus einer Hündin, da viele Hündinnen sieben oder acht Wochen nach dem Ende einer Läufigkeit Milchdrüsenvergrößerung und/oder Verhaltensänderungen zeigen. (Siehe Zucht und Gesundheit, S. 44).

SYMPTOME
Die nichttragende Hündin bildet sechs bis acht Wochen nach ihrer Hitze Milch. Sie zeigt auch Verhaltensänderungen einschließlich Nestbau, gesteigerte Erregbarkeit und Schutztrieb - zeitgleich Milchbildung. Man kann Flüssigkeit aus den Zitzen drücken.

URSACHE
Hündinnen haben einen ungewöhnlichen Fortpflanzungszyklus, bei welchem sich die hormonellen Veränderungen nach dem Östrus bei tragenden und nichttragenden Tieren sehr ähneln. Die nichttragende Hündin bildet persistierende (dauerhafte) Gelbkörper und zu Beginn

der Scheinträchtigkeit sind im Eierstock immer noch viele vorhanden. Dieses ungewöhnliche Charakteristikum - und die damit verbundenen Verhaltensmuster - haben es den weiblichen Vorfahren unseres Hundes ermöglicht, Welpen im Rudel zu säugen, wenn deren eigene Mutter sie nicht aufziehen konnte, sei es krankheitsbedingt oder durch Tod.

BEHANDLUNG
Eine verminderte Eiweißzufuhr und mehr Bewegung reichen meist aus, eine scheinträchtige Hündin zu beruhigen, bei starkem Streß wird aber eine Behandlung mit Diuretika (Entwässerungsmittel) oder Hormonen notwendig sein.

NEBENSCHILDDRÜSE (PARATHYREOIDEA)

Diese wichtige Drüse im Hals kontrolliert die Kalzium- und Phosphor-Blutspiegel durch Produktion von Parathormon (PTH). Wenn der Blutkalziumspiegel niedrig und der Blutphosphorspiegel hoch liegen, versucht Parathormon (PTH) die Werte zu korrigieren, indem es Kalzium aus dem Knochen freisetzt und seine Ausscheidung durch die Nieren hemmt - und zugleich die Phosphorausscheidungen steigert. Wenn die Ernährung eines Junghundes sehr unausgewogen erfolgt, steigt PTH an; die ernährungsbedingte Osteodystrophie (s. S. 224) schwächt die Skelettbildung. Fütterung einer ausgewogenen Diät mit einem Kalzium/Phosphor-Verhältnis von 1,2-1,4/1 wird dringend empfohlen, um diese Krankheit zu behandeln oder zu vermeiden.

Ein ähnliches Problem kann bei Hunden mit ernsten Nierenproblemen auftreten, wenn dadurch die Nieren nicht in der Lage sind, den Phosphor auszuscheiden. Durch das Zurückgreifen auf die Kalziumreserven in den Knochen entsteht der sogenannte »Gummikiefer« oder Nieren-Hyperparathyreoidismus. Manchmal kann auch ein Tumor der Nebenschilddrüse zu einer vermehrten Produktion von Parathormon führen, was über die erhöhten Blutkalziumwerte zu gestörten Körperfunktionen führen kann.

SCHILDDRÜSENERKRANKUNGEN

Die im Hals gelegene Schilddrüse (Thyreoidea) ist sehr wichtig und bildet ein für den Stoffwechsel wichtiges Hormon.

SCHILDDRÜSENUNTERFUNKTION (HYPOTHYREOSE)

Bei dieser Funktionsstörung bildet die Schilddrüse zuwenig dieses Hormons.

SYMPTOME
Schilddrüsenunterfunktion kann sich in schlechtem Haarwuchs, kühler Hauttemperatur, Müdigkeit, Muskelschwäche und einem trotz Gewichtszunahme schlechten Appetit äußern. Der Abbau von

A-Z DER HUNDEKRANKHEITEN

Gesichtsmuskulatur und Ödembildung können zu dem typischen »traurigen Gesichtsausdruck« führen.

URSACHE

Hypothyreose tritt auf, wenn durch Schilddrüsenunterfunktion nicht genug Hormon produziert wird. Dieses Leiden ist beim Hund recht häufig, vorwiegend bei jungen bis mittelalten Tieren großer Rassen wie Dobermann, Golden Retriever und Irischen Settern. Mit Bluttests kann die Erkrankung nachgewiesen werden.

BEHANDLUNG

Die Therapie verlangt tägliche Ersatzeingabe von Schilddrüsenhormon. Die Tabletten müssen mindestens sechs Wochen lang gegeben werden, ehe man eine Besserung erwarten kann. Oft müssen die Medikamente über das ganze Leben gegeben werden.

SCHILDDRÜSENÜBERFUNKTION (HYPERTHYREOSE)

Schilddrüsenüberfunktion kommt beim Hund sehr selten vor, bei älteren Katzen hingegen häufiger.

SYMPTOME

Betroffene Tiere sind in der Regel hyperaktiv, ruhelos, immer hungrig, Haut und Haarzustand schlecht. Die geschwollene Schilddrüse kann direkt unter dem Kehlkopf ertastet werden.

URSACHE

Auslöser kann ein Schilddrüsentumor sein. Beim Hund sind dies meist bösartige Karzinome, die auch ins umliegende Gewebe eindringen und Metastasen bilden.

BEHANDLUNG

Die chirurgische Entfernung eines Teils oder der ganzen Schilddrüse ist möglich.

SCHLAGANFALL

Definiert als Hirngefäß»schlag« handelt es sich beim Menschen um ein geplatztes oder blockiertes Blutgefäß im Gehirn. Diesen Verletzungstyp findet man beim Hund nur selten, wenn nach einem tödlichen Anfall eine Obduktion durchgeführt wird.

SYMPTOME

Eine plötzliche Paralyse der Hinterläufe oder eine Gesichtsnervlähmung mit Kopfschiefhaltung bei schlechter Gliedmaßenkoordination ist ziemlich typisch für den betroffenen alten Hund. Die Symptome beim Vestibularsyndrom (s. S. 268) mit Gleichgewichtsverlust, Kopfschiefhaltung und Augenzittern, manchmal auch ungleicher Pupillengröße, sind denen des Schlaganfalles sehr ähnlich. Der Hund kann dabei das Bewußtsein verlieren und atmet schwer. Oft reagiert der Hund auf Geräusche, kann sich aber weder bewegen noch aufstehen.

A-Z DER BEHANDLUNG VON KRANKHEITEN

URSACHE

Dieses Leiden des älteren Hundes, bei dem die Blutversorgung des Gehirns gestört ist, ist vergleichbar einem Blutgerinnsel oder Krampf eines kleineren Gefäßes im Gehirn, was beim Menschen als »Schlag« bezeichnet wird.

BEHANDLUNG

Der Tierarzt muß eine neurologische Untersuchung vornehmen, um den Fall zu beurteilen, deshalb dürfen keine Beruhigungsmittel gegeben werden. Vorausgesetzt der Hund erbricht nicht, kannst Du ihm als Erstmaßnahme eine geringe Dosis Aspirin eingeben. Die Erholungsphase kann mehrere Tage, die Kopfschiefhaltung mehrere Monate dauern. Gute Pflege unterstützt die Genesung des Hundes.

SCHOCK

Kreislaufversagen, das zu mangelnder Versorgung des Gewebes führt, nennen wir »Schock«.

SYMPTOME

Die Schocksymptome umfassen Benommenheit, danach Kollaps mit schwachem, raschem Puls, blassen Schleimhäuten, oberflächlicher Atmung und kalten Extremitäten.

URSACHE

Es gibt viele mögliche Ursachen einschließlich Blut- oder Flüssigkeitsverlust, Herzversagen, massive allergische Reaktionen, bestimmte Infektionen und Blutvergiftung.

BEHANDLUNG

Ein Schock ist ein kompliziertes Geschehen, das tödlich enden kann, wenn es nicht umgehend behandelt wird. Wenn möglich sollten Maßnahmen ergriffen werden, um bereits die Schockentstehung zu verhindern. Als Erstmaßnahmen müssen Blutungen zum Stillstand gebracht und der Hund warm und ruhig gelagert werden, bis der Tierarzt ihn untersuchen kann. Intensive tierärztliche Behandlung ist notwendig, um den Schock mittels intravenöser Flüssigkeitszufuhr und entsprechender Medikamente unter Kontrolle zu bringen.

SEBORRHOE

So nennt man eine abnorme Sekretion der Talgdrüsen. Dieses Hautleiden kann verschiedene Erscheinungsbilder aufweisen, von fettiger, übelriechender Haut bis zur trockenen, schuppigen Haut mit Krustenbildung.

SYMPTOME

Trockene oder fettige Haut, die durch schlechtes Wachstum der äußersten Hautschichten verursacht wird. Die Folge ist eine juckende, trockene und schuppige Haut. Bei manchen Hunden entwickelt sich daraus eine fettige Haut und Ohrenschmalz - dies kommt häu-

A-Z DER HUNDEKRANKHEITEN

fig bei Cocker und Springer Spaniel vor. Es kann auch zu Haarausfall mit runden, kahlen Flecken kommen, oft unter Schuppenbildung im Randbereich. Bei vielen Hunden entsteht daraus eine tiefe bakterielle Hautinfektion (s. Pyodermie S. 234).

URSACHE
Dieses Leiden kann erblich bedingt sein, man trifft bei bestimmten Rassen darauf.

BEHANDLUNG
Die Behandlung mit Waschungen, Antischuppen-Shampoos und Einnahme von GLA (bestimmte essentielle Fettsäuren) muß oft über längere Zeit erfolgen, ehe man Erfolge sieht.

SKLERITIS

Das Weiße im Auge bezeichnet man als Sklera, hier zeigt sich eine Entzündung in Form roter oder rosafarbener Blutgefäße auf dem Augapfel.

SYMPTOME
Die Lider müssen geöffnet und der Kopf so gedreht werden, daß die Sklera untersucht werden kann. Normalerweise erkennt man ein entzündetes Auge, bei dem dort, wo es vorn mit der Hornhaut verbunden ist, Blutgefäße über das Weiße verlaufen. Ausfluß liegt in der Regel nicht vor, außer es entwickelt sich eine Sekundärinfektion.

URSACHE
Ein Schlag aufs Auge kann eine Skleralblutung auslösen. Andere Verletzungen oder auch Druck wie bei einem Glaukom verursachen eine Vermehrung (von Größe oder Anzahl) der oberflächlichen oder tiefen Skleralgefäße, wodurch eine rosa oder rote Färbung entsteht.

BEHANDLUNG
Blutungen enden bald, deshalb ist nur wenig Behandlung notwendig. Wenn die Skleritis durch ein Glaukom (s. S. 174) oder Uveitis (s. S. 264) ausgelöst wird, muß der Hund behandelt werden.

SPONDYLOSE

Das Rückgrat besteht aus einer Reihe kompakter knöcherner Wirbel. Jede Degeneration der Wirbelgelenke oder eine Verschmelzung von Wirbelkörpern führt zu einer Spondylose. Eine ankylosierende Spondylose liegt vor, wenn mehrere Wirbelkörper durch Brückenbildung wie ein fester Knochen im Rücken wirken.

SYMPTOME
Eine Erkrankung der Rückenwirbel kann durch Röntgenaufnahmen festgestellt werden. Anzeichen sind, wenn der Hund Schmerzen im Lendenwirbelbereich hat oder seine Hinterläufe nachzieht (kommt häufig bei älteren Deutschen Schäferhunden vor).

A-Z DER BEHANDLUNG VON KRANKHEITEN

URSACHE
Eine Entzündung der Wirbelknochen, möglicherweise durch wiederholte Verletzungen und Überanstrengung des Rückens. Dadurch entsteht Druck auf den Nerven des Lendenrückenmarks, welche wiederum für das Gefühl und die Muskelkontraktionen der Hintergliedmaßen zuständig sind.

BEHANDLUNG
Viel Ruhe und entzündungshemmende Medikamente sind meist über längere Zeit notwendig.

STAPHYLOKOKKEN-INFEKTION

Bakterielle Infektion mit einer der Staphylokokken-Arten ist eine der verbreitetsten Infektionen beim Hund.

SYMPTOME
Hautinfektion mit Pusteln, Rötung und schuppigen Verkrustungen. Die Infektion findet man auch in anderen Organen.

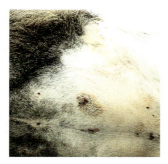

Links: Staphylokokken-Infektion der Bauchdecke.

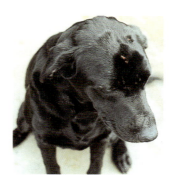

Rechts: Staphylokokken-Infektion am Kopf.

URSACHE
Das am häufigsten bei Hautinfektionen des Hundes nachgewiesene Bakterium ist *Staphylokokkus intermedius*. Auf Staphylokokken stößt man aber auch bei Infektionen der Atemwege und anderer Körpersysteme.

BEHANDLUNG
Eine bakterielle Dermatitis oder »Pyodermie« kann schwierig zu behandeln sein, wenn man keine Langzeittherapie mit Antibiotika durchführt, kombiniert mit antibakteriellen Hautshampoos. Es müssen Tupferproben genommen und ein Resistenztest durchgeführt werden, um das am besten geeignete Antibiotikum herauszufinden.

A-Z DER HUNDEKRANKHEITEN

STAUPE

Die traditionelle Bezeichnung einer sehr schwerwiegenden Hundeerkrankung, heute allgemein angewandt für eine spezifische Infektion des Hundes, ausgelöst durch einen Morbilivirus.

SYMPTOME

Der Virus hat eine Inkubationszeit von 7 bis 21 Tagen, gefolgt von einem Ansteigen der Körpertemperatur, Appetitverlust, Husten und häufig von Durchfall. Der Ausfluß aus Augen und Nase kann anfänglich wäßrig sein, wird danach häufig dick und schleimig, von graugrüner oder Cremefarbe, ausgelöst durch Sekundärinfektion. Der Zahnschmelz wird häufig geschädigt, wenn der Junghund unter einem Alter von sechs Monaten erkrankt. Zahnschmelzdefekte zeigen sich lebenslang als braune Flecken und sind als »Staupegebiß« bekannt.

Bei einigen erkrankten Hunden zeigen sich Schäden am Nervensystem in Form von krampfartigen Anfällen, Chorea (Muskelzuckungen), sogar auftretenden Lähmungen. In ihrer Jugend an Staupe erkrankte Hunde können im späteren Alter an Enzephalitis (ODE) erkranken, Auslöser sind im Nervengewebe zurückgebliebene latente Staupeviren.

URSACHE

Heute ist diese Erkrankung selten geworden, vorausgesetzt, es werden regelmäßig Staupeschutzimpfungen durchgeführt. Man begegnet der Krankheit in größeren Städten, wo es mehr streunende Hunde gibt. Hierdurch können auch Ausstellungs- und Familienhunde angesteckt werden, die mit diesen Hunden zusammenkommen, aber keinen hohen Immunitätsgrad durch Schutzimpfung besitzen.

BEHANDLUNG

Vorbeugen ist dank der Vakzine außerordentlich erfolgreich. Die meisten Injektionen erfolgen mit modifizierten Lebendvakzinen, bewirken eine solide Immunität. Der Zeitpunkt der ersten Injektion sollte genau nach den Anweisungen der Hersteller gewählt werden, wichtig ist dabei ein Wissen darüber, welchen Schutz die Mutter auf ihre Welpen übertragen hat.

Die von der Mutter übertragene Immunität (MDI) kann bei kleinen Welpen die Wirkung der Vakzine blockieren. Durch Kotuntersuchungen der Hündin während der Tragezeit läßt sich verläßlich abschätzen, wieviel Schutz die Welpen von der Mutter erhalten haben.

Häufig wird geraten, die erste Schutzimpfung im Alter von sechs Wochen durchzuführen, zu diesem Zeitpunkt können Welpen bereits auf die Vakzine reagieren. Eine weitere Staupeschutzimpfung sollte etwa mit zwölf Wochen erfolgen, einige Tierärzte raten, Routineimpfungen mit zwölf bis vierzehn Wochen durchzuführen. Aber allen Impfprogrammen sollte eine Wiederholungsimpfung im Alter von zwölf Monaten nachfolgen.

252

A-Z DER BEHANDLUNG VON KRANKHEITEN

STEINBILDUNG (CALCULI)

Mit Calculi bezeichnet man kalkhaltige Ablagerungen. Im allgemeinen versteht man darunter Blasensteine, die sowohl bei Rüden wie Hündinnen vorkommen können.

SYMPTOME
Häufiges Urinieren, Harndrang, oftmals auch Blut im Urin. Steinchen können in der Harnröhre steckenbleiben, besonders bei Rüden in der Prostataregion oder an der Basis des Penisknochens. Hier kommt es dann zu ständigem, geringem Harndrang, da der Urinfluß behindert ist.

URSACHE
Ursache von Steinbildung sind ein Überschuß von Magnesium, Eiweiß, Kalzium und Phosphor in der Nahrung, verminderte Wasseraufnahme und ein abnormer pH-Wert des Urins.

BEHANDLUNG
Harnsteine reizen die Blasenwand und können zu einer Sekundärinfektion führen. Ausreichende Wasseraufnahme und eine entsprechende Nahrungsumstellung reichen in manchen Fällen aus, um die Steine aufzulösen und so eine größere Operation zu vermeiden. Die Harnwege blockierende Steine können bisweilen mit einem Katheder und »Rückspülungen« verlagert werden. Bestehen Schmerzen oder eine Totalblockade, ist eine chirurgische Entfernung der in der engsten Stelle der Harnröhre des Rüden steckengebliebenen Steine notwendig. Bei der Hündin wird entsprechend eine Öffnung der Harnblase (Zystotomie) durchgeführt.

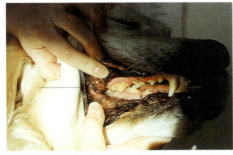

Zahnsteinbildung.

ZAHNSTEIN: Der Begriff »Stein« wird ebenfalls angewendet, wenn Plaque sich in steinartige Mineralablagerungen an den Zähnen umwandelt. Vorsorgemaßnahmen wie Zähnebürsten oder harte Kauknochen sind empfehlenswert. Routinemäßiges Zahnsteinentfernen mit anschließendem Polieren bietet beste Chancen, wodurch der Tierarzt zur Gesunderhaltung der Hundezähne beitragen kann. Das Auftreten von Zahnstein hat sich in den letzten 20 Jahren verstärkt, doch es gibt immer noch Hunde, die bis ins hohe Alter saubere Zähne haben, wenn man ihnen die Gelegenheit gibt, Fleisch und Knochen tüchtig zu kauen.

A-Z DER HUNDEKRANKHEITEN

SYSTEMISCHER LUPUS (SLE)

Bei dieser »Autoimmun-« oder »immunvermittelten« Krankheit richtet sich das körpereigene Immunsystem des Hundes gegen den eigenen Körper und verursacht Schäden in vielen Organen.

SYMPTOME
Beim SLE sind viele Körpersysteme betroffen. Manche oder alle Gelenke sind angeschwollen. Durch Zerstörung der roten Blutkörperchen kann eine Anämie vorliegen. Die Nieren nehmen Schaden und es kommt außerdem es zu vielen offensichtlichen Hautveränderungen. Die Blutplättchen können zerstört werden, was zu Gerinnungsstörungen führt. Hautveränderungen findet man vor allem am Kopf und den Ohren mit Haarverlust am Fang, Hautrötungen und Erosionen. Sie sind nicht leicht festzustellen und oft werden sie mit einer Solardermatitis des Nasenrückens (Überempfindlichkeit auf Sonnenlicht) verwechselt. Der Urin kann durch die Abbauprodukte des Hämoglobins dunkel verfärbt sein.

URSACHE
Die Ursache für diese abnorme Immunreaktion ist unbekannt, sie kann aber durch eine Virusinfektion zum Ausbruch kommen.

BEHANDLUNG
SLE wird aufgrund des Auftretens von mehr als einem der typischen Symptome und durch den Nachweis eines spezifischen Antikörpers im Blut diagnostiziert. Es besteht kein Zweifel, daß eine schwere Erkrankung vorliegt. Die Therapie verlangt hochdosierte Gaben eines Kortikosteroids oder anderer Medikamente, welche die Immunreaktion unterdrücken. Die medikamentöse Behandlung muß über einen langen Zeitraum durchgeführt werden.

A-Z DER BEHANDLUNG VON KRANKHEITEN

T

TACHYKARDIE

Diese Bezeichnung steht für eine erhöhte Herzschlagfrequenz über die normale Rate von 70 bis 140 Schlägen pro Minute.

SYMPTOME

Nach starker körperlicher Anstrengung ist der Herzschlag beschleunigt, bei einem gesunden Hund sollte sich die Herzschlagfrequenz aber bereits nach fünf Minuten wieder normalisiert haben. Ein trotz Ruhephase zu schneller Herzschlag könnte der erste Hinweis auf eine Herzkrankheit sein; ein Hund im Anfangsstadium einer Herzinsuffizienz versucht den zu geringen Blutausstoß aus dem Herzen mit einer Beschleunigung der Schlagrate auszugleichen, um so den Kreislauf aufrechtzuerhalten. Kleine Rassen haben eine schnellere Herzfrequenz als der Durchschnitt, so daß es beinahe unmöglich ist, die Schläge genau zu zählen, wenn man kein elektronisches Meßgerät hat.

URSACHE

Gründe für eine erhöhte Herzschlagrate sind Schock, verschiedene fiebrige Erkrankungen, Schilddrüsenüberfunktion und Zustände extremer Nervosität oder Angst.

BEHANDLUNG

Wenn die Ursache erst einmal gefunden wurde, kann mit der speziellen Behandlung von Herz- oder Schilddrüsenerkrankungen begonnen werden.

TAUBHEIT

Taubheit ist bei alten Hunden nicht ungewöhnlich. Der Hörverlust entsteht langsam und der Ausgleich durch Nutzung der anderen Sinne, besonders des Geruchsinns, ermöglicht dem Hund ein fast normales Leben. Der Hochfrequenzton der Hundepfeife kann eingesetzt werden, um besonders bei Freilauf Hunde mit einem Hördefekt aufmerksam zu machen.

URSACHE

Taubheit kann eine Folge von Nervenfunktionsverlust sein und es gibt in einigen Rassen eine erbliche Form der Taubheit. Bei der Rasse Dalmatiner beispielsweise kommt eine Disposition für einseitige wie doppelseitige Taubheit vor. Andere Hunde können verletzungsbedingt ertauben. Eine Tierärztliche Untersuchung mit einem Tiefenauroscop ist notwendig, um auf perforiertes Trommelfell oder Ohrschmalzablagerung zu untersuchen. Es gibt spezielle Hörtests,

A-Z DER HUNDEKRANKHEITEN

mit denen man den Typ der ererbten Taubheit bei Dalmatinerwelpen feststellen kann. Solche Tests bei den Labrador Retrievern und Deutschen Schäferhunden der Blindenführhund-Organisation zeigten keine erbliche oder andere Taubheit bei Junghunden.

BEHANDLUNG
Reinigung des Ohrkanals mit speziellen Ohrreinigungsmitteln wird bei Hunden mit starker Schmalzbildung empfohlen. Die Anwendungshäufigkeit richtet sich nach der individuellen Anlage, kann eventuell wöchentlich oder weniger oft erfolgen.

TENESMUS

Starkes Pressen während des Harn- oder Kotabsatzes kann recht schmerzhaft sein und wenig bewirken.

SYMPTOME
Mit Tenesmus bezeichnet man übermäßigen Kot- oder Harndrang, ohne daß ein »Erfolg« eintritt.

URSACHE
Ursache kann Verstopfung oder eine Rektumverlegung sein. Kolitis, Peitschenwürmer oder Prostatavergrößerung am Beckeneingang können alle ähnliche Symptome auslösen.

BEHANDLUNG
Es ist wichtig, vor der Behandlung eine frische Kotprobe zu untersuchen, da die Medikamente möglicherweise alle auf einmal gegeben werden müssen, um dem Hund zu helfen. Es gibt eine Reihe krampflösender Mittel, manchmal setzt der Tierarzt auch Antibiotika ein.

TETANUS (WUNDSTARRKRAMPF)

Eine höchst gefährliche Erkrankung, die durch Neurotoxine (Nervengifte) des bodenbewohnenden *Clostridium*-Bakteriums ausgelöst wird.

SYMPTOME
Die ersten Anzeichen eines beginnenden Tetanus sind hohe Körpertemperatur und Appetitverlust. Betroffene Hunde bewegen sich zunächst sehr steif, innerhalb weniger Tage können sie nicht mehr trinken, ihr Fang läßt sich wegen Muskelkrämpfen nahezu nicht mehr öffnen. Manchmal breitet sich die Muskelstarre auch auf weitere Muskeln aus, schließlich führt eine Lähmung der Atemmuskulatur zum Tod.

URSACHE
Tetanus ist eine sehr ernste Erkrankung infolge der Wirkung eines durch das Bakterium *Clostridium tetani* gebildeten Giftes. Diesen Organismus findet man in Erde und Pferdekot, er kann tiefliegende Verletzungen kontaminieren. Glücklicherweise scheinen aber

A-Z DER BEHANDLUNG VON KRANKHEITEN

Hunde gegen dieses Bakterium ziemlich immun zu sein. Bei Menschen wird diese Erkrankung auch Wundstarrkrampf genannt. Bei Hunden kommt sie sehr selten vor, deshalb sind vorbeugende Impfungen nicht üblich.

BEHANDLUNG/VORBEUGUNG
Jede kontaminierte Wunde des Hundes muß gesäubert werden, Antibiotika wie Penicillin sollten bald nach der Verletzung gegeben werden, um das Tetanusrisiko zu mindern. Die Tetanustherapie verlangt intensive Krankenpflege, die Gabe von Muskelrelaxantien (Mittel, die entspannend auf die Muskulatur wirken) und entsprechende Antibiotika. Eine Impfung wird üblicherweise nicht empfohlen.

TETRAPLEGIE
Paralyse (vollständige Lähmung) aller vier Läufe.

SYMPTOME
Mit Tetraplegie bezeichnet man eine Paralyse sowohl der Vorderwie auch der Hinterläufe, man nennt dies auch Quadriplegie.

URSACHE
Tetraplegie kommt normalerweise beim Hund selten vor, da ihr in der Regel eine Gehirn-, Rückenmarks-, Genickerkrankung oder -verletzung zugrundeliegt. Wenn die Anzeichen nach einer Kopfverletzung, z. B. nach einem Verkehrsunfall, auftreten, kann die Verletzung so ernsthaft sein, daß sich das Tier nie mehr ganz erholen wird. Ein Bandscheibenvorfall kann Blutungen rund um die Wirbelsäule zur Folge haben, so daß sich daraus eine Tetraplegie entwickelt.

BEHANDLUNG
Harninkontinenz und Kotverhaltung begleiten häufig die Tetraplegie und erfordern eine spezielle Krankenpflege. Manchmal erholt sich der Hund mit schrittweiser Verbesserung seiner Läufe, in vielen Fällen besteht aber leider keine Hoffnung auf Genesung.

THROMBOSE
Die Bildung von Blutgerinnseln in den Arterien und Venen wird normalerweise durch die Blutbewegung und spezifische gerinnungshemmende Vorgänge verhindert. Ein Thrombus kann sich aber bilden, wenn der Blutstrom verlangsamt fließt oder wenn die Gefäßwand beschädigt wurde. Wenn ein Stückchen des Thrombus »abbricht«, führt dies in der Regel zur *Embolie*.

SYMPTOME
Plötzliche Schwellungen oder ungewöhnliche Störungen des Nervensystems können die ersten Anzeichen sein.

URSACHE
Eine Thrombose ist eine schwere Erkrankung bei der es zu einer abnormen Gerinnselbildung im Blutkreislauf kommt. Wenn ein Teil

A-Z DER HUNDEKRANKHEITEN

dieses Blutgerinnsels abbricht, kann er eine Embolie verursachen, die sich in der Lunge, dem Gehirn oder den Nieren festsetzt und weiteren Schaden anrichtet.

BEHANDLUNG
Der Tierarzt bestimmt die angemessene Behandlung.

TOLLWUT

Eine Rhabdovirus-Infektion breitet sich über das Nervensystem aus. Sie endet immer tödlich. Und jeder, der einmal den Verlauf der Infektion beim Menschen miterleben konnte, weiß um den grauenhaften Tod, der auf den Biß eines tollwütigen Tieres folgen kann.

SYMPTOME
An Tollwut erkrankte Hunde zeigen in der Regel ein abnormes Verhalten und beißen andere Tiere und Menschen. Ihr Speichel kann das Tollwut-Virus aber bereits bis zu 14 Tage vor Beginn der äußeren Symptome enthalten. Üblicherweise sperrt man Hunde für 14 Tage ein, wenn sie unerwartet einen Menschen gebissen haben, um zu beobachten, ob er die Symptome von Übererregbarkeit und »wilder« Wut entwickelt. Die »stille« Wut ist wahrscheinlich die häufigere Form, bei ihr kommt es zu einer fortschreitenden Lähmung, Speicheln und Schluckbeschwerden, bevor der Tod eintritt.

URSACHE
Die Tollwut ist eine weithin bekannte, tödlich verlaufende Viruserkrankung, die das Nervensystem des Hundes befällt und auch auf den Menschen übertragen werden kann. In Großbritannien ist die Tollwut dank wirksamer Quarantäne-Bestimmungen nahezu unbekannt, es gibt aber verbreitet Erregerreservoire bei Wildtieren in vielen anderen Ländern. In den USA können Stinktiere, Waschbären und Fledermäuse Überträger sein, auch Erdhörnchen oder kleinere Wildtiere muß man als Überträger in Betracht ziehen, wenn Tollwut beim Hund auftritt. Die Fuchstollwut, die in vielen Teilen Europas vorkommt, scheint für Hunde nicht besonders gefährlich zu sein. Trotzdem ist es notwendig, Hunde regelmäßig impfen zu lassen, damit im Fall eines Bisses rasche Immunreaktion erfolgen kann.

BEHANDLUNG
Hat das Virus erst einmal das Nervensystem des Hundes befallen, so kann kein Antikörper das infizierte Tier mehr schützen. Es gibt auch keine antivirale Therapie, die wirksam verhindern kann, daß die Krankheit das Gehirn befällt. Die Tollwutschutzimpfung ist äußerst effektiv und besteht aus einer einmaligen Grundimmunisierung und regelmäßigen Auffrischimpfungen. Die geimpften Hunde bekommen zur Kennzeichnung eine Tollwutmarke an das Halsband. In Großbritannien ist es zur Zeit nicht notwendig, Hunde routinemäßig gegen Tollwut impfen zu lassen, Impfung ist aber erforderlich, wenn Hunde in bestimmte Länder exportiert werden. Zur wirksamen Kon-

A-Z DER BEHANDLUNG VON KRANKHEITEN

trolle eines Tollwutausbruches sollten mindestens 75% aller Hunde geimpft sein, um eine weitere Verbreitung dieser gefährlichen Krankheit zu verhindern.

TUMORE

Der Begriff Tumor wird häufig Synonym für Krebs verwendet. Tumore bezeichnet man auch als Neoplasien. Das besagt, daß sie aus neuen und aktiv wachsenden Zellen zusammengesetzt sind.

SYMPTOME
Jede Schwellung kann ein Tumor sein. Beim Hund kommen Tumore häufig vor und können in gutartige (benigne) und bösartige (maligne) Typen eingeteilt werden. Bösartige Tumore können in benachbarte Strukturen eindringen oder Zellen zur Bildung von Zweittumoren in andere Filterorgane streuen. Diese Sekundärtumore werden auch als Metastasen bezeichnet. Gutartige Tumore tun dies nicht (s. Sarkome S. 244, Melanome S. 212, Karzinome S. 190, Gutartige Tumore S. 261).

BÖSARTIGE (MALIGNE) TUMORE

Ein bestimmter Anteil der beim Hund vorkommenden Wucherungen und Tumore ist bösartig oder krebsauslösend. Bösartige Tumore können in Form von Metastasen in andere Bereiche des Körpers streuen. Die Krebszellen werden vom Blut oder der Lymphflüssigkeit an diese Stellen transportiert, wo sie dann neue Tumore und Metastasen bilden. Die häufigsten Bereiche für solche Metastasen sind Lymphknoten, Lunge und Leber. Einen metastasierenden Tumor kann man sich wie eine wachsende Pflanze vorstellen, die ihre Samen verbreitet, die an anderen Stellen wachsen.

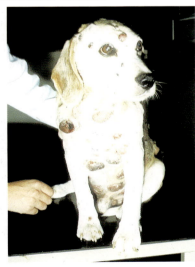

Mastzelltumore bei einem Dalmatiner.

259

A-Z DER HUNDEKRANKHEITEN

Die häufigsten als bösartig bekannten Tumore, sind Sarkome wie Osteosarkome (Knochenkrebs), Karzinome wie Mammakarzinome (Brustkrebs) und Melanome (manchmal als maligne Muttermale bezeichnet). Daneben gibt es noch viele weitere bösartige Tumore beim Hund wie Mastzelltumore, Fibrosarkome und Hämangiosarkome.

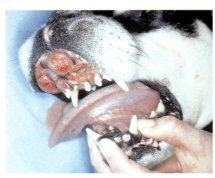

Maultumor: Ein Fibrosarkom des Oberkiefers wächst in die Lefzen ein.

SYMPTOME
Bösartige Tumore wachsen meist sehr schnell, manche auch langsamer. Oft weisen sie keine klare Abgrenzung oder »Kapsel« auf, und die Tumorzellen dringen vom Rand der Masse in das umliegende Gewebe ein (Infiltration). Die Früherkennung bietet die besten Heilungschancen, deswegen sollte jedes ungewöhnliche Gewächs, wunde Stellen oder Blutungen aus den Körperöffnungen so bald wie möglich untersucht werden.

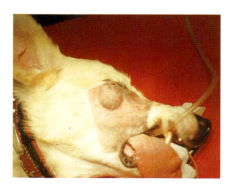

Ein Fibrosarkom des Schädelknochens.

URSACHE
Die genauen Ursachen sind weitestgehend unbekannt.

BEHANDLUNG
Der Tierarzt muß sein ganzes Wissen bei der Untersuchung ungewöhnlicher Knoten nutzen, in vielen Fällen muß er eine Biopsie im

A-Z DER BEHANDLUNG VON KRANKHEITEN

Labor untersuchen lassen, ehe er sich für die weitere Therapie entscheidet, die von der jeweiligen den Knoten bildenden Zellart abhängt. Zur vollständigen Untersuchung gehören auch Röntgenaufnahmen der Lunge, um nach Metastasen zu suchen.

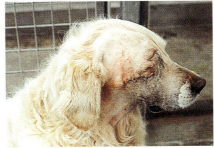

Operierter Augentumor, dabei wurden das Auge und ein Teil des Wangenknochens entfernt.

Es gibt eine Reihe von Behandlungsmöglichkeiten. Die chirurgische Entfernung ist üblich, in manchen Fällen ist jedoch nur ein »Zurückstutzen« des Tumors möglich. Weiterhin gibt es die Möglichkeit der Chemotherapie (Injektionen oder Tabletten) und der Strahlentherapie, um das Zellwachstum zu kontrollieren. Das Vereisen (Kryotherapie) kann bei manchen Tumoren auf der Hautoberfläche durchgeführt werden, dies verspricht eine gute Heilung ohne Nähen. In manchen Fällen ist eine Therapie leider weder sinnvoll noch möglich.

TUMORE, GUTARTIG

Hauttumore kommen beim Hund recht häufig vor, schätzungsweise $2/3$ davon sind gutartig. Auch ungefähr die Hälfte aller Mammatumore sind gutartig.

SYMPTOME

Neubildungen können an vielen verschiedenen Stellen des Hundekörpers auftauchen. Gutartige Tumore zeichnen sich dadurch aus, daß sie weder gesunde Organe durchwachsen (»infiltrieren«), noch Tumorzellen über den Blutweg oder die Lymphbahnen in andere Körperteile »streuen«. Gutartige Tumore wachsen durch »Expansion«, oft mit einer Kapsel, und sind, falls sie sich unter der Haut

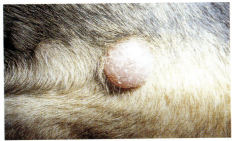

Gutartiger Hauttumor.

A-Z DER HUNDEKRANKHEITEN

befinden, leicht zu verschieben. Der größte Schaden, den gutartige Tumore verursachen, entsteht durch den Druck, den sie auf benachbarte Strukturen ausüben. Das Lipom unter den Achseln zwingt den Hund, sich mit einem stark seitlich ausgreifendem Lauf zu bewegen, entsprechender Druck kann auch einen Abschnitt der Luftwege einengen.

URSACHE
Es gibt keine spezifische Ursache. Manche Neubildungen können das Resultat wiederholter Verletzungen der Körperstelle sein, an der die Geschwulst entstanden ist. Gesäugetumoren können entstehen, wenn bei wiederholten Scheinträchtigkeiten immer wieder Milch in den Drüsen verhalten wird. Bestimmte Viren sind dafür bekannt, daß sie Warzen und canine orale Papillomatose auslösen.

BEHANDLUNG
Der Tumor sollte, solange er noch klein ist, chirurgisch entfernt werden, obgleich uns die Erfahrung gelehrt hat, daß man einige kleine Geschwulste einfach ignorieren kann.

HAUTTUMORE

Tumore der Hundehaut werden leider immer häufiger; viele vom Menschen produzierte Karzinogene könnten die Ursache für diese Ausbreitung bei Haustieren sein.

SYMPTOME
Hauttumore trifft man relativ häufig, vor allem beim älteren Hund. Die Mehrzahl ist gutartig, es gibt aber auch bösartige wie das Plattenepithelkarzinom oder das Fibrosarkom. Mastzellentumore sieht man häufiger bei jungen Hunden, sie können gut- oder bösartig sein.

URSACHE
Hautreizungen, extreme Sonneneinstrahlung und unbekannte Viren können Hauttumore auslösen.

BEHANDLUNG
Die Entnahme von Hautbiopsien ist unerläßlich, um die Natur des Tumors herauszufinden und die dementsprechende Behandlung festzusetzen. In der Regel ist eine chirurgische Entfernung sinnvoll.

KNOCHENTUMOR

Die Mehrzahl der Knochentumore beim Hund sind hochgradig bösartige Osteosarkome, die in den langen Röhrenknochen auftreten. Osteosarkome findet man vor allem bei großen Hunden und Riesenrassen in mittlerem bis hohem Alter.

SYMPTOME
Der Tumor verursacht Schmerzen, örtliche Schwellungen, erhöhte Wärme und oft plötzlich auftretende Lahmheit. Wenn die Lahmheit erstmals auftritt, ist oft noch keine Schwellung vorhanden.

URSACHE

Es gibt keine besondere Ursache, aber eine genetische Veranlagung für Krebs der langen Röhrenknochen scheint bei großen Hunden zu bestehen.

BEHANDLUNG

Hunde, die die entsprechende Symptome zeigen, sollten unverzüglich vom Tierarzt untersucht werden. Dieser wird wahrscheinlich Röntgenbilder zur Diagnosesicherung anfertigen. Der Röntgenbefund eines bösartigen Knochentumors ist ziemlich typisch. Es kann aber auch nötig sein, nach zwei bis drei Wochen nochmals zu röntgen, um die charakteristischen Knochenveränderungen festzustellen. Möglicherweise muß eine Biopsie die Diagnose bestätigen. Die Aussichten für einen Hund mit einem Osteosarkom sind leider schlecht, da dieser Tumor sehr schnell streut und Metastasen an anderen Körperstellen, meist in der Lunge bildet. Die Amputation des betroffenen Gliedes nimmt die Schmerzen und gibt dem Hund für eine bestimmte Zeit noch eine gute Lebensqualität. Aber 90% der Hunde entwickeln leider innerhalb eines Jahres nach der Amputation einen zweiten Tumor, die durchschnittliche Überlebenszeit beträgt nur 3 bis 6 Monate. Eine günstigere Überlebensrate findet man bei Hunden, die nach der Amputation mit Chemotherapie behandelt wurden, dies sollte in Betracht gezogen werden. Durch frühzeitige Diagnose und Behandlung gewinnt man die besten Ergebnisse. Eine gutartige Knochenverdickung, auch als *Osteom* bezeichnet, ist sehr selten und ruft lediglich leichte Lahmheit hervor. Wird dadurch eine Gelenkbewegung beeinträchtigt, kann das *Osteom* operativ entfernt werden.

ÜBERHITZUNG (HYPERTHERMIE)

Jeder Anstieg der Körpertemperatur, sofern er nicht durch eine Infektion ausgelöst wurde, wird als Hyperthermie bezeichnet und kann für den Hund lebensbedrohlich sein. Wenn die Temperatur immer weiter ansteigt, wird dies als maligne Hyperthermie bezeichnet.

SYMPTOME
Ultraviolette Strahlung des Sonnenlichts verursacht beim Hund selten die Sonnenbrandsymptome wie man sie bei Menschen mit unpigmentierter Haut beobachtet. An Hyperthermie leidende Hunde wirken gestreßt, sie hecheln stark und haben gerötete Schleimhäute. Sie bauen ab und kollabieren, wenn keine Behandlung erfolgt.

URSACHE
Hyperthermie oder Hitzschlag entsteht normalerweise durch starke Sonneneinstrahlung, was sich in einem Anstieg der Körpertemperatur niederschlägt. In schlecht belüfteten Autos eingesperrte Hunde sind am stärksten gefährdet, aber auch ein Hund, der in einem Zementhof ohne Schatten und ohne Wasser eingesperrt wird, kann eine Hyperthermie entwickeln.

BEHANDLUNG
Jeder Hund mit Verdacht auf Hitzschlag sollte so schnell wie möglich mit viel kaltem Wasser heruntergekühlt werden. Lagere Eisbeutel rund um seinen Körper und drücke immer wieder einen Schwamm mit eiskaltem Wasser über seiner Zunge und seinem Fang aus, dies hilft auch, die Temperatur zu senken. Wird der Zustand des Hundes durch Austrocknung zusätzlich belastet, so müssen vom Tierarzt Infusionen gegeben werden. Anfangs sollte die rektale Temperatur häufig gemessen werden, später alle 15 Minuten, bis sie auf 38,3° C abgesunken ist.

UNFRUCHTBARKEIT (INFERTILITÄT)

Eine herabgesetzte Fruchtbarkeit kann sowohl bei Deckrüden wie auch Hündinnen auftreten (siehe Zucht und Gesundheit, S. 44). Wenn eine Hündin nach mehreren Deckakten leerbleibt, sollte der Tierarzt um Rat gefragt werden.

UVEITIS

Fachausdruck für eine Entzündung der inneren Augenstrukturen einschließlich der Iris.

A-Z DER BEHANDLUNG VON KRANKHEITEN

SYMPTOME

Diese Erkrankung ist meist sehr schmerzhaft, läßt den Hund bei Berührung zurückzucken und helles Licht meiden. Die Pupillen sind verengt und erscheinen dunkler, oft besteht nur schwacher Pupillenreflex und eine Rötung der Sklera (Lederhaut).

URSACHE

Eine Uveitis kann durch Augenverletzungen, Virusinfektionen oder einen die Hornhaut durchbohrenden Fremdkörper ausgelöst werden. Sie bildet sich bei den kleinen Terrierrassen auch gelegentlich infolge einer Linsenverlagerung. Man nimmt an, daß eine Uveitis häufig als immunvermittelte Reaktion auftreten kann, bei welcher der eigentliche Auslöser unbekannt ist. Eine vordere Uveitis führt zum Glaukom oder Verklebungen im Augeninneren und verursacht dadurch dauerhaften Schaden und Verlust der Sehkraft.

BEHANDLUNG

Wenn das Auge schmerzhaft oder die Augäpfel geschwollen sind, ist tierärztliche Hilfe dringend erforderlich. Diese verlangt die Entfernung der Ursache wie Fremdkörper oder Bakterien, danach die Eindämmung der Entzündung mit Kortikosteroiden, NSAID (nicht-steroidale Entzündungshemmer) sowie Tropfen, welche die Pupille erweitern. Um die Schmerzen zu lindern, sollte der Hund seinen Platz in einem verdunkelten Raum bekommen. Es können auch systemische Schmerzmittel gegeben werden.

A-Z DER HUNDEKRANKHEITEN

VERGIFTUNG

Glücklicherweise ein seltenes Ereignis - viele »Unfälle« ereignen sich aber mit Hunden, die Tabletten und Haushaltschemikalien geschluckt haben, von denen keiner annahm, daß sie gefährlich sein könnten. Frage im Zweifelsfall immer Deinen Tierarzt. Wurde das Gift erst vor kurzem geschluckt, reicht eine Dosis Brechmittel wie Bleichsoda (Natriumkarbonat), das man dem Hund notfalls mit sanfter Gewalt eingibt, um ihn die verschluckte Substanz erbrechen zu lassen, ehe zuviel davon vom Körper aufgenommen wird. In den USA gibt man 1 bis 2 Teelöffel Wasserstoffperoxid (als Flüssigkeit) als Brech-mittel. Nachstehend können nur ein paar Beispiele genannt werden, in der Fachliteratur findest Du weitere Giftarten und notwendige Gegenmaßnahmen (z. B. Tim Hawcroft - Erste Hilfe für Hunde).

ÄTHYLENGLYKOL

Diese giftige Substanz ist in Frostschutzmitteln enthalten und kann die Nieren schädigen, wenn sie versehentlich aufgeleckt oder geschluckt wird.

SYMPTOME
Zuerst entwickeln sich Koordinationsprobleme und beschleunigte Atmung, dann führt die Vergiftung zu Nierenversagen und Kollaps.
BEHANDLUNG
Allgemeine Krankenversorgung und Einsatz von Gegengift durch den Tierarzt.

ALPHACHLORALOSE

In Ratten- und Vogelgift enthalten, früher wurde es zur Anästhesie von Labortieren verwendet.

SYMPTOME
Hunde, die einen Giftköder gefressen haben, wirken benommen, speicheln stark und leiden unter Muskelzuckungen und Krämpfen.
BEHANDLUNG
Es gibt kein spezifisches Gegengift. Der Hund muß ein warmes, ruhiges Lager bekommen und der Tierarzt wird, je nach Schwere der Symptome bestimmte Medikamente einsetzen.

BLAUALGEN

Eine Vergiftung durch stehendes Tümpelwasser erfolgt über Cyanobakterien. Ursache ist eine giftige Substanz, die von Algen

A-Z DER BEHANDLUNG VON KRANKHEITEN

gebildet wird, die bei warmem Wetter auf stehenden Gewässern aufblühen. Diese Vergiftung kann plötzlich auftreten, nachdem der Hund im Wasser war und von dem kontaminierten Wasser getrunken hat.

SYMPTOME
Die ersten Symptome treten meist nach 15 bis 20 Minuten mit Erbrechen, Durchfall, Muskelkrämpfen und Hinterhandschwäche auf. Die das Nervensystem befallenden Toxine können auch zu Krämpfen und bis zum Tod führen. Überlebende Hunde behalten manchmal schwere Leberschäden zurück und können noch nach einigen Tagen durch Schock sterben.

BEHANDLUNG
Die Erstmaßnahmen zielen darauf ab, das getrunkene Wasser mit einem Brechmittel wieder aus dem Magen zu entfernen - vorausgesetzt, der Hund hat keine Anfälle - danach den Hund mit Wärme gegen den Schock behandeln. Sobald der Hund transportiert werden kann, sollte er beim Tierarzt Infusionen und Kortikosteroide bekommen. Sauerstoffzufuhr und manuelle Lungenventilation könnten ebenfalls erforderlich werden. Weiß man, daß ein Gewässer Blaualgen enthält, müssen Hunde unbedingt ferngehalten werden, bis die Wassertemperaturen fallen und es zu kalt für Algenwachstum ist.

BLEI

Diese giftige Substanz findet man häufig in Autobatterien und bestimmten weißen Farben.

SYMPTOME
Beim Hund selten, Bleivergiftung kann aber Gehirnschäden und sogar Blindheit verursachen.

BEHANDLUNG
Unterstützende Pflege und Eingabe von Gegengift durch den Tierarzt.

ORGANOPHOSPHATE

Organophosphate sind gebräuchliche Insektizide und in vielen Antiparasitika wie Flohpuder enthalten.

SYMPTOME
Eine Überdosis führt zu Erbrechen, Durchfall, Pupillenverengung, Speicheln, Muskelzucken, Krämpfen und Kollaps.

BEHANDLUNG
Die Erstmaßnahmen umfassen eine Atropininjektion als Gegengift sowie die übliche Krankenpflege.

WARFARIN UND ANDERE GERINNUNGSHEMMER

Diese Substanzen findet man in Rattengift, sie sind die häufigste Ursache für Vergiftung und Tod infolge innerer Blutungen.

A-Z DER HUNDEKRANKHEITEN

SYMPTOME
Blutungen aus den Zahnwurzeln, geschwollene Gelenke, Druckstellen, blasse Schleimhäute und Kollaps sind für solch eine Vergiftung charakteristisch.

BEHANDLUNG
Die Zahl der Vergiftungen ist gesunken, da Hafermehlköder heute
ungebräuchlich sind und die Giftköder sorgfältiger plaziert werden.
Das spezifische Gegengift Vitamin K1 muß gespritzt werden und
über eine Woche nach Giftaufnahme mehrmals verabreicht werden.

VERSTOPFUNG (KONSTIPATION)

SYMPTOME
Beschwerden beim Kotabsetzen.

URSACHE
Dieses Leiden wird durch die Ansammlung von festem oder trockenem Kot in Dickdarm und Enddarm hervorgerufen. Mangelnde
Flüssigkeitsaufnahme, zuviel Knochen oder Trockensubstanz im
Futter, Rektum-Verengungen, Prostatavergrößerung, Perinealherni-
en, Analtumore und Furunkulose können die Auslöser sein. Prostataerkrankungen (s. S. 233) sollten immer in Betracht gezogen werden, wenn ein älterer, nicht kastrierter Rüde Kotabsatzprobleme hat.

BEHANDLUNG
Empfohlen wird die Eingabe von Gleitmitteln, z.B. medizinisches
Paraffinöl oder Methyl-Zellulose, um den Stuhl voluminöser zu
machen. Möglicherweise muß ein Einlauf gemacht oder, in extremen Fällen, der verhärtete Kot unter Vollnarkose beseitigt werden.

VESTIBULARSYNDROM

**Eine Gleichgewichtsstörung älterer Hunde, die plötzlich auf-
tritt. Sie entsteht im Innenohr.**

SYMPTOME
Die Symptome Kopfschiefhaltung und Gleichgewichtsverlust können Störungen im Innenohr zugeordnet werden. Schädigungen oder
Erkrankungen des Vestibularapparates führen zu Symptomen wie
Kopfschiefhaltung, taumelndem und stolperndem Gang, Kreisbewe-
gungen und Augenzittern (Nystagmus). Dieses Leiden kann ziemlich plötzlich auftreten, und oft wird es vom Besitzer als Schlaganfall beschrieben. Schwer befallene Hunde können zusammenbre-
chen, dennoch aber »klar bei Verstand« bleiben.

URSACHE
Beim Hund entsteht das Vestibularsyndrom nach Ohren- oder
Racheninfektionen, die in das Gleichgewichtsorgan des Innenohrs
aufsteigen. Toxische (giftige) Substanzen und entzündliche Gehirn-
erkrankungen können die Schäden auslösen, auch gibt es Fälle, vor

allem bei alten Hunden, bei denen keine erkennbare Ursache zugrundeliegt. Jede Hirnverletzung, z.B. nach einem Unfall, kann den Vestibularapparat schädigen.

BEHANDLUNG
Eine gründliche tierärztliche Untersuchung ist notwendig, und jede Ohren- oder Kreislauferkrankung sollte so früh wie möglich behandelt werden. Bei angemessener Pflege erholt sich der Hund innerhalb von 48 Stunden, auch wenn die Kopfschiefhaltung noch einige Zeit länger anhält. Manchmal wird der Kopf so stark gedreht, daß der Hund Schwierigkeiten hat, aus einer Schüssel am Boden zu fressen. Dann muß er von Hand gefüttert werden.

VITILIGO

Eine seltene Krankheit beim Hund, die zum Verlust des dunklen Hautpigmentes (Melanin) führt. Dieses Leiden trifft besonders bestimmte Rasssen mit kleinen Hautflecken unterschiedlicher Färbung an Fang, Lefzen und Ballen. Die hellen Flecken sind nicht erhöht wie bei Hauttumoren und Knötchen. Vitiligo kann mit verminderter Fruchtbarkeit verbunden sein.

SYMPTOME
Pigmentverlust der Haut an verschiedenen Körperstellen. Dies kann besonders bei einem Hund komisch aussehen, der zuvor einfarbig dunkel war. Die kahlen Stellen fühlen sich kühl an, jucken nicht und vergrößern sich oft langsam mit einem dunkleren, sogar hyperpigmentierten Rand.

Rechts: Vitiligo - Depigmentierung der Nase eines schwarzen Labradors.

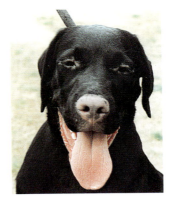

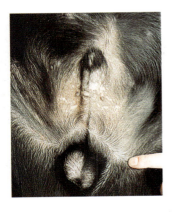

Links: Vitiligo an Skrotum und Präputium.

URSACHE

Schuld ist möglicherweise eine Autoimmunerkrankung, welche die pigmentbildenden Zellen zerstört. Einen Zustand vermehrter Hautpigmentierung findet man auch beim Sertolizelltumor des älteren Rüden, der die Hoden befällt. Ein Hautpigmentverlust unbekannter Herkunft, der Nase und Fang betrifft, wird von Züchtern »Dudley nose« genannt. Die Erblichkeit von Vitiligo wurde für eine der Belgischen Schäferhundrassen nachgewiesen.

BEHANDLUNG

Es gibt keine spezifische Therapie, übermäßige Sonneneinstrahlung sollte immer vermieden werden. Parasitenbefall muß behandelt werden, da man von Pferden weiß, daß Mikrofilaria-Würmer Vitiligo in Form von depigmentierten Flecken mit überpigmentiertem Saum auf dem Skrotum hervorrufen können.

VORHAUTKATARRH (BALANITIS)

Die Entzündung der Eichel. Balanoposthitis nennt man eine Entzündung von Penis und Vorhaut.

SYMPTOME

Das Leiden äußert sich als Vorhautkatarrh. Der von der Penisspitze kommende Ausfluß löst ein übermäßiges Lecken des Rüden aus. Oft bildet sich viel klebriger Ausfluß, der deutliche Spuren auf dem Fußboden oder auf den vom Hund benutzten Möbeln hinterläßt.

URSACHE

Herpesviren sind oft Auslöser der eigentlichen Infektion, in durch Tupferproben angezüchteten Kulturen findet man aber auch Bakterien wie z.B. Pasteurellen.

BEHANDLUNG

Eine antibiotische Behandlung ist oft nur teilweise erfolgreich. Bei Hunden, die sich angewöhnt haben, den Ausfluß abzulecken, kann man auf die Kastration zurückgreifen, da sich hierdurch der Umfang des freigelegten Penis verringert. Oft erledigt sich hierdurch das Problem. (Anmerkung der Redaktion: Nach unserer langjährigen Erfahrung nicht nur mit eigenen Rüden ist eine Behandlung mit Suspension gegen Mastitis bei Rindern erfolgreich. Sie wird in die Vorhaut eingebracht.)

WARZEN
Die am längsten bekannte Hautläsion entwickelt sich als kleines Gewächs auf der Hautoberfläche.

SYMPTOME
Jeder kleine Hautschaden könnte als »Warze« beschrieben werden. Typische Warzen sind kleine, gutartige, blumenkohlförmige Wucherungen, die mit einem Stiel in der Haut verankert sind. Man findet sie häufig bei älteren Hunden, vor allem an Kopf, Pfoten und Augenlidern.

Sehr stark treten sie bei Hunden auf, die regelmäßig geschoren werden, wie Pudel und bestimmte Terrier. Die Warzen können bluten, wenn sie verletzt werden oder eine Reizung verursachen, z.B. wenn sie nahe beim Auge liegen.

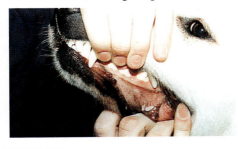

Warzenbildung im Maul.

URSACHE
Eine Warzenart wird vom *Papilloma-Virus* hervorgerufen, die meisten Warzen entwickeln sich jedoch durch Langzeit-Reizungen.

BEHANDLUNG
Man kann Warzen chirurgisch entfernen. Um ihre Gutartigkeit zu bestätigen, sollte man die Warze zur Untersuchung einschicken lassen. Eine besondere Warzenart findet man bei jüngeren Hunden, sie wird durch das *Papilloma-Virus* ausgelöst - hier trifft man auf viele Warzen im Fang und an den Lefzen, bezeichnet dies auch als »*canine orale Papillomatose*«. Sie tritt vor allem bei Zwingerhaltung auf. Diese Warzen verschwinden meist nach drei bis vier Monaten durch »Spontanheilung«, manche müssen aber behandelt werden, wenn sie groß sind oder bluten. Man entfernt sie am besten kryochirurgisch mit flüssigem Stickstoff. Hauttumore können auch bösartig sein, deshalb ist es wichtig, jedes Hautwachstum frühzeitig vom Tierarzt untersuchen zu lassen, der eine Biopsie oder andere Maßnahmen empfehlen wird.

A-Z DER HUNDEKRANKHEITEN

WASSERMANGEL, AKUT

Jeder Zustand, bei dem der Hund nicht trinken oder Flüssigkeit zurückhalten kann, könnte schnell lebensbedrohlich werden.

SYMPTOME

Wassermangel kann zu Dehydration (Austrocknung), Gewichtsverlust und Kreislaufkollaps führen. Der Hund zeigt tiefliegende Augen, klebrig-trockene Schleimhäute und eine Haut, die als Falte stehenbleibt, wenn man sie anhebt.

URSACHE

Hunde, die bei hohen Außentemperaturen im Auto eingesperrt sind, laufen Gefahr, daß ihr Blut gerinnt, weil ihnen durch Wassermangel zuviel Flüssigkeit entzogen wird, auch wenn man dies einen Hitzschlag nennt. Ein Hund, dem reichlich Wasser zur Verfügung steht, kann sich durch Feuchtigkeitsverdunstung über Zunge und Atmungstrakt abkühlen; hat er jedoch keine Trinkmöglichkeit, so wird sich sein Zustand rasch verschlechtern. Hunde mit *Diabetes insipidus* können ihren Harn nicht konzentrieren und werden bei beschränkter Wasseraufnahme schnell dehydrieren. Diese Diabetesart kann auf ungenügende Hormonerzeugung der Hirnanhangsdrüse zurückzuführen sein oder auf ein Unvermögen der Nieren, auf Flüssigkeitsverlust zu reagieren. Der Tierarzt sollte einen Harn-Konzentrations-Test durchführen. Ein Dackel mit Diabetes insipidus kann 6 Liter Flüssigkeit am Tag oder auch gar nichts trinken - er wird wäßrigverdünnten Urin ausscheiden, wie in diesem Test zu sehen ist.

BEHANDLUNG

Trinkwasser muß immer frei zugänglich sein und jede spezielle Erkrankung tierärztlich behandelt werden.

WELPENKÜMMERN (FADING PUPPY-SYNDROM)

Bei dieser Erkrankung werden die Welpen normal geboren und scheinen auch zunächst gut zu trinken. Nach und nach verschlechtert sich dann aber ihr Allgemeinzustand, sie werden passiver, entkräften und können sogar sterben.

SYMPTOME

Das Fading Puppy-Syndrom trifft Welpen in den ersten Lebenswochen, verursacht Schwäche, schlechte Gewichtszunahme, Austrocknung und schließlich Tod. Charakteristisch ist, daß die neugeborenen Welpen zunächst gut trinken, dann aber immer schwächer saugen und schließlich jede Nahrungsaufnahme verweigern.

URSACHE

Viele bakterielle und virale Infektionen sind bereits als Verursacher bekannt, besonders werden aber Herpesviren vermutet, wenn Wärme, Antibiotika und Zufütterung keine Besserung bringen. Andere Faktoren sind kongenitale Anomalien, niedriges Gewicht, Geburtsverletzungen, zu wenig oder zu viel Milch sowie Immunschwäche.

272

A-Z DER BEHANDLUNG VON KRANKHEITEN

Manche Welpen entwickeln sich nicht richtig und sind nicht in der Lage, das Nest zu verlassen, wenn die Augen geöffnet sind. Sie werden gemeinhin als *»Schwimmer«* bezeichnet, was treffend die Bewegungen beschreibt, die sie mit den Vorderläufen ausführen, um sich vorwärtszuziehen. Sie sind oft übergewichtig und haben lose Schultergelenke, die es ihnen unmöglich machen, ihr eigenes Gewicht zu tragen. Manche der weniger stark betroffenen Welpen gesunden, schwerere Fälle müssen hingegen oft eingeschläfert werden.

BEHANDLUNG/VORBEUGUNG
Eine der häufigsten Todesursachen bei Welpen ist Unterkühlung. Eine Umgebungstemperatur von 25 bis 30°C ist für Welpen unbedingt erforderlich, vor allem, wenn die Mutterhündin nicht fürsorglich genug ist, die Kleinen mit ihrem eigenen Körper zu wärmen. Eine entsprechende Einrichtung des Wurfbereiches und peinliche Sauberkeit während der Geburt unterstützen die Hündin, sich um ihre Welpen zu kümmern und den neugeborenen Tierchen auch die notwendigen Immunstoffe mit der ersten Milch zu übermitteln. (Siehe Die Geburt der Welpen und die Nachsorge, S. 58).

WUNDEN

Die meisten Verletzungen führen zu Wunden, am auffälligsten sind naturgemäß Oberflächenwunden mit Blutverlust nach Hautschäden. Daneben stehen die lebensgefährlicheren inneren Verletzungen, etwa durch einen Verkehrsunfall, wenn die Lunge kollabiert oder die Milz reißt. Kein Unfall, an dem der Hund beteiligt war, sollte leichthin abgetan werden. Wunden werden nach Verletzungstyp eingeteilt, in Schnittwunden, Quetschungen, Schürfwunden, Risswunden. Trümmerbrüche, bei denen sich ein Knochenstück durch die Haut bohrt, zeigen auffällige, schwere Wunden. Verbrühungen durch heißes Fett können oft zunächst übersehen werden, bis sich ein Stück Fleisch vom Hund löst, eine nässende Wunde zurückbleibt - mitunter erst einige Tage nach der ursächlichen Verletzung.

BEHANDLUNG
Die Erstmaßnahmen richten sich nach der Wundart. Am wichtigsten ist, den Hund zu beruhigen, den Blutverlust unter Kontrolle zu bringen, den verletzten Bereich zu immobilisieren und den Hund davon abzuhalten, die Wunde weiter zu schädigen. Du kannst einen Druckverband anlegen, beim Tierarzt werden aber dann die Blutung zum Stillstand gebracht, Schmerz und Schock je nach Bedarf behandelt und die Verletzungen genau untersucht.

WURMBEFALL

Siehe Rundwürmer (Nematoden) S. 242, Bandwürmer (Zestoden) S. 131, Peitschenwürmer (Trichuris vulpis) S. 230.

273

A-Z DER HUNDEKRANKHEITEN

Z

ZAHNFLEISCHENTZÜNDUNG (GINGIVITIS)

Eine Entzündung des Zahnfleisches, vor allem in dem Bereich, wo Zahnwurzelhaut des Zahnfleischrandes und Zahnwurzeln zusammentreffen, wird als Gingivitis bezeichnet.

SYMPTOME
Dieses Leiden findet man vor allem bei älteren Hunden, meist ist es mit einer Erkrankung des zahnnahen Gewebes verbunden.

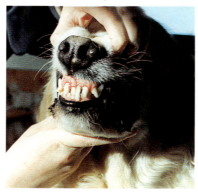

Zahnfleischschwund an den Schneidezähnen.

URSACHE
Zahnbelag oder Zahnstein bildet sich am Zahnfleischrand und auf den Zähnen. Hierdurch wird die Verbindung zwischen Zahnfleisch und Zahnwurzel freigelegt, wodurch Infektionen und Entzündungen begünstigt werden (siehe periodontale Erkrankungen S. 190).

BEHANDLUNG
Um Gingivitis in den Griff zu bekommen, wird meist eine antibakterielle Therapie in Verbindung mit zahnhygienischen Maßnahmen wie Zahnsteinentfernung notwendig. Kiefertraining (Kauen von geeigneten harten Gegenständen) kann Zähne und Zahnfleisch bis ins hohe Alter gesund erhalten. Regelmäßiges Zähneputzen nach den Mahlzeiten ist ebenfalls zur Vorbeugung gegen Gingivitis bewährt.

ZECKEN

Mitteleuropäische Zecken sind weniger gefährlich als jene in Übersee, die tödliche Krankheiten übertragen können. Die für Hunde in Deutschland häufigsten Zecken sind der Holzbock und die Braune Hundezecke. Durch Zecken können Hunde sich mit *Borrelien* infizieren und die *Lyme Disease* entwickeln.

A-Z DER BEHANDLUNG VON KRANKHEITEN

SYMPTOME
Zuerst, wenn die Zecke sich der Haut anheftet, sieht man sie nur als kleinen grauen Fleck. Da sie sich vom Hundeblut ernährt, schwillt der Zeckenkörper an und kann mit einer grauen Warze verwechselt werden. Bei näherer Betrachtung wird man sehen, daß die Zeckenbeine an der Haut des Hundes liegen, während der Kopf mit seinen Beißwerkzeugen in der Haut verankert ist. Hat sich die Zecke vollgesaugt, fällt sie ab. Das Weibchen legt mehrere tausend Eier am Boden ab. Zeckenbefall kann Juckreiz und Kratzen auslösen.

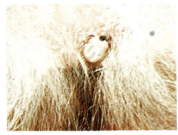

Zeckenbefall.

BEHANDLUNG
Du mußt der Versuchung widerstehen, die Zecke einfach vom Hund zu reißen, da der Kopf im Hund steckenbleiben und eine eiternde Wunde hervorrufen kann. Es hat sich gezeigt, daß man optimal mit einer Zeckenzange oder befeuchteter Fingerkuppe diese Schmarotzer herausdreht. Das früher empfohlene Betupfen mit Alkohol oder Öl führt zu einem Ausstoß schädlicher Säfte in die Wunde.

LYME DISEASE
Beobachtungen in letzter Zeit legen den Verdacht nahe, daß bestimmte Zecken in Deutschland die Lyme Disease (Borreliose) auf Hunde und Menschen übertragen. In den USA tritt die Krankheit noch wesentlich häufiger auf.

SYMPTOME
Die Lyme Disease erzeugt Fieber, Appetitmangel und wiederholte Arthritisattacken in verschiedenen Gelenken. Die Krankheit kann mit bestimmten Antibiotika behandelt werden, Zecken sollten aber immer möglichst schnell entfernt werden.

BEHANDLUNG/VORBEUGUNG
Hunde in Zeckengebieten können regelmäßig in einer antiparasitischen Waschlösung gebadet werden; auch ein monatlich angewendetes pyrethroidhaltiges Spot-on-Verfahren ist meist recht wirksam.

ZINK
Das Spurenelement Zink ist wichtig für gesunde Haut und ein funktionierendes Immunsystem, das den Körper schützt. Die Nahrung das Hundes kann zu wenig Zink enthalten, vor allem,

wenn die darin enthaltenen Stoffe Kalzium und Phytinsäure das verfügbare Zink »binden«. Die meisten Marken-Hundefutter sind mit genügend Zink angereichert. Manche Hunderassen, vor allem die Nordischen Hunde, können eine erbliche Veranlagung besitzen, nicht genügend Zink aus der Nahrung aufnehmen zu können. Bei Hautkrankheiten, die sich durch übermäßige Schuppenbildung an Nase und Pfoten auszeichnen, kann es helfen, täglich Zink und ergänzend essentielle Fettsäuren (GLA) zuzufüttern.

ZIRRHOSE

Lebererkrankung, bei der normal funktionierende Leberzellen durch Bindegewebe ersetzt werden.

SYMPTOME
Der Hund zeigt Symptome chronischen Leberversagens; hierzu zählen auch Aszites (S. 134), Gelbsucht (S. 171) und Gewichtsverlust.

URSACHE
Die Zirrhose stellt ein chronisches Leberleiden dar, bei dem die Leber durch Bindegewebe beschädigt oder »vernarbt« wird. Dieser Zustand kann das Endstadium verschiedener Leberkrankheiten sein, einschließlich Schädigungen durch Toxine, Medikamente und immunvermittelte Entzündungen.

BEHANDLUNG
Mit Bluttests kann man Leberschäden und die Leberfunktion beurteilen. Die Leber besitzt, vorausgesetzt, die bindegewebigen Veränderungen sind noch nicht zu weit fortgeschritten, gute Genesungs- und Wiederherstellungskräfte. Das Blutprotein liegt bei Leberschäden niedrig. Je nach Ausmaß des Schadens wird der Tierarzt bestimmte unterstützende Mittel verordnen und entsprechende Diät empfehlen. Diese sollte in der Regel fettarm und reich an Kohlenhydraten sein, mit einer qualitativ hochwertigen Proteinquelle in jeweils festen Anteilen; das Futter wird auf mehrere Mahlzeiten täglich verteilt.

ZITZEN

Jede Milchdrüse der Hündin hat ihre eigene Zitze, auch wenn sie nicht immer in gerader Anzahl auf dem Bauch verteilt sind. Die meisten Hündinnen besitzen auf jeder Seite des Unterbauches fünf Milchdrüsen und Zitzen, aber manchmal sind diese auch nicht paarweise angeordnet. Bei der säugenden Hündin läuft die Milch durch die Milchgänge, von denen sich mehrere in einer Zitze vereinigen. Welpen entwickeln früh eine Vorliebe für eine bestimmte Zitze; der Geruch der an den Zitzen gelegenen Talgdrüsen ermöglicht es jedem Welpen, seine Mutter und seine bevorzugte Futterstelle zu finden.

A-Z DER BEHANDLUNG VON KRANKHEITEN

ZOONOSEN

Zoonosen sind die Tierkrankheiten, die auf Menschen übertragen werden können. Wichtige Zoonosen des Hundes sind Ringworm, Salmonellose, Toxokariose und Echinokokkose. Angemessene Kontrollmaßnahmen sollten regelmäßig durchgeführt werden, um das Übertragungsrisiko dieser Krankheiten auf den Menschen zu verringern.

ZUNGENENTZÜNDUNG (GLOSSITIS)

Eine Entzündung der Fanghöhle nennt man Stomatitis, wenn aber die Zungenoberfläche betroffen ist, verwendet man die Bezeichnung Glossitis.

SYMPTOME
Der Hund kann mit der Futteraufnahme Probleme haben. Er wird auch stärker speicheln als sonst, und bei näherer Betrachtung der Zunge fallen rauhe Stellen und ungewöhnliche Flecken auf.

URSACHE
Virusinfektionen können Fanggeschwüre auslösen; auch Chemikalien, die der Hund aufleckt, können die Zungenoberfläche schädigen und Erosionen auslösen. Manche Autoimmunerkrankungen rufen Zungengeschwüre, aber auch Geschwüre an anderen Körperstellen hervor. Bei fortgeschrittenen Nierenerkrankungen sind Fang- und Zungengeschwüre mit starkem Fanggeruch verbunden.

BEHANDLUNG
Bei bakteriellen Infektionen werden Antibiotika eingesetzt - oft sind diese auch gegen anaerobe Bakterien wirksam. Die unterstützende Behandlung besteht in Fangwaschungen und Fütterung von weichem Futter, bis Heilung eintritt.

ZWINGERHUSTEN

Eine Infektionskrankheit von Hunden, die oft nach einem Aufenthalt in einer Hundepension ausbricht.

SYMPTOME
Der rauhe, anhaltende Husten, korrekter als *Tracheobronchitis* bezeichnet, wird häufiger während der Sommermonate beobachtet, nachdem sich die Hunde in einer Pension aufhielten. Heute tritt er zu allen Jahreszeiten auf, oft unabhängig von Hundepensionen, und es wurde schon vorgeschlagen, ihn in »Infektiöse Bronchitis« umzubenennen. Dieser Husten kann leicht erkannt werden, er ist typisch rauh und trocken, oft tritt er anfallsartig, gefolgt von Würgen auf. Es kann sich so anhören, als ob dem Hund etwas im Hals feststeckt. Plötzliche Atmungsveränderungen, infolge von Bewegung, Bellen oder Temperaturwechsel lösen den Husten aus. Erkrankte Hunde wirken sonst munter, fressen normal und erscheinen gesund.

A-Z DER HUNDEKRANKHEITEN

Gelegentlich aber kann die Infektion die Lunge befallen. Dann erkrankt der Hund schwerer und hat hohe Körpertemperatur.

URSACHE

Es gibt verschiedene auslösende Viren, und das Bakterium *Bordetella bronchiseptika* wird oft in der Luftröhre gefunden. Die Inkubationszeit von 5 bis 7 Tagen bedeutet, daß manche Hunde einige Tage, nachdem sie die Hundepension verlassen haben, keine Symptome zeigen. Der Husten kann über Tröpfchen andere Hunde in seiner Nähe infizieren, so daß Hunde, die im Park spazierengeführt wurden, Zwingerhusten entwickeln können, ohne je in einer Hundepension gewesen zu sein.

BEHANDLUNG

Die Therapie erfordert Antibiotika, die das zähe Sekret durchdringen können, das an der Schleimhaut der Luftröhrenbasis hängt, mit einer Anwendungsdauer von mindestens 10 Tagen. Gleichzeitig können Hustenmittel wie Kodein und Butorphanol gegeben werden, um Hund und Besitzer etwas Erleichterung zu verschaffen. Der Auslauf sollte auf kurze Spaziergänge an der Leine beschränkt werden, man kann auch ein Brustgeschirr wählen, um die Luftröhre zu schonen. Aufregung muß vermieden werden und der Schlafplatz sollte nachts schön warm sein. Jährliche Impfungen bieten Schutz gegen viele der beteiligten Viren. Zwei bis vier Wochen, bevor der Hund in eine Pension kommt, ist die beste Zeit für die Impfauffrischung. Ein intranasaler Impfstoff wird gerne angewen-det, bevor ein Hund in eine Pension kommt, und obwohl er keinen 100%igen Schutz bietet, verringert er die Ausbreitung der Krankheit und verkürzt die Krankheit bei den Tieren, wenn sie zu husten beginnen.

Index

A
Abszeß	121
Addisonsche Krankheit	121
Aggression	122
Allergien	123
Alopezie	176
Alternde Hunde	124
Analadenom	125
Analbeutelerkrankung	125
Anämie	126
Anfälle und Ohnmacht	96
angeboren (kongenital)	197
Anöstrus	126
Appetit	21
Arthritis	127
Artifizielle Besamung	135
Aspergillose	240
Aszites	134
Atemnot	128
Atemschwierigkeiten	96
Atmung	30
Atopie	128
Augen	25
Augenprobleme	96
Aural Resektion	225
Austrocknung	148
Autoimmunerkrankung	130

B
Baden	41
Bakterielle Hauterkrankung	179
Balanitis	270
Ballaststoffe	32
Bandscheibenschäden	131
Bandwurmbefall	131
Barlow's Disease	132
Bauchraumerweiterung	102
Bauchschmerzen	98
Bauchspeicheldrüsenentzündung	132
Bauchspeicheldrüsenstörungen	133
Bauchwassersucht	134
Beckenbruch	141

Besamung, künstlich	135
Bewegung	42
Bindehautentzündung	135
Blähungen	99, 135
Blasenentzündung	136
Blasses Zahnfleisch & Bindehaut	99
Bluterkrankheit	137
Bluterguß	137
Blutvergiftung	138
Blutverlust	100, 139
Brandwunden	139
Bronchitis	140
Brüche	141

C

Calculi	253
Campylobakter	144
Chemose	204
Cherry Eye	217
Cheyletiellose	144
Chron. Deg. Radiculomyelopathie	145
Cushing Syndrom	146

D

Dammbruch	142
Darmverlegung	148
Dehydration	148
Demodex-Räude	149, 236
Dermatose	151
Diabetes	151
Diarrhoe	101, 154
Dickdarmentzündung	152
Distichiasis	153
Durchfall	101, 154
Dysenterie	155

E

Ehlers-Danlos-Syndrom	156
Eklampsie	69, 81, 156
Ektropium	157
Ekzem	157
Endokarditis	158
Endokardose	159
Endometritis	159

Enteritis	160
Entropium	160
Energiereiches Futter	31
Entwöhnung	71
Epilepsie	160
Erbrechen	101, 161
Ernährung	36
Erweiterung des Bauchraumes	102
Erziehung	76
Exokrine Pankreasinsuffizienz	133, 226

F

Fading Puppies	272
Fellpflege	37
Fertigfutter	33
Fertilität	165
Fett	32
Fettleibigkeit	163
Fieber	164
Flatulenz	135
Flohbefall	164
Follikulitis	176
Frakturen	142
Fremdkörper	165
Fruchtbarkeit	165
Furunkulose	166
Fütterung	31
Fütterungsprobleme	117

G

Gallenbrechsyndrom	168
Gamma-Linolensäure (GLS)	168
Gasbildung	135
Gastric Dilation/Volvulus (GDV)	168
Gastro-Enteritis	168
Gaumensegelmißbildungen	169
Gaumenspalten	169
Gebärmutter	170
Gebärmutterentzündung	170
Geburt	171
Geburtsprobleme	62
Geburtsvorbereitung	53
Gelbsucht	103, 171
Genetik	45
Geriartrische Hunde	124
Gerinnungsstörungen	172

Geruch, unangenehm	103
Geschwür	172
Gewicht	23
Gewichtsverlust	104
Giardien	173
Gingivitis	274
Glaukom	174
Glossitis	277

H

Haarbalgentzündung	176
Haarverlust	105, 176
Haarverlust, Hormonell	177
Hakenwurmbefall	178
Haltung	30
Hämatom	137
Hämophilie	137
Hämorrhagie	139
Harnsteine	178
Harnwegsinfektion	178
Haut & Haarkleid	22
Hauterkrankungen	106
Hauerkrankungen, bakteriell	179
Hauttumore	262
HD	185
Hefepilze	179
Hepatitis	180
Hernie	143
Herpes	180
Herzinsuffizienz	181
Herkrankheiten	182
Herzmuskelschwäche	214
Herzversagen	183
Herzwurm	207
Hirnanhangsdrüse	183
Hitzschlag	107, 184
Hoden	184
Horner Syndrom	184
Hüftgelenksdysplasie	185
Husten	107
Hyperaktivität	187
Hyperthermie	264
Hypophyse	183

I

Ikterus	188
Immunosuppression	188
Infertilität	264
Intervertebral Disc Disorders	131
Intussuszeption	148

J

Juckreiz	108

K

Kaiserschnitt	190
Kardiogener Schock	183
Kardiomyopathie	181, 182, 214
Karies	190
Karzinom	190
Kastration	191
Katarakt	193
Kehlkopfentzündung	194
Keratitis	194
Keratitis Conjunctiva Sicca	195
Kniescheibenluxation	196
Knochenbruch	142
Knochenerkrankung, Juvenile	196
Knochentumor	262
Knoten	109
Kolitis	152
Kollaps	197
kongenital	197
Konjunktivitis	135
Konstipation	268
Koprophagie	197
Körperteile des Hundes	10
Kot	28
Krallenverletzungen	198
Krämpfe	160, 199
Krebs	200
Kreuzbandverletzungen	200
Kryptorchismus	201

L

Lahmheit	109
Laringitis	194
Läusebefall	202
Leber	202

Lefzenekzem	202
Leptospirose	203
Leukämie	204
Lidödem	204
Lipom	205
Luftröhre	205
Luftröhrenentzündung	206
Lunge	206
Lungenentzündung	206
Lungenwürmer	207
Lymphknotenvergrößerung	111
Lymphom/Lymphosarkom	207

M

Magenentzündung	168
Magendrehung	209
Malabsorbtionssyndrom	210
Mandelentzündung	211
Mastitis	211
Maul	26
Medikamentengabe	94
Megaösophagus	211
Melanom	212
Metaphyseale Osteopathie	132
Milben	213
Milz	213
Mineralstoffe	33
Mitralklappendysplasie	213
Mittelohrentzündung	220
Multifokale Retinadysplasie	239
Myopathie	214

N

Nabelbruch	143, 215
Nachgeburtsverhaltung	67
Nase	28
Nasenausfluß	111
Nebenhöhlenentzündung	215
Nebenschilddrüse	247
Nephritis	218
Nervensystemerkrankungen	112
Nervenverletzungen	216
Nesselsucht	216
Neugeborenenversorgung	61
Nickhautausstülpung	217

Nieren	217
Nierenentzündung	117, 218
Nokardiose	218

O

Ohnmacht	96, 219
Ohren	24
Ohrenentzündung	219
Ohrenprobleme	113
Ohrspeicheldrüse	221
Osteo-Arthritis	221
Osteochondrosis Dissecans (OCD)	222
Osteodystrophie, ernährungsbedingt	224
Osteom	263
Osteopathie	132
Othämatom	224
Otitis Externa	219
Otitis Media	220
Otitis-Operation	225
Ovulation	225

P

Pankreasinsuffizienz	226
Pankreatitis	132
Panostitis	226
Paralyse	227, 248, 257
Paraphimose	227
Paraplegie	227
Parasiten	114, 228
Parese	228
Paronychia	199
Parvovirose	229
Pasteurelleninfektion	229
Patella Luxation	196
Peitschenwurmbefall	230
Penisverletzungen	230
Perikard-Erkrankungen	230
Periodontale Erkrankungen	231
Perthes-Krankheit	231
Pflegeroutine	40
Pflegetrieb, fehlend	68
Pfoten	26
Pharyngitis	236
Pilzbefall	179

Pneumonie	206
Pneumothorax	232
Progressive Retinaatrophie	237
Prolaps	232
Prostata-Erkrankungen	233
Protein	32
Pylorusstenose	233
Pyodermie	234
Pyometra	170
Pyrexie	164

Q

Quadriplegie	235
Quarantäne	235

R

Rachentzündung	236
Radiculomyelopathie	145
Räude	236
Reisen	76
Retinaatrophie, progressiv	237
Retinadysplasie	239
Retinadysplasie, multifokal	239
Rheumatische Arthritis	239
Rhinitis	240
Ringworm	240
Röntgen	241
Rückenmarkserkrankung	242
Rundwurmbefall	242
Rutendrüse	243

S

Salmonellen-Infektion	244
Sarkom	244
Sarkoptes-Räude	245
Scheidenentzündung	246
Scheintote Welpen	66
Scheinträchtigkeit	246
Schilddrüsenerkrankungen	247
Schlaganfall	248
Schmackhaftigkeit des Futters	33
Schock	249
Schwellungen	109
Schwimmer	272

Seborrhoe	249
Sinusitis	215
Skelettsystem	16
Skleritis	250
Sozialisierung	72
Spondylose	250
Staphylokokkus-Infektion	251
Staupe	252
Steifbeinigkeit	115
Steinbildung	253
Steißgeburt	65
Stuhldrang	99
Systemischer Lupus	254

T

Tachykardie	255
Taubheit	255
Temperatur	22, 116, 264
Tenesmus	256
Tetanus	256
Tetraplegie	257
Thrombose	257
Tollwut	258
Tonsilitis	211
Toxämie	138
Trachea	205
Tracheitis	206
tragende Hündin	52
Tumore	259

U

Übergewicht	163
Überhitzung	264
Ulzera	172
Unfruchtbarkeit	264
Urin	28
Urolithiasis	178
Urtikaria	216
Uterus	170
Uveitis	264

V

Vaginalausfluß	116
Vaginitis	246

Verbände	87
Verbrennungen	139
Verbrühungen	139
Verdauungsstörungen	117
Vergiftungen	266
Versorgung nach Unfall	87
Verstopfung	99, 117, 268
Vestibular-Syndrom	268
Vitamine	33
Vitiligo	269
Volvulus	168
Vorhautkatarrh	270

W

Warzen	271
Wassermangel	272
Wehenschwäche	63
Welpenbetreuung	74
Welpenkümmern	272
Weichteilbruch	143
Wesen	30
Wunden	273
Wundversorgung	89
Würgen	118
Wurmbefall	273

Z

Zahnerkrankungen	119, 190
Zahnfleischentzündung	274
Zahnstein	253
Zecken	274
Zink	275
Zirrhose	276
Zitzen	276
Zoonosen	277
Zuckerkrankheit	151
Zungenentzündung	277
Zungengeschwür	173
Zwingerhusten	277
Zystitis	136